Prof. dr. M.W. van Tulder
Prof. dr. B.W. Koes

Evidence-based handelen bij lage rugpijn

Prof. dr. M.W. van Tulder
Prof. dr. B.W. Koes

Evidence-based handelen bij lage rugpijn

Epidemiologie, preventie, diagnostiek, behandeling en richtlijnen

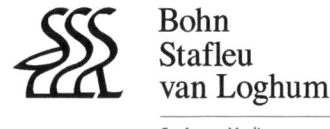

Bohn
Stafleu
van Loghum

Springer Media

Houten 2013

ISBN 978-90-368-0276-5

© 2013 Bohn Stafleu van Loghum, onderdeel van Springer Media BV
Alle rechten voorbehouden. Niets uit deze uitgave mag worden verveelvoudigd, opgeslagen in een geautomatiseerd gegevensbestand, of openbaar gemaakt, in enige vorm of op enige wijze, hetzij elektronisch, mechanisch, door fotokopieën of opnamen, hetzij op enige andere manier, zonder voorafgaande schriftelijke toestemming van de uitgever.

Voor zover het maken van kopieën uit deze uitgave is toegestaan op grond van artikel 16b Auteurswet j° het Besluit van 20 juni 1974, Stb. 351, zoals gewijzigd bij het Besluit van 23 augustus 1985, Stb. 471 en artikel 17 Auteurswet, dient men de daarvoor wettelijk verschuldigde vergoedingen te voldoen aan de Stichting Reprorecht (Postbus 3060, 2130 KB Hoofddorp). Voor het overnemen van (een) gedeelte(n) uit deze uitgave in bloemlezingen, readers en andere compilatiewerken (artikel 16 Auteurswet) dient men zich tot de uitgever te wenden.

Samensteller(s) en uitgever zijn zich volledig bewust van hun taak een betrouwbare uitgave te verzorgen. Niettemin kunnen zij geen aansprakelijkheid aanvaarden voor drukfouten en andere onjuistheden die eventueel in deze uitgave voorkomen.

NUR 890, 894
Ontwerp omslag: Studio Bassa, Culemborg
Automatische opmaak: Crest Premedia Solutions (P) Ltd., Pune, India

Bohn Stafleu van Loghum
Het Spoor 2
Postbus 246
3990 GA Houten

www.bsl.nl

Voorwoord

Evidence-based handelen bij lage rugpijn biedt een overzicht van wetenschappelijk onderzoek naar lage rugpijn in de eerstelijnsgezondheidszorg. In 2004 werd een eerste druk van dit boek gepubliceerd. Omdat er in de afgelopen negen jaar veel nieuw wetenschappelijk onderzoek is uitgevoerd naar lage rugpijn, werd het tijd de tekst te actualiseren. Deze herziene versie bevat geactualiseerde versies van de hoofdstukken uit de eerste druk, maar tevens twee nieuwe hoofdstukken over onderwerpen die de laatste jaren steeds meer in de belangstelling zijn komen te staan: kosteneffectiviteit van behandelingen van lage rugpijn in de eerstelijnsgezondheidszorg en het identificeren van subgroepen die meer baat hebben bij bepaalde behandelingen van lage rugpijn.

Lage rugpijn is een dankbaar onderwerp voor onderzoek. Het is een groot medisch en maatschappelijk probleem, en staat derhalve immer in de belangstelling van zorgverleners, onderzoekers, beleidsmakers en subsidiegevers. De auteurs zijn al meer dan twintig jaar zeer actief in het opzetten, uitvoeren en publiceren van wetenschappelijk onderzoek naar lage rugpijn, en actief betrokken geweest bij het opstellen van verschillende Nederlandse en internationale richtlijnen voor het beleid inzake lage rugpijn.

Patiënten, zorgverleners, onderzoekers, beleidsmakers en studenten vinden steeds meer informatie op het internet. Dat deze informatie niet altijd onderbouwd is met resultaten van gedegen wetenschappelijk onderzoek behoeft geen uitleg. Dit boek is bedoeld voor eenieder die geïnteresseerd is in wat het wetenschappelijk onderzoek tot nu toe heeft opgeleverd. Het kan patiënten en zorgverleners ondersteunen in hun keuze voor bepaalde diagnostische en therapeutische interventies, het kan onderzoekers en beleidsmakers ondersteunen bij het kiezen van prioriteiten voor nieuw onderzoek en het opstellen van nieuwe richtlijnen, en het kan studenten ondersteunen bij het bestuderen van het optimale beleid inzake lage rugpijn.

In hoofdstuk 1 wordt een overzicht gegeven van de epidemiologie van lage rugpijn, waarbij aandacht wordt besteed aan de omvang van het probleem en de kosten die het met zich meebrengt. Tevens worden in dit hoofdstuk relevante definities gegeven en worden risicofactoren voor het ontstaan van lage rugpijn en voor de transitie van acute naar chronische lage rugpijn besproken.

Hoofdstuk 2 geeft een systematisch overzicht van de literatuur op het gebied van primaire preventie van lage rugpijn onder de algemene bevolking en in de bedrijfssetting.

In hoofdstuk 3 wordt het wetenschappelijk onderzoek naar de waarde van veelgebruikte diagnostische tests besproken, zoals anamnese en lichamelijk onderzoek, röntgenfoto's, en CT- en MRI-scans.

Hoofdstuk 4 en 5 bevatten een beschrijving van het wetenschappelijk bewijs voor niet-operatieve behandelingen van acute/subacute en chronische lage rugpijn die veel worden gebruikt in de eerstelijnsgezondheidszorg.

Hoofdstuk 6 en 7 laten zien hoe dit wetenschappelijk bewijs door middel van richtlijnen is vertaald in klinisch relevante aanbevelingen voor zorgverleners in de praktijk. Hoofdstuk 6 geeft een samenvatting van de nationale en internationale richtlijnen, terwijl in hoofdstuk 7 een overzicht is opgenomen van de literatuur over implementatie van richtlijnen.

In hoofdstuk 8 wordt het wetenschappelijk bewijs voor kosteneffectiviteit van behandelingen van lage rugpijn in de eerstelijnsgezondheidszorg beschreven.

Hoofdstuk 9 ten slotte beschrijft welke subgroepen te identificeren zijn die mogelijk meer baat zullen hebben bij bepaalde behandelingen van lage rugpijn.

Het boek geeft derhalve een uitgebreid overzicht van het gehele wetenschappelijke proces dat ten grondslag ligt aan het huidige evidence-based handelen. Dit betekent dat zorgverleners in de dagelijkse praktijk op een weloverwogen en expliciete wijze gebruikmaken van het bestaande wetenschappelijke bewijs in de zorg voor individuele patiënten. Systematische literatuuronderzoeken en richtlijnen waarin het wetenschappelijk bewijs wordt geïdentificeerd, samengevat en vertaald in klinisch relevante aanbevelingen, zijn belangrijke initiatieven om dit proces voor de zorgverleners te vergemakkelijken. Maar zelfs als deze fase is afgerond, blijft de uitdaging om ervoor te zorgen dat zorgverleners deze richtlijnen niet alleen ontvangen, maar dat ze ook worden gelezen, worden begrepen en worden toegepast. Wij hopen dat dit boek een bijdrage levert aan dit proces.

Maurits van Tulder en Bart Koes
Amsterdam/Rotterdam, maart 2013

Inhoud

1	**Epidemiologie van lage rugpijn**	1
1.1	Inleiding	2
1.2	Definitie van rugpijn	2
1.3	Uitkomstmaten en meetinstrumenten	4
1.4	Risicofactoren voor het ontstaan van lage rugpijn	7
1.5	Risicofactoren voor chronische klachten	9
1.6	Ziektestadia en het beloop van rugklachten	9
1.7	Epidemiologische gegevens: incidentie en prevalentie	11
1.8	Kosten	14
1.9	Ontwikkelingen in de tijd	16
1.10	Conclusie	17
	Literatuur	17
2	**Preventie van lage rugpijn**	21
2.1	Inleiding	22
2.2	Methoden	23
2.3	Resultaten	23
2.4	Discussie	31
	Literatuur	43
3	**Diagnostiek bij lage rugpijn**	47
3.1	Inleiding	48
3.2	Triage	48
3.3	Anamnese en lichamelijk onderzoek	50
3.4	Aanvullend diagnostisch onderzoek	52
3.5	Overzicht van onderzoek naar de waarde van anamnese, lichamelijk onderzoek en bezinking (BSE) bij lage rugpijn	52
3.6	Overzicht van onderzoek naar de waarde van beeldvormende diagnostiek bij lage rugpijn	57
3.7	Anatomische afwijkingen bij mensen zonder lage rugpijn	61
3.8	Psychosociale diagnostiek	61
	Literatuur	65
4	**Effectiviteit van behandelingen bij acute lage rugpijn**	69
4.1	Inleiding	70
4.2	De effectiviteit van medicamenteuze behandeling	71
4.3	De effectiviteit van niet-medicamenteuze behandeling	78
4.4	Discussie	90
4.5	Conclusies	91
4.6	Aanbevelingen voor de praktijk	92
	Literatuur	95

5	**Effectiviteit van behandelingen bij chronische lage rugpijn**	101
5.1	Inleiding	102
5.2	De effectiviteit van medicamenteuze behandeling	104
5.3	De effectiviteit van niet-medicamenteuze behandeling	109
5.4	Discussie	124
	Literatuurlijst	128
6	**Nationale en internationale richtlijnen**	139
6.1	Inleiding	140
6.2	Opzet van het overzicht	140
6.3	Resultaten	141
6.4	Conclusie	145
6.5	Discussie	145
	Literatuur	165
7	**Implementatie van richtlijnen voor lage rugpijn in de eerstelijnsgezondheidszorg**	167
7.1	Inleiding	168
7.2	Principes van implementatie	168
7.3	Samenvatting van literatuuronderzoek naar effectieve implementatiestrategieën	170
7.4	Implementatie van richtlijnen op het gebied van lage rugpijn	171
7.5	Wat zijn de belangrijkste uitkomsten van het succes van implementatie?	179
7.6	Wie moet de implementatie uitvoeren?	179
7.7	Monodisciplinaire of multidisciplinaire richtlijnen?	180
7.8	Welke factoren dragen bij aan het succes van implementatie?	181
7.9	Barrières voor implementatie van richtlijnen	183
7.10	Samenvatting	184
	Literatuur	185
8	**Kosteneffectiviteit van behandelingen van lage rugklachten**	189
8.1	Inleiding	190
8.2	Methodologische kwaliteit	191
8.3	Dataextractie	192
8.4	Analyse	192
8.5	Resultaten	193
8.6	Discussie	200
8.7	Aanbevelingen	200
	Literatuurlijst	201
9	**Is het mogelijk om subgroepen van patiënten met lage rugpijn te onderscheiden?**	205
9.1	Inleiding	206
9.2	Hoe en welke subgroepen te onderscheiden?	206
9.3	Hoe testen we het effect van classificatiesystemen?	207
9.4	Ontwikkeling en validering van subgroepen voor specifieke behandelingen	207
9.5	Huidige indelingen in subgroepen	209

9.6	Enkele classificatiesystemen van patiënten met lage rugpijn	210
9.7	Samenvattend	214
	Literatuur	215
	Dankwoord	219
	Over de auteurs	221
	Register	223

Epidemiologie van lage rugpijn

1.1 Inleiding

Lage rugpijn is een belangrijk gezondheidsprobleem. De aandoening komt vaak voor en leidt tot hoge kosten als gevolg van medische zorg, werkverzuim en arbeidsongeschiktheid. Een recente publicatie van de 'Global Burden of Disease Study' liet zien dat van 289 ziekten en aandoeningen die waren onderzocht, lage rugpijn leidt tot de meeste levensjaren met beperkingen ('years lived with disability').[1] Lage rugpijn heeft niet alleen grote gevolgen voor de patiënt, maar ook voor zijn familie, de gezondheidszorg, zijn werkgever en de maatschappij in het algemeen.

In dit hoofdstuk worden de omvang en de ernst van lage rugpijn beschreven. Allereerst wordt een definitie van lage rugpijn gegeven aan de hand van classificatiecriteria, oorzaken en ziektestadia. Vervolgens wordt een overzicht gegeven van nationale en internationale epidemiologische gegevens en kosten. De epidemiologische informatie die in de literatuur te vinden is, is afkomstig uit verschillende geselecteerde populaties. Een vergelijking tussen informatie uit onderzoeken bij open populaties (bevolkingsonderzoek) en gesloten populaties (patiënten in de huisartspraktijk) is niet mogelijk. Daarom worden incidentie- en prevalentiecijfers beschreven afhankelijk van de populatie.

Ter verheldering worden enkele epidemiologische begrippen gedefinieerd:[2]

Incidentie is het deel van de bestudeerde populatie waarbij een bepaalde ziekte of aandoening in een bepaalde periode voor het eerst optreedt.

Puntprevalentie is het deel van de bestudeerde populatie waarbij een bepaalde ziekte of aandoening op een bepaald tijdstip aanwezig is.

Periodeprevalentie is het deel van de bestudeerde populatie waarbij een bepaalde ziekte of aandoening in een bepaalde periode aanwezig is.

Lifetime-prevalentie is het deel van de bestudeerde populatie waarbij een bepaalde ziekte of aandoening tot op dat moment ooit aanwezig was.

1.2 Definitie van rugpijn

1.2.1 Classificatiecriteria

Een samenvatting van epidemiologisch onderzoek naar de aard en omvang van lage rugpijn in incidentie- en prevalentiecijfers wordt bemoeilijkt doordat in de geneeskunde een aantal verschillende classificatiesystemen wordt gebruikt. Voorbeelden zijn de International Classification of Primary Care (ICPC), de International Classification of Diseases (ICD), de E-lijst van het Britse Royal College of General Practitioners, de International Classification of Health Problems in Primary Care (ICHPPC-2-Defined) en de Reason for Encounter Classification (RFEC). Daarnaast bestaan er specifieke classificatiesystemen voor rugpijn, zoals de classificatie van de Québec Task Force (zie kader).[3]

1. Pijn zonder uitstraling*
2. Pijn met uitstraling naar extremiteiten, proximaal*
3. Pijn met uitstraling naar extremiteiten, distaal*
4. Pijn met uitstraling naar bovenste/onderste extremiteiten met neurologische uitval*
5. Veronderstelde compressie van een zenuwwortel op een röntgenfoto (bijv. instabiliteit of wervelfractuur)

6. Compressie van een zenuwwortel bevestigd door specifieke beeldvormende diagnostiek (bijv. CT of MRI)
7. Stenose
8. Postoperatieve status, één tot zes maanden na operatie
9. Postoperatieve status, meer dan zes maanden na operatie: asymptomatisch, symptomatisch
10. Chronisch pijnsyndroom
11. Overige diagnosen

In de eerste vier categorieën wordt nog onderscheid gemaakt in de duur van de symptomen sinds het ontstaan van de klachten: korter dan zeven dagen, zeven dagen tot zeven weken, en langer dan zeven weken.

De begripsverwarring wordt ook veroorzaakt doordat verschillende termen worden gebruikt. Aspecifieke lage rugpijn, lumbago, idiopathische lage rugpijn en mechanische lage rugpijn zijn voorbeelden van veelgebruikte benamingen voor hetzelfde probleem.

Ook moet een onderscheid worden gemaakt tussen pijn en disfunctioneren. Pijn wordt gedefinieerd als 'een onplezierige sensorische en emotionele ervaring die geassocieerd is met werkelijke of potentiële weefselschade, of beschreven wordt in termen van zulke weefselschade'.[4] Aan de hand van de duur wordt pijn meestal onderverdeeld in acute pijn (korter dan zes weken), subacute pijn (zes tot twaalf weken) en chronische pijn (langer dan twaalf weken). Dit wordt verder uitgewerkt in ▶ par. 1.6. Disfunctioneren wordt gedefinieerd als 'iedere beperking van of gebrek (als gevolg van een aandoening) aan het vermogen om activiteiten uit te voeren op de manier of binnen de reikwijdte die als normaal wordt beschouwd'.[5] Een probleem bij deze definitie is dat normaal functioneren wordt gezien als het hebben van geen enkele beperking en iedere afwijking als disfunctioneren wordt beschouwd. Dat lijkt niet juist. Het belangrijkste in de definitie van disfunctioneren is waarschijnlijk dat de activiteiten beperkt zijn. Het is dus belangrijk onderscheid te maken tussen pijn en beperkte activiteiten als gevolg van pijn.

Bij een beschrijving van de aard en de omvang van lage rugpijn zal rekening moeten worden gehouden met de gebruikte definities van rugpijn op basis van de gebruikte classificatiesystemen en terminologie.

1.2.2 Specifieke en aspecifieke lage rugpijn

Lage rugpijn wordt doorgaans onderverdeeld in specifieke en aspecifieke lage rugpijn. Specifieke lage rugpijn wordt gedefinieerd als klachten veroorzaakt door een specifiek pathofysiologisch mechanisme, zoals een hernia nuclei pulposi (HNP), infectie, ontsteking, osteoporotische wervelfractuur, fractuur of tumor. Hoewel voor de Nederlandse situatie geen gegevens voorhanden zijn, blijkt uit onderzoek in de Verenigde Staten (VS) dat van de patiënten in de eerstelijnsgezondheidszorg ongeveer 4% een compressiefractuur heeft, 3% spondylolisthese, 0,7% een tumor of metastase, 0,3% spondylitis ankylopoetica, en 0,01% een infectie.[6] In een recent Australisch onderzoek onder 1172 opeenvolgende patiënten die een huisarts, fysiotherapeut of chiropractor consulteerden vanwege lage rugklachten bleken maar elf patiënten (0,9%) ernstige specifieke pathologie te hebben, waarvan acht een wervelfractuur.[7] De meest voorkomende specifieke oorzaak van lage rugpijn is een HNP of kortweg hernia. In 90 tot 98% van de gevallen blijkt een HNP in de lumbale wervelkolom op het niveau L_4-L_5 of L_5-S_1 gelokaliseerd te zijn. Daarom wordt een hernia ook wel het lumbosacraal radiculair syndroom genoemd. De belangrijkste symptomen van een lumbosacraal radiculair syndroom zijn pijn in het onderbeen en/of neurologische stoornissen (gedeeltelijk of volledig) in het verzorgingsgebied van een ruggenmergwortel in het onderbeen. Een lumbosacraal radiculair syndroom heeft in de meerderheid van de gevallen een gunstig natuurlijk beloop. Ernstige klachten, zoals hevige pijn of een ernstige parese, komen bij minder dan 10% van de gevallen voor. Vooral de uitstralende pijn in het been heeft een gunstige prognose; de lage rugpijn kan blijven bestaan.[8]

Aspecifieke lage rugpijn wordt gedefinieerd als rugpijn waarvoor geen specifieke oorzaak aantoonbaar is. Bij ongeveer 80 tot 95% van de mensen met lage rugpijn wordt geen specifieke oorzaak gevonden.[6] Tot nu toe is het niet mogelijk gebleken aspecifieke lage rugpijn op een betrouwbare manier onder te verdelen naar de aangedane anatomische structuur. De belangrijkste symptomen van aspecifieke lage rugpijn zijn pijn en verminderd lichamelijk functioneren. Stijfheid, kracht en bewegingsbeperking vertonen slechts een matige samenhang met rugpijn.[9] Lage rugpijn wordt gekenmerkt door pijn, spierspanning of -stijfheid, gelokaliseerd tussen de schouderbladen en bilplooien, met of zonder uitstraling naar de benen. Verondersteld wordt dat bij chronische aspecifieke lage rugpijn psychosociale problemen een belangrijke rol spelen.[10] Er lijkt geen relatie te bestaan tussen afwijkingen op een röntgenfoto en aspecifieke lage rugpijn.[11] Het beloop van aspecifieke lage rugpijn lijkt in de meeste gevallen gunstig, dat wil zeggen dat de pijn bijna altijd verdwijnt.[12] In de open bevolking herstelt ongeveer 50% binnen een week en ongeveer 95% binnen drie maanden. Van alle patiënten die met lage rugpijn bij de huisarts komen, is bijna 50% binnen zes weken vrijwel pijnvrij.

1.3 Uitkomstmaten en meetinstrumenten

Belangrijke uitkomstmaten voor lage rugpijn zijn pijnintensiteit, functionele status, werkverzuim, algehele verbetering en kwaliteit van leven.[13] Afhankelijk van de patiëntenpopulatie of de interventie kunnen uitkomsten meer of minder belangrijk zijn. Zo zullen bij een gedragsmatige interventie bij mensen met chronische lage rugpijn gedragsmatige uitkomsten, zoals *coping*, angst en depressie, een belangrijke rol spelen in de evaluatie. Opgemerkt moet worden dat de meeste meetinstrumenten ontwikkeld zijn voor gebruik in klinisch-wetenschappelijk onderzoek en dat het niet altijd duidelijk is hoe ze in de dagelijkse praktijk gebruikt kunnen worden. Momenteel wordt op het gebied van de klinimetrie veel onderzoek gedaan naar de betrouwbaarheid en de validiteit van meetinstrumenten. Tevens wordt een antwoord gezocht op de vraag wat het minimaal klinisch relevante verschil is op deze uitkomstmaten tussen groepen in een wetenschappelijk onderzoek en wat de minimaal klinisch relevante verandering is op deze uitkomstmaten bij een individu.

Hieronder volgt een overzicht van enkele veelgebruikte uitkomsten en meetinstrumenten in onderzoek naar lage rugpijn, die ook in de Nederlandse taal beschikbaar zijn.

1.3.1 Pijn

- Numerieke beoordelingsschaal (NRS), meestal lopend van 0 'geen pijn' tot 10 'ondraaglijke pijn'.
- Visueel-analoge schaal (VAS), meestal uitgedrukt op een schaal van 0 tot 10 cm of van 0 tot 100 mm.

- De McGill-pijnschaal is een multidimensionale pijnmeting waarbij verschillende soorten pijnbeleving worden gemeten door verschillende adjectieven te gebruiken, dat wil zeggen verschillende woorden die de pijnbeleving beschrijven (sensorisch, affectief en evaluatief). De McGill-pijnschaal wordt doorgaans op drie manieren uitgedrukt: een pijnbeoordelingsindex, het aantal gekozen woorden en de huidige pijnintensiteit.[14]

1.3.2 Rugspecifieke functionele status[15]

- Roland Morris Disability Questionnaire (RDQ), bestaande uit 24 ja/nee-vragen; totaalscore 0–24.[16]
- Quebec Back Pain Disability Scale (QBPDS), bestaande uit 20 vragen met zes antwoordcategorieën van 0 'geen enkele last' tot 5 'niet uit kunnen voeren'; totaalscore 0–100.[17]
- Oswestry Low Back Pain Disability Questionnaire, bestaande uit 10 vragen met zes antwoordcategorieën van 0 'geen beperkingen' tot 5 'meeste beperkingen'; totaalscore 0–50 wordt vermenigvuldigd met 2 tot percentage.[18]

1.3.3 Generieke functionele status[19]

- Sickness Impact Profile (SIP), bestaande uit 136 vragen die samengevoegd worden tot twaalf categorieën: slapen/rusten, emotioneel gedrag, lichaamsverzorging en -beweging, huishouden en andere bezigheden in en om het huis, mobiliteit/verplaatsing, sociale interacties, lopen, alertheid/intellectueel functioneren, communicatie, werk, recreatie en vrije tijd, en eten. Er kan een totaalscore, een subscore lichamelijk functioneren en een subscore psychosociaal functioneren, en een score per categorie worden berekend.[20]
- Nottingham Health Profile (NHP), bestaande uit twee delen. Het eerste deel bevat 38 uitspraken over gezondheidsproblemen in zes categorieën: fysieke mobiliteit, pijn, slaap, energie, sociale isolatie en emotionele reactie. Het tweede deel bevat 7 uitspraken over beperkingen van dagelijkse bezigheden: werk/beroep, huishoudelijk werk, sociale contacten, gezinsleven, seksualiteit, hobby's en vakantie. Uitspraken hebben ja/nee-antwoordmogelijkheden. De NHP levert een gezondheidsprofiel op met gewogen scores per categorie.[21]
- Dartmouth COOP Functional Health Assessment Charts (COOP-charts), bestaande uit kaarten over zes dimensies: lichamelijk functioneren, emotionele toestand, rolvervulling, sociaal functioneren, algemene gezondheidstoestand en veranderingen van de gezondheidstoestand. De antwoorden worden in de vorm van tekeningen weergegeven en vormen een ordinale schaal, waarbij een score van 1 duidt op een goede en een score van 5 op een slechte gezondheidstoestand.[22]

1.3.4 Kwaliteit van leven

- Short form 36 (SF-36), bestaande uit 36 items in acht gezondheidsdomeinen: lichamelijk functioneren, rolvervulling-fysiek, pijn, algemene gezondheid, vitaliteit, sociaal functioneren, rolvervulling-emotioneel, en psychische gezondheid. Er kunnen subscores voor lichamelijke gezondheid en psychische gezondheid worden berekend en ook een totaalscore.[23]

- De EuroQol (EQ-5D) is een gestandaardiseerd instrument waarmee op vijf gezondheidsniveaus (mobiliteit, zelfzorg, dagelijkse activiteiten, pijn/ongemak en angst/depressie) een score (weinig, matig, veel problemen) wordt gegeven. Hieruit kan voor een individu of populatie een gewogen gezondheidsindex worden afgeleid.[24]

1.3.5 Werkverzuim

- De Vragenlijst over Ziekte en Werk is ontwikkeld om kwantitatieve gegevens te verzamelen over de relatie tussen ziekte, behandeling en werkprestaties. Met de gegevens uit de vragenlijst kunnen schattingen van de productieverliezen bij betaald en onbetaald werk worden gemaakt. Daarnaast bevat de vragenlijst een indicator voor de hinder die de ziekte oplevert om betaald en onbetaald werk te verrichten. Dit kan men zien als één aspect van kwaliteit van leven. De vragenlijst bestaat uit vier modules om gegevens te verzamelen over verzuim van betaald werk, productieverliezen zonder verzuim bij betaald werk, productieverliezen bij onbetaald werk en hinder bij het uitoefenen van betaald en onbetaald werk.[25]
- De WHO Health and Work Performance Questionnaire (HPQ) is een instrument dat is ontwikkeld om de kosten te schatten van gezondheidsproblemen in de bedrijfssetting in termen van verminderd presteren, werkverzuim en werkgerelateerde aandoeningen.[26]

1.3.6 Depressie

- De Beck-depressievragenlijst (BDI) is zowel bedoeld voor het screenen van depressie als voor het inschatten van de ernst. Het gaat om een lijst met 21 items, die wordt ingevuld door de patiënt. Er worden steeds vier, in ernst gerangschikte uitspraken gedaan die verschillende uitingen van depressie weergeven. De meeste vragen peilen de cognities van de patiënt. Daarnaast zijn er ook vragen over de vegetatieve symptomen van de patiënt, over de stemming, over het sociaal functioneren en over de mate waarin de patiënt prikkelbaar is. De verkorte 13-Item-BDI bestaat uit 13 vierkeuzevragen.[27]
- De Hamilton-depressievragenlijst (HDRS) bevat 21 items. Door de eerste 17 items op te tellen, verkrijgt men een maat voor de ernst van een reeds vastgestelde depressie. De overige vier items hebben andere doelen (onder andere het vaststellen van het type depressie). De score van de eerste 17 items loopt uiteen van mild (10–13), mild tot matig (14–17) tot matig tot ernstig (meer dan 17).[28]

1.3.7 Bewegingsangst/kinesiofobie

- De Tampa-schaal voor kinesiofobie bestaat uit zeventien beweringen met vier antwoordcategorieën variërend van 1 'in hoge mate mee oneens' tot 4 'in hoge mate mee eens'.[29]
- De Fear Avoidance Beliefs Questionnaire (FABQ) bestaat uit zestien uitspraken van mensen met rugpijn. Voor iedere uitspraak wordt aangegeven in welke mate lichamelijke activiteiten als bukken, tillen, lopen of autorijden de pijn beïnvloeden. Antwoordcategorieën variëren van 0 'geheel mee oneens' tot 6 'geheel mee eens'.[30]

1.4 • Risicofactoren voor het ontstaan van lage rugpijn

Tabel 1.1 Risicofactoren voor het ontstaan van lage rugpijn en chronische lage rugpijn

	ontstaan	chronische klachten
individuele factoren	leeftijd	slechte algehele gezondheid
	fysieke fitheid	radiculopathie
	kracht van rug- en buikspieren	zeer beperkt functioneren
	roken	
psychosociale factoren	angst	psychiatrische comorbiditeit
	depressie	hoge *fear avoidance*
	emotionele instabiliteit	somatisatie
	alcohol-/drugsmisbruik	
arbeidsgerelateerde factoren	*manual material handling*	lage werktevredenheid
	buigen en draaien	hoog werkverzuim
	vibraties	
	ontevredenheid	
	monotone taken	
	relaties/sociale steun	
	controle	

1.4 Risicofactoren voor het ontstaan van lage rugpijn

1.4.1 Individuele risicofactoren

Hoewel epidemiologische onderzoeken geen consistente resultaten laten zien, zijn er enkele factoren die geassocieerd worden met lage rugpijn, namelijk: leeftijd, fysieke fitheid en kracht van de rug- en buikspieren. Er lijkt geen relatie te bestaan tussen lage rugpijn en andere individuele factoren, zoals geslacht, lengte, gewicht, flexibiliteit, mobiliteit en structurele afwijkingen van de wervelkolom. Recent systematisch literatuuronderzoek heeft aangetoond dat gewicht[31], alcoholconsumptie[32], staan, lopen, zitten, sporten, en totale lichamelijke activiteit[33] geen oorzakelijke factoren van lage rugpijn zijn. Een recente meta-analyse van dertien cohortstudies vond dat roken in het verleden (odds ratio 1,32; 95% betrouwbaarheidsinterval, 0,99 tot 1,77) en huidig roken (1,31; 1,11 tot 1,55) geassocieerd zijn met een verhoogde incidentie van lage rugklachten. De associatie was sterker voor adolescenten dan voor volwassenen. Een meta-analyse van 27 cross-sectionele studies liet vergelijkbare resultaten zien.[34]

1.4.2 Psychosociale risicofactoren

Psychosociale factoren die vaak geassocieerd worden met lage rugpijn zijn: angst, depressie, emotionele instabiliteit en alcohol- of drugsmisbruik (zie tabel 1.1). In een systematische literatuurstudie van observationeel onderzoek naar psychosociale factoren voor het ontstaan van lage rugpijn vond men onvoldoende bewijs voor een effect van steun van familie, het hebben van een goede vriend, sociale contacten, sociale participatie en emotionele steun.[35] In een prospectief cohortonderzoek is aangetoond dat psychologische stress rond het 23e levensjaar de kans op het krijgen van lage rugpijn tien jaar later verdubbelde. Andere factoren, zoals sociale status, emotionele status in de jeugd, *body-mass index* en tevredenheid met het werk, verhogen het risico niet.[36] In een ander systematisch literatuuronderzoek vond men een duidelijk verband tussen bepaalde psychologische variabelen en lage rugpijn: stress, angst, stemming, emoties, cognitief functioneren en pijngedrag.[37]

1.4.3 Arbeidsgerelateerde risicofactoren

Lage rugklachten komen vaak voor in een werkende populatie en hebben een enorme impact vanwege het hoge ziekteverzuim waarmee rugklachten gepaard gaan. Een studie in Engeland vond dat 37% van de werklozen dit toeschreven aan hun rugklachten, dat 22% van de mensen met een betaalde baan ziekteverzuim had vanwege rugklachten, en dat 11% aangaf vanwege rugklachten minder productief te zijn op het werk.[38] Een Australische studie rapporteerde dat van patiënten met een episode van acute lage rugklachten ongeveer de helft na twee weken en 83% na drie maanden weer volledig aan het werk was.[39] Minder dan de helft van de mensen die na zes maanden nog steeds beperkingen hebben, hervat de werkzaamheden. Na twee jaar van werkverzuim is de kans om weer aan het werk te gaan vrijwel nihil.

Een recent systematisch literatuuronderzoek van prospectieve cohortstudies onderzocht biomedische en psychosociale risicofactoren die terugkeer naar werk voorspellen in patiënten met subacute (23 studies) en patiënten met chronische (16 studies) rugklachten.[40] De auteurs vonden dat studies naar subacute rugklachten 117 verschillende statistisch significante voorspellers rapporteerden, waarvan 56 biomedische en 61 psychosociale factoren. Studies naar chronische rugklachten vonden 105 verschillende statistisch significante voorspellers, waarvan 44 biomedische en 61 psychosociale factoren. Dat geeft aan dat een multidisciplinaire behandeling vanuit het biopsychosociale model het meest succesvol zal zijn, maar ook dat het lastig is om dat te richten op individuele risicofactoren.

Arbeidsgerelateerde factoren, zoals fysiek zwaar werk, tillen, buigen, draaien, trekken en duwen (of een combinatie van deze laatste drie met tillen), en trillingen, zijn vaak in verband gebracht met lage rugpijn.[41] Een recent systematisch literatuuronderzoek naar aspecten van fysieke belasting levert een sterk bewijs dat *manual materials handling*, buigen en draaien, en trillingen door het gehele lichaam risicofactoren zijn voor lage rugpijn (zie ◘ tabel 1.1).[33] In twee systematische literatuuronderzoeken naar arbeidsgerelateerde psychologische variabelen vonden de onderzoekers een sterk bewijs dat ontevredenheid met het werk, monotone taken, slechte arbeidsverhoudingen, weinig sociale steun op het werk, hoge eisen die worden gesteld, stress en onderschatting van de eigen capaciteiten risicofactoren zijn. Dat was minder het geval voor een hoog werktempo, het hebben van controle over het werk, emotionele inspanningen en de opvatting dat het werk gevaarlijk is.[33,42]

Een recente systematische literatuurstudie onderzocht specifiek de sociale steun op het werk. Er werden 32 studies gevonden die rapporteerden over het verband tussen sociale steun op het werk en het ontstaan en de prognose van rugklachten.[43] De auteurs constateerden dat steun van collega's, steun van de leidinggevende en algehele steun op het werk geen effect hadden op het ontstaan van rugklachten. De resultaten voor de prognose waren wat minder consistent, maar de gerapporteerde effecten waren klein.

Onderzoek naar de relatie tussen arbeidsgerelateerde risicofactoren en lage rugpijn is lastig, omdat blootstelling aan risicofactoren moeilijk kan worden gemeten. Blootstelling aan bepaalde factoren kan variëren bij werknemers met hetzelfde werk, maar ook de taken die zij uitvoeren kunnen variëren. Een ander probleem is het zogeheten *healthy-worker*-effect, dat een substantiële invloed op de resultaten kan hebben. Gezonde werknemers kunnen jarenlang dezelfde taken uitvoeren of hetzelfde werk hebben, terwijl werknemers met lage rugpijn aangepast werk kunnen doen of van baan of functie veranderd kunnen zijn.

1.5 Risicofactoren voor chronische klachten

Het is uitermate belangrijk patiënten die een verhoogd risico hebben op langdurig disfunctioneren en ziekteverzuim, vroegtijdig op te sporen. Tijdige en specifieke behandeling van deze groep lijkt essentieel om chronische klachten te verminderen of te voorkomen en kan een belangrijke bijdrage leveren aan de reductie van de ernst en omvang van het probleem. Zoals eerder vermeld is de prognose voor de meerderheid van de patiënten met aspecifieke lage rugpijn gunstig, maar hoe langer de klachten aanhouden, des te kleiner de kans op herstel lijkt. De relatief kleine groep patiënten met langdurige ernstige lage rugpijn is verantwoordelijk voor het grootste deel van de gezondheidszorgconsumptie en het ziekteverzuim en de daaraan gerelateerde kosten.

De overgang van acute naar chronische lage rugpijn lijkt gecompliceerd, en vele individuele, psychosociale en arbeidsgerelateerde factoren spelen mogelijk een rol. Wetenschappelijk onderzoek laat zien dat psychosociale factoren van belang zijn bij de transitie van acute naar chronische lage rugpijn.[37] Uit recent systematisch literatuuronderzoek van veertien prospectieve studies naar risicofactoren voor chronische, persistente rugklachten (zie ◘ tabel 1.1) bleek dat een aantal factoren een statistisch significant slechtere uitkomst voorspelt na 1 jaar: lage werktevredenheid (likelihood ratio; range 1,5; 1,3–1,8), hoog werkverzuim (1,4; 1,2–1,8), slechte algehele gezondheid (1,8; 1,1–2,0), psychiatrische comorbiditeit (2,2; 1,9–2,3), zeer beperkt functioneren (2,1; 1,2–2,7), hoge 'fear avoidance' (2,5; 2,2–2,8), radiculopathie (1,4; 1,22,4) en hoge somatisatie (3,0; 1,7–4,6). Demografische kenmerken, zoals leeftijd, geslacht, opleiding, gewicht en roken, bleken geen risicofactor voor chronische, persistente rugklachten.[44]

Omdat de identificatie van patiënten met een verhoogd risico lastig is, zijn de implicaties voor het klinische beleid vooralsnog onduidelijk. Screeningsinstrumenten zouden zinvol kunnen zijn in de praktijk om patiënten met een hoog risico op chroniciteit te identificeren. Psychosociale 'gele vlaggen' zijn geïntroduceerd voor screening van patiënten met acute en subacute lage rugpijn, maar verder onderzoek is noodzakelijk naar de voorspellende waarde van dit screeningsinstrument in de klinische praktijk.[45,46] Er is een aantal instrumenten beschikbaar, maar deze zijn nog niet voldoende gevalideerd. Een systematisch literatuuronderzoek liet zien dat de voorspellende waarde van bestaande instrumenten laag is en vergelijkbaar met die van individuele factoren. Ook was opvallend dat een aantal factoren die geen voorspellende waarde blijken te hebben (bijvoorbeeld leeftijd en geslacht) in een aantal van deze instrumenten worden meegenomen.[44]

1.6 Ziektestadia en het beloop van rugklachten

Traditioneel wordt aspecifieke rugpijn ingedeeld op grond van de duur van de klachten.[47] Acute rugpijn wordt gedefinieerd als klachten die maximaal zes weken duren. In deze fase gaat men ervan uit dat 75 tot 90% van de gevallen van rugpijn binnen vier tot zes weken herstelt. Een studie in Noorwegen onder 123 patiënten met een eerste episode van acute lage rugklachten (minder dan 3 weken klachten) liet zien dat 76% binnen vier weken hersteld was.[48] Duurt de pijn langer dan zes weken en korter dan drie maanden, dan wordt de pijn subacuut genoemd. Bij pijn die langer duurt dan drie maanden, spreekt men van chronische lage rugpijn. Herstel na deze periode gaat langzaam en is onzeker. Een Australische studie onder 406 patiënten met chronische lage rugklachten in de eerstelijnsgezondheidszorg liet zien dat na 6 maanden 65% en na 9 maanden 58% nog steeds rugklachten had.[49]

Uit het beloop van rugpijn in de tijd blijkt echter dat de indeling op basis van de duur van de pijnepisoden geen nauwkeurig beeld geeft. Acute rugpijn is meestal niet aanhoudend en herstelt snel; de pijn kan fluctueren en met tussenpozen terugkeren. Een acute pijnaanval zonder voorgeschiedenis en met volledig herstel komt echter slechts zelden voor. De meerderheid van de mensen met rugpijn heeft al eens een eerdere pijnaanval gehad en velen van hen hebben te maken met blijvende of steeds terugkerende symptomen.

Een recent literatuuronderzoek naar het beloop van rugklachten onder de algemene bevolking liet zien dat veel mensen (45-70%) die geen lage rugklachten hadden bij baseline, ook geen rugklachten hadden gedurende een jaar follow-up. Mensen die aan het begin rugklachten melden, lieten ook een stabiel patroon zien en rapporteerden zelden pijnvrij te zijn.[50]

In verschillende longitudinale onderzoeken is aangetoond dat ongeveer 95% van de mensen met rugpijn het werk binnen zes tot twaalf weken heeft hervat, maar dat zes tot twaalf maanden na een acute rugpijnepisode de meerderheid nog steeds pijnklachten heeft.[51,52] Slechts 39% van hen is hierna volledig klachtenvrij. Recidieven van lage rugpijn komen zeer frequent voor, met percentages van meer dan vijftig in het jaar volgend op de eerdere episode.[53] In het algemeen zullen er meer recidieven zijn als de patiënten in het verleden vaak of langdurig rugpijn hadden. Daarom is het waarschijnlijk realistischer om te stellen dat de traditionele indeling in acute en chronische lage rugpijn een beeld schetst van één enkele episode van rugpijn en daardoor meer de nadruk legt op het einde van zorggebruik en het begin van werkhervatting. De vraag is of het wel zo zinvol is onderscheid te maken tussen acute en chronische lage rugpijn. Het duidelijk in kaart brengen van herhaaldelijke recidieven van rugpijn kan belangrijker zijn dan uitsluitend te letten op de duur van de klachten. Eerdere episoden van rugpijn hebben een negatief effect op het herstel en voorspellen op die manier de kans op het ontwikkelen van chronische lage rugpijn.

Alternatieve indelingen zijn schaars. Dunn en collega's voerden een longitudinale studie uit waarin 342 patiënten met rugklachten in de huisartspraktijk zes maanden lang iedere maand hun pijnintensiteit rapporteerden.[54] Pijnintensiteit was onderverdeeld in geen pijn, milde tot matige pijn, en hevige pijn. De auteurs identificeerden vier clusters van patiënten (zie ◘ figuur 1.1). Cluster 1 kwam het meest voor (36%) en bevatte patiënten met persistent milde tot matige pijn. Patiënten in dit cluster hadden voornamelijk milde of matige pijn gedurende tenminste vier van de zes maanden. Cluster 2 (30% van de patiënten) bestond uit patiënten die herstelden. Patiënten in dit cluster rapporteerden vrij snel na de start van de follow-up geen pijn meer te hebben (74% waarschijnlijkheid dat ze pijnvrij waren na drie maanden). Cluster 3 (21%) bestond uit patiënten die continu hevige pijn rapporteerden (ten minste 5 van de 6 maanden). Cluster 4 (13%) bestond uit patiënten die fluctuerende pijn rapporteerden, soms mild tot matig, soms hevig. Maar deze groep rapporteerde zelden pijnvrij te zijn gedurende de 6 maanden follow-up.

Hoewel dit een andere indeling van het beloop van lage rugklachten suggereert, hebben de meeste onderzoeken die tot nu toe gepubliceerd zijn, de traditionele indeling in acute, subacute en chronische klachten gehanteerd. In hoofdstuk 5 en 6, waarin het huidige wetenschappelijke

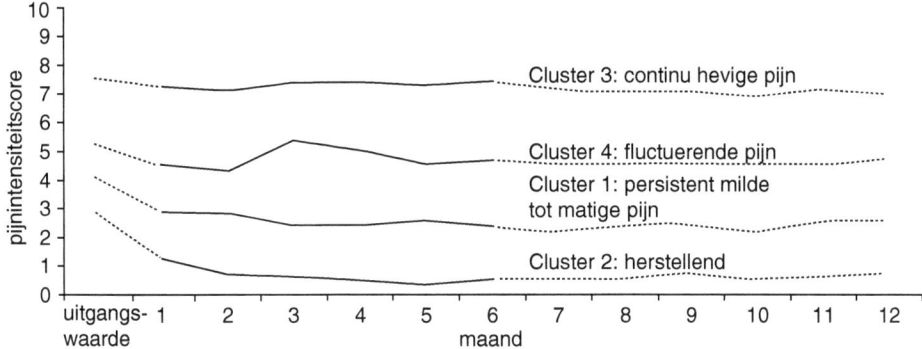

Figuur 1.1 Beloop van lage rugklachten in de huisartspraktijk[54]

bewijs over behandelingen wordt samengevat, is daarom noodgedwongen dit traditionele model gebruikt.

1.7 Epidemiologische gegevens: incidentie en prevalentie

1.7.1 De huisartspraktijk

Ongeveer 59% van de rugpijnpatiënten wordt door een huisarts gezien.[55] In een periode van vier jaar nadat een patiënt zijn huisarts heeft geconsulteerd voor rugpijn, is 46% van de patiënten doorverwezen naar een medisch specialist.[56] Van deze patiënten wordt ongeveer 15% geopereerd.

Het Nederlands Instituut voor onderzoek van de gezondheidszorg (NIVEL) voerde een nationaal onderzoek uit naar ziekten en verrichtingen in de huisartspraktijk. Van april 1987 tot en met maart 1988 werden gegevens verzameld bij een aselecte steekproef van 161 Nederlandse huisartsen uit 103 huisartspraktijken, met een gezamenlijke praktijkpopulatie van 335.000 patiënten.[57] De classificatie gebeurde volgens de ICD. De incidentie van lage rugpijn was 28,0 episodes per 1000 personen per jaar. De incidentie van lage rugpijn met uitstraling was 11,6 per 1000 per jaar, waarvan de incidentie van hernia 5,2 bedroeg. De prevalentie in dit onderzoek werd gegeven per drie maanden. De prevalentie voor lage rugpijn bedroeg 9,4 episodes per 1000 personen per drie maanden, de prevalentie van lage rugpijn met uitstraling bedroeg 5,6. De incidentie van lage rugpijn bleek hoger voor mannen (32,0) dan voor vrouwen (23,2), en hoger voor ziekenfondsverzekerden dan voor particulier verzekerden. De incidentie van lage rugpijn was het hoogst in de leeftijdscategorie van 25 tot 64 jaar.

In het Transitieproject werden gegevens verzameld door 59 huisartsen uit 21 praktijken, met in totaal 41.000 patiënten.[58] In 1991 omvatte het bestand 60.000 patiëntjaren met 180.000 episodes. De classificatie van de diagnosen gebeurde volgens de ICPC. Lage rugpijn bleek een veelvoorkomende contactreden te zijn. Een patiënt die zich aan het begin van een episode met lage rugpijn bij de huisarts meldde, kreeg in 68% van de gevallen de gelijknamige symptoomdiagnose; in 6% van de gevallen luidde de diagnose lage rugpijn met uitstraling. Bij vervolgcontacten voor lage rugpijn gaven huisartsen frequenter meer welomschreven aandoeningen als diagnose. De incidentie van lage rugpijn (ICPC-code L03) in 1991 was 30 episodes per 1000 ingeschreven personen per jaar. De incidentie van lage rugpijn met uitstraling (ICPC-code L86; waaronder hernia en discopathie) was 6 episodes per 1000 personen per jaar. De prevalentiecijfers waren respectievelijk 35 en 9 episoden per 1000 personen per jaar. Zowel lage rugpijn als lage rugpijn met uitstraling kwam het meest voor in de leeftijdscategorie van 45 tot 64 jaar.

1.7.2 De Nederlandse bevolking

Van 1993 tot 1997 werd in het kader van het MORGEN-project een epidemiologisch onderzoek uitgevoerd naar het voorkomen van lage rugpijn bij de Nederlandse bevolking.[59] De onderzoekspopulatie betrof een voor leeftijd gestratificeerde steekproef van 13.927 mannen en vrouwen in de leeftijd van 20 tot 59 jaar uit Doetinchem. Bijna de helft van de respondenten (49,2%, waarvan 45,5% mannen en 52,4% vrouwen) rapporteerde lage rugpijn in het jaar voorafgaande aan de beantwoording van de vragenlijst. Bij meer dan 40% van hen bestonden deze klachten langer dan twaalf weken (7,1%) of waren vrijwel altijd aanwezig (34,7%). Wanneer dit wordt omgerekend naar de totale bevolking, blijkt dat 18,2% van de bevolking tussen 20 en 59 jaar chronische lage rugpijn rapporteert.

Het aandeel van chronische lage rugpijn was onder de vrouwen groter (22,6%) dan onder de mannen (18,3%) en nam toe met het stijgen van de leeftijd (12% bij 20 tot 29 jaar tot 27,1% bij 50 tot 59 jaar). Ook de consequenties van lage rugpijn bleken samen te hangen met de duur van de klachten. Van de respondenten met chronische lage rugpijn was 40% de afgelopen twaalf maanden gehinderd in de uitvoering van normale bezigheden, had 60% medische hulp gezocht en had 32% het werk verzuimd, in tegenstelling tot respectievelijk 18%, 25% en 15% van de respondenten met acute klachten.

Een recente publicatie rapporteerde de vijf en tien jaar follow-up van dit Doetinchemcohort.[60] Gegevens van 5706 deelnemers waren beschikbaar over de 12-maanden periodeprevalentie en over langdurige lage rugklachten (een episode van 12 weken of langer of continu pijn gedurende het voorafgaande jaar). De 12-maanden periodeprevalentie (46%–49%) en de prevalentie van langdurige rugklachten (18%–21%) waren stabiel gedurende de follow-up na 10 jaar. Van de deelnemers rapporteerde 29% helemaal geen rugklachten bij baseline en na vijf en tien jaar. De auteurs maakten een indeling in vijf patronen van langdurige lage rugklachten: 1) geen langdurige klachten bij baseline en na 5 en 10 jaar, 2) nieuwe episode van langdurige klachten; deze mensen hadden geen langdurige klachten bij baseline maar wel na 5 en/of 10 jaar, 3) hersteld van langdurige klachten; deze mensen hadden wel bij baseline maar niet na 5 of 10 jaar langdurige klachten, 4) variabele langdurige klachten; de rapportage van langdurige klachten varieerde per meetmoment, en 5) persisterende langdurige klachten; deze mensen hadden zowel bij baseline als na 5 en 10 jaar langdurige klachten. Ongeveer 62% van de deelnemers betrof cluster 1, 11% cluster 2, 10% cluster 3, 11% cluster 4, en 6% cluster 5. De auteurs vonden ook dat deelnemers met persisterende en variabele langdurige lage rugklachten vaker vrouwen waren, ouder waren, een lagere opleiding hadden, rookten, overgewicht of obesitas hadden, en vaker geen betaald werk hadden.[60]

Het MORGEN-onderzoek was het eerste uitgebreide populatieonderzoek naar rugpijn sinds het epidemiologisch onderzoek Zoetermeer (EPOZ) van 1975 tot 1978. In het EPOZ vond men een lifetime-prevalentie van 51% voor mannen en 58% voor vrouwen. De puntprevalentie was 22% voor mannen en 30% voor vrouwen.[55,61] Door de variatie in methodologie (wijze van vraagstelling) is een exacte vergelijking van de prevalentiecijfers tussen het MORGEN-onderzoek en het EPOZ niet goed mogelijk. Wel blijkt uit beide onderzoeken dat vrouwen vaker rugpijn rapporteren dan mannen en dat de prevalentie van rugpijn toeneemt in de hogere leeftijdscategorieën. Dit werd recent bevestigd in een groot systematisch literatuuronderzoek van internationale studies.[62]

1.7.3 Internationaal

De meeste epidemiologische gegevens over rugpijn komen uit de VS en Europa. Het samenvatten van epidemiologisch onderzoek in termen van incidentie- en prevalentiecijfers en het vergelijken van internationale onderzoeken wordt door een aantal factoren bemoeilijkt.[63] Zoals eerder gesteld, lijkt er geen consensus te zijn over de definitie en diagnostische classificatie van rugpijn. Bovendien kan in epidemiologisch onderzoek het antwoord op de vraag of iemand wel of geen rugpijn heeft, sterk afhangen van de manier waarop de vraag wordt gesteld. 'Hebt u wel eens last van rugpijn?' 'Hebt u nu last van rugpijn?' 'Hebt u wel eens veel last van rugpijn?' 'Hebt u de afgelopen week last van rugpijn gehad?' 'Hebt u niet kunnen werken vanwege rugpijn?' 'Hebt u de afgelopen week uw huisarts bezocht vanwege rugpijn?' Dit zijn enkele voorbeelden van de verschillende vragen waarmee in epidemiologisch onderzoek geprobeerd is de incidentie of prevalentie van rugpijn te achterhalen. Recent heeft een aantal internationale onderzoekers een voorstel gedaan om de volgende vragen te stellen in prevalentieonderzoek naar lage rugklachten: 1) Hebt u in de afgelopen vier weken lage rugklachten gehad? en 2) Indien dit het geval was, was de pijn ernstig genoeg om gedurende ten minste één dag uw dagelijkse activiteiten te beperken? Aangeraden werd om lage rugklachten te omschrijven als 'klachten gelokaliseerd tussen de onderkant van de 12e rib en de bilplooien'.[64] Gebruik van dezelfde vragen en dezelfde lokalisatie in de toekomst zal de vergelijkbaarheid van epidemiologische studies vergroten.

Een ander probleem dat zich voordoet bij het samenvatten van epidemiologische studies, is het beperkte herinneringsvermogen van mensen, ook wel *recall bias* genoemd. Hoe langer de periode waarover gevraagd wordt, des te onbetrouwbaarder zijn de antwoorden. De verschillende internationale onderzoeken zijn ook moeilijk te vergelijken omdat in epidemiologisch onderzoek vaak verschillende populaties worden betrokken. Er kunnen verschillen zijn in leeftijd en geslacht, maar bijvoorbeeld ook in de open bevolking, patiëntenpopulaties (en ook daartussen kunnen verschillen bestaan, zoals patiënten van huisartsen, fysiotherapeuten of medisch specialisten) en beroepspopulaties (en ook daartussen kunnen verschillen bestaan, zoals verpleegkundigen, ambtenaren of bouwvakkers). De validiteit en betrouwbaarheid van epidemiologische gegevens moeten dan ook kritisch worden beoordeeld.

Recent werd een systematisch literatuuronderzoek gepubliceerd naar prevalentie van rugklachten in de open bevolking. De auteurs vonden in totaal 165 studies, waarin 966 leeftijds- en geslachtsspecifieke schattingen van de prevalentie werden gerapporteerd uit 54 landen.[62] De resultaten lieten zien dat lage rugklachten een groot gezondheidsprobleem zijn in vele landen in de wereld. De hoogste prevalentie doet zich voor bij vrouwen en bij mensen in de leeftijd van 40–80 jaar. De gemiddelde totale prevalentie, gedefinieerd als alle prevalentie ongeacht de periode, was 31,0%, de gemiddelde puntprevalentie, gedefinieerd als rugpijn op dit moment, 18,3% en de gemiddelde 1-jaar prevalentie 38,0%. Indien rugklachten werden gedefinieerd als 'lage rugklachten die gepaard gaan met beperkingen in activiteiten, meer dan 1 dag aanhouden, en gelokaliseerd zijn tussen de onderste rib en bilplooien', dan bedroeg de gemiddelde (SD) puntprevalentie 11,9% (2,0%) en de 1-maand prevalentie 23,2% (2,9%).[62] Een samenvatting van de internationale epidemiologische onderzoeken naar de prevalentie van lage rugpijn is weergegeven in ◘ tabel 1.2.

◘ **Tabel 1.2** Prevalentie van lage rugpijn in internationaal onderzoek[62]

Prevalentie	Aantal schattingen	Gem.	SD
Prevalentieperiode			
puntprevalentie	243	18,3	11,7
1-maand prevalentie	145	30,8	12,7
1-jaar prevalentie	271	38,0	19,4
levensduur prevalentie	133	38,9	24,3
Anatomie			
rug	268	28,5	16,4
lage rug	302	29,1	18,8
onderste rib tot bilplooien	254	35,5	19,7
Minimumduur van episode			
niet gespecificeerd	661	33,2	20,3
1 dag	146	33,8	15,8
3 maanden/chronisch	86	20,1	9,8
Beperking activiteiten			
met of zonder beperkingen	912	31,8	19,0
alleen met beperkingen	54	17,0	15,4

1.8 Kosten

De totale kosten van lage rugpijn zijn onder te verdelen in directe en indirecte kosten. Directe kosten bestaan uit directe kosten binnen de gezondheidszorg (bijv. huisarts, fysiotherapeut, medisch specialist, medicatie) en directe kosten buiten de gezondheidszorg (bijv. *over the counter*-medicatie, alternatieve geneeswijzen, reiskosten). Indirecte kosten zijn kosten als gevolg van verlies aan productiviteit en arbeidsverzuim.

Aandoeningen van het bewegingsapparaat behoorden in Nederland in 1994 tot een van de vijf duurste ziektebeelden.[65] Samen met psychische stoornissen zijn aandoeningen van het bewegingsapparaat verantwoordelijk voor 39% van het totale ziekteverzuim, 60% van het aantal arbeidsongeschikten en 29% van de totale medische kosten. De totale kosten van rugpijn in Nederland werden in 1991 geschat op ruim 4,1 miljard euro, hetgeen neerkomt op 1,7% van het bruto nationaal product.[66] De totale directe medische kosten van rugpijn werden geschat op bijna 318 miljoen euro, waarvan 56,5% gerelateerd is aan ziekenhuiszorg, 1% aan medisch-specialistische zorg, 6% aan huisartsbezoek en 36% aan paramedische zorg. Van de totale kosten van huisartsenzorg komt 2% voor rekening van rugaandoeningen. Daarnaast neemt rugpijn 7% van de totale ziekenhuiskosten en 19% van de totale paramedische kosten voor haar rekening. De totale indirecte kosten van rugpijn werden geschat op 3,9 miljard euro, waarvan 2,6 miljard euro wegens ziekteverzuim en 1,3 miljard euro wegens arbeidsongeschiktheid.[66]

Een recente studie heeft de kosten van rugklachten in Nederland tussen 2002 en 2007 geschat.[66] De totale kosten van rugklachten namen af van 4,3 miljard euro in 2002 tot 3,5 miljard in 2007 (◘ tabel 1.3). Dit kwam overeen met een reductie van 0,9% van het bruto nationaal

1.8 · Kosten

Tabel 1.3 Kosten van rugklachten in Nederland 2002–2007

jaar	2002	2003	2004	2005	2006	2007
	(kosten in miljoenen euro's)					
directe kosten						
ziekenhuisopname	68	68	73	74	75	78
poliklinische zorg	4	4	5	5	4	4
medicatie	17	19	17	18	18	21
onderzoek	4	4	5	5	4	4
radiodiagnostiek	19	21	23	23	23	23
huisartsenzorg	58	59	61	61	110	113
paramedische zorg	283	283	250	236	246	232
indirecte kosten						
ziekteverzuim	2267	2221	2257	2052	1800	1699
arbeidsongeschiktheid	1561	1561	1507	1431	1348	1361
totale kosten	4281	4246	4197	3904	3627	3534

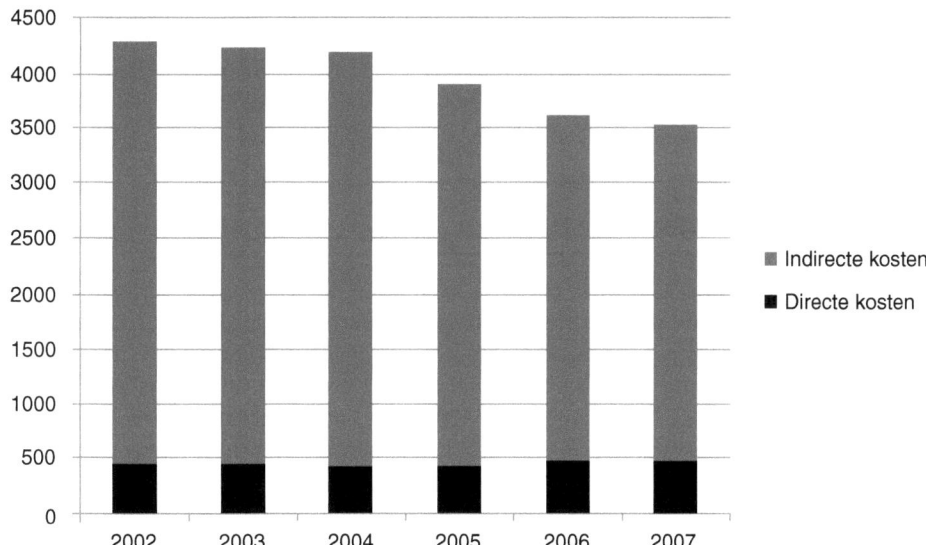

Figuur 1.2 Verdeling van directe en indirecte kosten van rugklachten in Nederland

product in 2002 tot 0,6% in 2007. Zoals figuur 1.2 laat zien bleef de verhouding tussen directe en indirecte kosten redelijk constant over de jaren, ongeveer 12% directe en 88% indirecte kosten. Het aantal dagen ziekteverzuim vanwege rugklachten nam af van meer dan 9 miljoen per jaar in 2002 tot iets meer dan 6 miljoen per jaar in 2007. Het aandeel van de kosten voor fysiotherapie op de directe kosten nam af van 63% in 2002 tot 49% in 2007, terwijl het aandeel van de kosten voor huisartsenzorg toenam van 13% in 2002 tot 24% in 2007.[66]

Ook in verschillende andere landen is een schatting gemaakt van de kosten van rugpijn, zoals in de VS, Groot-Brittannië, Zweden, Canada en Australië. Vergelijkingen tussen deze onderzoeken en tussen deze landen is echter moeilijk. Net als bij de vergelijking van de epidemiologische gegevens heeft dit onder andere te maken met de toegepaste methoden, verschillen in onderzoekspopulaties en verschillen in diagnosen en classificaties van rugpijn. Daarnaast spelen verschillen in het gezondheidszorg- en het verzekeringssysteem, sociale wetgeving en sociaaleconomische variabelen in de verschillende landen een rol. Tevens is het perspectief van waaruit de kostenberekening is uitgevoerd van belang bij de interpretatie van de totale kosten. Het Nederlandse kostenonderzoek werd uitgevoerd vanuit maatschappelijk perspectief. Dat wil zeggen dat bij de berekening alle relevante kosten zijn meegenomen die van belang zijn voor de gehele Nederlandse samenleving. In de VS, waar veruit de meeste kostenonderzoeken zijn verricht, zijn de berekeningen grotendeels niet vanuit een maatschappelijk perspectief uitgevoerd, maar vanuit een verzekerings- en werkgeversperspectief. Daarbij ligt de nadruk sterk op het berekenen van productiviteitsverliezen door ziekteverzuim van bepaalde groepen werknemers.

Een systematisch literatuuronderzoek van de kosten van rugklachten vond 27 studies, waarvan in negen studies alleen directe kosten waren meegenomen en in negen zowel directe als indirecte kosten.[67] Vijftien studies waren uitgevoerd in de Verenigde Staten, vier in Zweden, twee in Nederland, en een in Australië, België, Japan, Korea, Engeland en het eiland Jersey. De directe kosten bedroegen 22% en de indirecte kosten 78% van de totale kosten. Het grootste gedeelte van de directe kosten werd gemaakt vanwege fysiotherapie (17%) en ziekenhuisopname (17%), gevolgd door medicatie (13%) en huisartsenzorg (13%). De directe kosten per capita varieerden van 18 euro in België tot 264 euro in Nederland.

De kosten van rugpijn zijn doorgaans niet normaal verdeeld. Ongeveer 10 tot 25% van de rugpijnpatiënten draagt bij aan 75% van de kosten.[68] Het grootste deel van de kosten komt voor rekening van de relatief kleine groep patiënten met chronische rugpijn.[69]

1.9 Ontwikkelingen in de tijd

Door de complexiteit van aspecifieke rugpijn is het moeilijk duidelijke uitspraken te doen over een eventuele trend in de ziektelast van rugpijn. Fordyce en Waddell concluderen terecht dat we bij rugpijn te maken hebben met een paradox: de zogeheten *pain-disability*-paradox.[63,70] Enerzijds zijn er geen aanwijzingen dat de incidentie en prevalentie van rugpijn in de laatste veertig jaar zijn veranderd.[63] De enorme hoeveelheid wetenschappelijke onderzoeken op het gebied van rugpijn en de daaruit voortkomende kennis over de mechanismen van pijn en hoe die moet worden gemeten en behandeld, hebben niet geleid tot een verandering in de prevalentie. Anderzijds is er een duidelijke toename van de maatschappelijke en economische gevolgen van aspecifieke rugpijn, in het bijzonder van chronische aspecifieke rugpijn. In alle westerse landen, waaronder Nederland, heeft een dramatische stijging plaatsgevonden van het aantal arbeidsongeschiktheidsaanvragen en -uitkeringen voor mensen met zelfgerapporteerde (chronische) aspecifieke lage rugpijn (◘ figuur 1.2).[63,71] Deze stijging van de arbeidsongeschiktheid wordt waarschijnlijk meer verklaard door sociale, economische en demografische factoren dan door de rugpijn zelf.[63]

Een tweede belangrijke demografische factor is het toenemende risico op chronische lage rugpijn op oudere leeftijd. Er is nog weinig onderzoek gedaan naar rugpijn bij ouderen, maar recent is een internationaal samenwerkingsproject opgezet om prospectieve cohortstudies uit te voeren. Doel van deze studies is om het beloop van rugklachten onder ouderen te evalueren en prognostische factoren te identificeren voor de overgang van acute naar chronische lage rugpijn onder ouderen die een huisarts bezoeken.[72] Prospectief onderzoek zou meer inzicht kunnen geven in het natuurlijke beloop van rugpijn en de factoren die de ontwikkeling van chronische rugpijn beïnvloeden, zoals fysieke, sociale en psychosociale factoren. Toekomstige verschuivingen in de (economische) ziektelast van rugpijn zullen zeker gezocht moeten worden in veranderingen in deze sociaaleconomische en demografische factoren en in veranderingen in behandelmogelijkheden en de toenemende invloed van psychosociale factoren daarop.

1.10 Conclusie

Rugpijn komt vaak voor. De puntprevalentie van rugpijn in de open bevolking varieert van 12 tot 30%. De incidentie van lage rugpijn in de Nederlandse huisartspraktijk is ongeveer 30 episoden per 1000 ingeschreven personen per jaar. In een standaardhuisartspraktijk komen dus per week een à twee nieuwe patiënten met lage rugpijn. Rugpijn komt het meest voor in de leeftijdscategorie van ongeveer 40 tot 80 jaar, en komt vaker voor bij vrouwen. Het ziekteverzuim en de arbeidsongeschiktheid als gevolg van rugpijn zijn enorm hoog. Naar verwachting zal er in de toekomst geen verandering optreden in de incidentie en prevalentie van lage rugpijn. Er zijn verscheidene risicofactoren gerapporteerd voor lage rugpijn, maar geen van deze individuele factoren is sterk geassocieerd met het ontstaan van lage rugpijn of de transitie naar chronische lage rugpijn. Vooralsnog is weinig bekend over de primaire preventie van rugpijn; toekomstig onderzoek naar rugpijn zou meer gericht moeten zijn op preventie. Ook secundaire preventie van chronische klachten, blijvend disfunctioneren, ziekteverzuim en arbeidsongeschiktheid kunnen een belangrijke bijdrage leveren aan de gewenste reductie van dit enorme medische en maatschappelijke probleem.

Epidemiologie van lage rugpijn
- Lage rugpijn is een enorm probleem voor individu en maatschappij.
- Rugpijn komt veel voor en is de aandoening met de meeste levensjaren met beperkingen.
- Er lijkt op korte termijn geen afname in incidentie en prevalentie van lage rugpijn op te treden.
- Rugpijn gaat gepaard met hoge kosten, vooral als gevolg van ziekteverzuim en arbeidsongeschiktheid.

Literatuur

1. Vos T, Flaxman AD, Naghavi M e.a. Years lived with disability (YLDs) for 1160 sequelae of 289 diseases and injuries 1990-2010: a systematic analysis for the Global Burden of Disease Study 2010. Lancet 2013; 380(9859):2163-96.
2. Bouter LM, Zielhuis GA, Dongen MCJM van. Epidemiologisch onderzoek: opzet en interpretatie. Houten: Bohn Stafleu van Loghum; zesde, herziene druk, 2010.
3. Spitzer WO, Leblanc FE, Dupuis M. Scientific approach to the assessment and management of activity-related spinal disorders: a monograph for clinicians. Report of the Quebec Task Force on Spinal Disorders. Spine 1987;12(7 Suppl):S1-S59.
4. IASP Task Force on Taxonomy. Classification of chronic pain. 3rd ed. Seattle: IASP Press; 2011.
5. Nederlandse vertaling van de WHO-publicatie: International Classification of Functioning, Disability and Health: ICF, Geneva 2001. Bohn Stafleu van Loghum, Houten/Diegem, 2002.
6. Deyo RA, Rainville J, Kent DL. What can the history and physical examination tell us about low back pain? JAMA 1992; 268:760-5.

7. Henschke N, Maher CG, Refshauge KM, Herbert RD, Cumming RG, Bleasel J, York J, Das A, McAuley JH. Prevalence of and screening for serious spinal pathology in patients presenting to primary care settings with acute low back pain. Arthritis Rheum 2009; 60(10):3072–80.
8. Mens JMA, Chavannes AW, Koes BW, Lubbers WJ, Ostelo RWJG, Spinnewijn WEM, Kolnaar BGM. NHG-Standaard Lumbosacraal radiculair syndroom (LRS) (eerste herziening). Huisarts Wet 2005; 48(4):171–8.
9. Deyo RA. Measuring the functional status of patients with low back pain. Arch Phys Med Rehabil 1988; 69:1044–53.
10. Waddell G. A new clinical model for the treatment of low back pain. Spine 1987; 12:632–44.
11. Tulder MW van, Assendelft WJJ, Koes BW, Bouter LM. Spinal radiographic findings and non-specific low back pain: a systematic review of observational studies. Spine 1997; 22:427–34.
12. Chavannes AW, Mens JMA, Koes BW, Lubbers WJ, Ostelo R, Spinnewijn WEM, Kolnaar BGM. Huisarts Wet 2005; 48(3):113–23.
13. Deyo RA, Battie M, Beurskens AJ, Bombardier C, Croft P, Koes B, et al. Outcome measures for low back pain research. A proposal for standardized use. Spine 1998; 23:2003–13.
14. Melzack R. The McGill pain questionnaire: major properties and scoring methods. Pain 1975; 1:277–99.
15. Köke AJA, Heuts PHTG, Vlaeyen JWS, Weber WEJ. Meetinstrumenten chronische pijn: deel 1 functionele status. Maastricht: Pijnkenniscentrum; 1999.
16. Roland M, Morris R. A study of the natural history of back pain. Part 1. Development of a reliable and sensitive measure of disability in low back pain. Spine 1983; 8:141–5.
17. Kopec J, Esdaile JM, Abrahamowicz M, Abenhaim L, Wood-Dauphinee S, Lamping DL, et al. The Quebec Back Pain Disability Scale. Measurement properties. Spine 1995; 20:341–52.
18. Fairbanks JCT, Davies JB, Couper J, O'Brien JP. The Oswestry low back pain disability questionnaire. Physiotherapy 1980; 66:271–3.
19. König-Zahn C, Furer JW, Tax B. Het meten van de gezondheidstoestand: algemene gezondheid. Assen: Van Gorcum; 1993.
20. Bergner M, Bobbitt RA, Carter WB, Gilson BS. The Sickness Impact Profile: development and final revision of a health status measure. Med Care 1981; 19:787–805.
21. Hunt SM, McKenna SP, McEwen J, Williams J, Papp E. The Nottingham Health Profile: subjective health status and medical consultations. Soc Sci Med 1981;15A:221–9.
22. Nelson E, Wasson J, Kirk J, Keller A, Clark D, Dietrich A, et al. Assessment of function in routine clinical practice: description of the COOP Chart method and preliminary findings. J Cron Dis 1987;40 (Suppl 1):55S–63S.
23. Ware JE, Sherbourne CD. The MOS 36-item Short Form Health Survey (SF-36). 1. Conceptual framework and item selection. Med Care 1992; 30:473–83.
24. Brooks R. Euroqol: the current state of play. Health Policy 1996; 37:53–72.
25. Hakkaart- van Roijen L, Essink-Bot ML. Handleiding Vragenlijst over Ziekte en Werk. Institute for Medical Technology Assessment, Erasmus Universiteit Rotterdam, 1999.
26. Kessler RC, Barber C, Beck A, Berglund P, Cleary PD, McKenas D, et al. The World Health Organization health and work performance questionnaire. J Occup Environ Med 2003; 45:156–74.
27. Beck AT, Ward CH, Mendelson M, Mock J, Erbaugh J. An inventory for measuring depression. Arch Gen Psychiatry 1961; 4:561–71.
28. Hamilton M. A rating scale for depression. J Neurol Neurosurg Psychiatry 1960; 23:56–62.
29. Kori SH, Miller RP, Todd DD. Kinesiophobia: a new view of chronic pain behavior. Pain Manag 1990; 3:35–43.
30. Waddell G, Newton M, Henderson I, Somerville D, Main CJ. A Fear-Avoidance Beliefs Questionnaire (FABQ) and the role of fear-avoidance beliefs in chronic low back pain and disability. Pain 1993; 52:157–68.
31. Leboeuf-Yde C. Body weight and low back pain. A systematic literature review of 56 journal articles reporting on 65 epidemiologic studies. Spine 2000; 25:226–37.
32. Leboeuf-Yde C. Alcohol and low-back pain: a systematic literature review. J Manipulative Physiol Ther 2000; 23:343–6.
33. Hoogendoorn WE, Poppel MNM van, Bongers PM, Koes BW, Bouter LM. Physical load during work and leisure time as risk factors for back pain. Scand J Work Environ Health 1999; 25:387–403.
34. Shiri R, Karppinen J, Leino-Arjas P, Solovieva S, Viikari-Juntura E. The association between smoking and low back pain: a meta-analysis. Am J Med 2010;123(1):87.e7–35.
35. Hoogendoorn WE, Poppel MNM van, Bongers PM, Koes BW, Bouter LM. Systemic review of psychosocial factors at work and private life as risk factors for back pain. Spine 2000; 25:2114–25.
36. Power C, Frank J, Hertzman C, Schierhout G, Li L. Predictors of low back pain onset in a prospective British study. Am J Public Health 2001; 91:1671–8.
37. Linton SJ. A review of psychological risk factors in back and neck pain. Spine 2000; 25:1148–56.

Literatuur

38. Wynne-Jones G, Dunn KM, Main CJ. The impact of low back pain on work: a study in primary care consulters. Eur J Pain 2008; 12(2):180-8.
39. Henschke N, Maher CG, Refshauge KM, Herbert RD, Cumming RG, Bleasel J, York J, Das A, McAuley JH. Prognosis in patients with recent onset low back pain in Australian primary care: inception cohort study. BMJ 2008;337:a171.
40. Heitz CA, Hilfiker R, Bachmann LM, Joronen H, Lorenz T, Uebelhart D, Klipstein A, Brunner F. Comparison of risk factors predicting return to work between patients with subacute and chronic non-specific low back pain: systematic review. Eur Spine J 2009; 18(12):1829-35.
41. Bongers PM, Winter CR de, Kompier MAJ, Hildebrandt VH. Psychosocial factors at work and musculoskeletal disease; a review of the literature. Scand J Work Environ Health 1993; 19:297-312.
42. Linton SJ. Occupational psychological factors increase the risk for back pain: a systematic review. J Occup Rehabil 2001; 11:53-66.
43. Campbell P, Wynne-Jones G, Muller S, Dunn KM. The influence of employment social support for risk and prognosis in nonspecific back pain: a systematic review and critical synthesis. Int Arch Occup Environ Health 2012 Aug 9. [Epub ahead of print]
44. Chou R, Shekelle P. Will this patient develop persistent disabling low back pain? JAMA 2010; 303(13):1295-302.
45. Kendall N, Linton S, Main C. Guide to assessing psychosocial yellow flags in acute low back pain: risk factors for long-term disability and work loss. Wellington: National Advisory Committee on Health and Disability/Accident Rehabilitation and Compensation Insurance Corporation; 1997.
46. Linton SJ, Hallden K. Can we screen for problematic back pain? A screening questionnaire for predicting outcome in acute and subacute back pain. Clin J Pain 1998; 14:209-15.
47. Frymoyer JW. Back pain and sciatica. N Engl J Med 1988; 318:291-300.
48. Grotle M, Brox JI, Veierød MB, Glomsrød B, Lønn JH, Vøllestad NK. Clinical course and prognostic factors in acute low back pain: patients consulting primary care for the first time. Spine 2005; 30(8):976-82.
49. Costa Lda C, Maher CG, McAuley JH, Hancock MJ, Herbert RD, Refshauge KM, Henschke N. Prognosis for patients with chronic low back pain: inception cohort study. BMJ 2009;339:b3829.
50. Lemeunier N, Leboeuf-Yde C, Gagey O. The natural course of low back pain: a systematic critical literature review. Chiropr Man Therap 2012 Oct 17;20(1):33. [epub ahead of print]
51. Linton SJ, Hallden K. Risk factors and the natural course of acute and recurrent musculoskeletal pain: developing a screening instrument. In: Jensen TS, Turner JA, Wiesenfeld-Hallin Z, editors. Proceedings of the 8th World Congress on Pain. Vol. 8. Seattle: IASP Press; 1997.
52. Linton SJ. The socio-economic impact of chronic back pain: is anyone benefiting? Pain 1998; 75:163-8.
53. Andersson GBJ. Epidemiology of low back pain. Acta Orthop Scand Suppl 1998; 281:28-31.
54. Dunn KM, Jordan K, Croft PR. Characterizing the course of low back pain: a latent class analysis. Am J Epidemiol. 2006; 163(8):754-61.
55. Haanen HCM. Een epidemiologisch onderzoek naar lage-rugpijn [proefschrift]. Rotterdam: Erasmus Universiteit; 1984.
56. Miedema HS, Chorus AMJ, Wevers CWJ, Linden S van der. Chronicity of back problems during working life. Spine 1998; 23:2021-9.
57. Velden J van den, Bakker DH de, Claessens AAMC, Schellevis FG. Een nationale studie naar ziekten en verrichtingen in de huisartspraktijk. Basisrapport: morbiditeit in de huisartspraktijk. Utrecht: NIVEL; 1991.
58. Lamberts H. In het huis van de huisarts. Verslag van het Transitieprojekt. Lelystad: Meditekst; 1991.
59. Picavet HSJ, Schouten JSAG, Smit HA. Prevalenties en consequenties van lage rugpijn in het MORGEN-project 1993-1995. Rapport nr 263200004. Bilthoven: Rijksinstituut voor Volksgezondheid en Milieu; 1996.
60. van Oostrom SH, Monique Verschuren WM, de Vet HC, Picavet HS. Ten year course of low back pain in an adult population-based cohort—the Doetinchem cohort study. Eur J Pain 2011; 15(9):993-8.
61. Valkenburg HA, Haanen HCM. The epidemiology of low back pain. In: White AA, Gordon SL, editors. Symposium on idiopathic low back pain. St. Louis: Mosby; 1092 p. 9-22.
62. Hoy D, Bain C, Williams G, March L, Brooks P, Blyth F, Woolf A, Vos T, Buchbinder R. A systematic review of the global prevalence of low back pain. Arthritis Rheum 2012; 64(6):2028-37.
63. Waddell G. The back pain revolution. Edinburgh: Churchill Livingstone; 1998.
64. Dionne CE, Dunn KM, Croft PR, Nachemson AL, Buchbinder R, Walker BF, Wyatt M, Cassidy JD, Rossignol M, Leboeuf-Yde C, Hartvigsen J, Leino-Arjas P, Latza U, Reis S, Gil Del Real MT, Kovacs FM, Oberg B, Cedraschi C, Bouter LM, Koes BW, Picavet HS, van Tulder MW, Burton K, Foster NE, Macfarlane GJ, Thomas E, Underwood M, Waddell G, Shekelle P, Volinn E, Von Korff M. A consensus approach toward the standardization of back pain definitions for use in prevalence studies. Spine 2008; 33(1):95-103.

65. Meerding WJ, Bonneux L, Polder JJ, Koopmanschap MA, Maas PJ van der. Demographic and epidemiological determinants of health care costs in the Netherlands: cost of illness study. BMJ 1998; 317:111–5.
66. Lambeek LC, van Tulder MW, Swinkels IC, Koppes LL, Anema JR, van Mechelen W. The trend in total cost of back pain in The Netherlands in the period 2002 to 2007. Spine 2011; 36(13):1050–8.
67. Dagenais S, Caro J, Haldeman S. A systematic review of low back pain cost of illness studies in the United States and internationally. Spine J 2008; 8(1):8–20.
68. Cats-Baril WL, Frymoyer JW. The economics of spinal disorders. In: JW Frymoyer (Ed.). The adult spine: principles and practice. 1st ed. New York: Raven Press; 1991.
69. Watson PJ, Main CJ, Waddell G, Gales TF, Purcell-Jones G. Medically certified work loss, recurrence and costs of wage compensation for back pain: a follow-up study of the working population of Jersey. Br J Rheumatol 1998; 37:82–6.
70. Fordyce WE, editor. Back pain in the workplace: management of disability in nonspecific conditions. Seattle: IASP Press; 1995.
71. Einerhand MGK, Knol G, Prins R, Veerman TJ. Sickness and invalidity arrangements. Facts and figures from six European countries. 's-Gravenhage: VUGA: 1995.
72. Scheele J, Luijsterburg PA, Ferreira ML, Maher CG, Pereira L, Peul WC, van Tulder MW, Bohnen AM, Berger MY, Bierma-Zeinstra SM, Koes BW. Back complaints in the elders (BACE); design of cohort studies in primary care: an international consortium. BMC Musculoskelet Disord. 2011 Aug 19;12:193.

Preventie van lage rugpijn

2.1 Inleiding

Preventie zou een oplossing kunnen zijn voor de enorme last die lage rugpijn veroorzaakt voor individuen en voor de maatschappij. Het principe van preventie is de beperkte beschikbare middelen vroegtijdig in te zetten om zo lage rugpijn en de enorme kosten die ermee gepaard gaan te voorkomen. Preventie lijkt aantrekkelijk uit oogpunt van mogelijke gezondheidswinst en doelmatigheid.

Hoewel preventie een bekend begrip is, is een goede omschrijving belangrijk. Daarnaast kent het onderzoek naar preventie een aantal bijzondere uitdagingen.

- Ten eerste wordt vaak een onderscheid gemaakt tussen *primaire en secundaire* preventie. Primaire preventie wordt meestal gebruikt als het gaat om het voorkómen van het ontstaan van rugpijn bij gezonde individuen. Secundaire preventie heeft doorgaans betrekking op het voorkómen van het persisteren, recidiveren of verergeren van rugpijn.
- Ten tweede is het van belang te beschrijven *wat* wordt voorkómen. In het kader van preventie kan een aantal verschillende uitkomstvariabelen van belang zijn, bijvoorbeeld het optreden van rugpijn, werkverzuim, of zorggebruik gerelateerd aan rugpijn. In verschillende onderzoeken worden vaak andere uitkomstmaten gebruikt en dat maakt het moeilijk de onderzoeksresultaten direct te vergelijken.
- Ten derde is het lastig het effect van een preventieve interventie goed te evalueren. In vergelijking met therapeutisch effectonderzoek zijn bij preventieonderzoeken veel grotere onderzoekspopulaties nodig om voldoende bewijskracht te hebben dat een bepaalde interventie effectief is of niet. Slechts een beperkt aantal individuen in het onderzoek zal namelijk lage rugpijn krijgen. Ook is het moeilijk objectief vast te stellen bij wie daadwerkelijk rugpijn is ontstaan – omdat het normaal is af en toe last van de rug te hebben – en om aan te tonen dat lage rugpijn *niet* is ontstaan. Meestal is het *ontstaan* van symptomen de uitkomst. Bij preventie ligt de nadruk echter op het *ontbreken* van symptomen. Dit kan implicaties hebben voor de bewijskracht van preventieonderzoek en voor de omvang van de onderzoekspopulatie.[7] Het is eveneens lastig een episode van lage rugpijn te definiëren, omdat rugpijn een recidiverend beloop heeft. Dit heeft ook implicaties voor het meten van het effect. Preventieonderzoek moet een voldoende lange follow-up hebben om de mogelijk gunstige korte- en langetermijneffecten van een interventie te kunnen vaststellen.
- Ten vierde is het moeilijk causale factoren te veranderen, omdat de etiologie van lage rugpijn vaak niet bekend is.
- Ten vijfde kan het lastig zijn contaminatie van de preventieve interventie te vermijden. Als werknemers bijvoorbeeld gerandomiseerd worden naar een preventieve interventie (bijv. ruggordels of fitnesstraining), kan het voor de controlegroep onacceptabel zijn geen preventieve interventie te krijgen. Randomisatie binnen een afdeling of bedrijf kan erg lastig zijn. Werknemers in de controlegroep kunnen ook preventieve interventies ondergaan door de informatie die zij via andere bronnen dan het onderzoek krijgen, bijvoorbeeld van vrienden/collega's of via de media.

Samenvattend kan worden gesteld dat evaluatie van de effectiviteit van preventieve interventies lastig kan zijn. De onderzoekspopulatie moet groot genoeg zijn en de follow-up lang genoeg. Dergelijk onderzoek is daarom vaak tijdrovend en duur. Kritische evaluatie van bestaande onderzoeken is uitermate belangrijk, omdat de kans bestaat dat ze methodologische tekortkomingen hebben die de resultaten hebben beïnvloed.

In dit hoofdstuk wordt de literatuur betreffende primaire preventie van lage rugpijn op systematische wijze samengevat.

2.2 Methoden

In dit hoofdstuk wordt gebruikgemaakt van verschillende systematische literatuuronderzoeken. Een betreft een Cochrane-review naar onder andere het preventieve effect van ruggordels.[1] Een tweede Cochrane-review betreft het preventieve effect van adviezen aangaande tiltechnieken en het effect van hulpmiddelen bij tillen door werknemers.[2,3] Andere relevante reviews betreffen het preventieve effect van lichamelijke oefeningen, ergonomische interventies, inlegzooltjes en voorlichting/scholing.[4-9]

Opgenomen werden onderzoeken die de primaire preventie van lage rugpijn in de algemene bevolking of de bedrijfssetting evalueerden. Uitgesloten werden onderzoeken naar de effectiviteit van preventieve interventies in de eerste- of tweedelijnsgezondheidszorg (secundaire preventie).

De conclusies over de effectiviteit van de preventieve interventies waren gebaseerd op de gerapporteerde uitkomsten op primaire uitkomstmaten (pijn, disfunctioneren, werkverzuim, gezondheidszorggebruik). De methodologische kwaliteit van de onderzoeken werd niet bepaald, omdat dit al in veel literatuuroverzichten is gedaan.

De uiteindelijke conclusies werden getrokken aan de hand van een beoordelingssysteem bestaande uit vier niveaus van wetenschappelijk bewijs: sterk bewijs werd geleverd door consistente bevindingen in verscheidene RCT's, matig bewijs werd geleverd in één RCT of consistente bevindingen in verscheidene CCT's, beperkt bewijs werd geleverd in slechts één CCT, en geen bewijs werd geleverd indien er geen RCT's of CCT's beschikbaar waren.

2.3 Resultaten

2.3.1 Algemene bevolking

Er werden geen gerandomiseerde trials gevonden, maar wel een gecontroleerd, quasi-experimenteel onderzoek naar de effectiviteit van preventie onder de algemene bevolking.[10] In dit Australische onderzoek werden de effecten van een grootschalige mediacampagne geëvalueerd. De campagne vond plaats in de staat Victoria en begon in september 1997 met verschillende televisiecommercials. Erkende nationale en internationale experts op het gebied van orthopedie, revalidatie, reumatologie, huisartsgeneeskunde, fysiotherapie, chiropractie, sportgeneeskunde en bedrijfsgeneeskunde werkten aan de campagne mee. Ook bekende Australische atleten, televisiepresentatoren en filmsterren die zelf rugpijn hadden gehad, deden mee. De campagne richtte zich op positieve adviezen die goed aansloten bij het recentste wetenschappelijke bewijs en die ook in internationale richtlijnen voor lage rugpijn worden uitgedragen (zie ▶ H. 6). De televisiecampagne werd ondersteund door verschillende andere activiteiten, waaronder advertenties op de radio, posters en publicaties in lokale kranten en tijdschriften. Een patiëntenfolder (*The back book*) werd gestuurd naar alle behandelaars van mensen met lage rugpijn in Victoria. De staat New South Wales fungeerde als controlegroep. In totaal deden 2556 huisartsen en 4730 mensen uit de algemene bevolking mee aan het onderzoek. Zij vulden respectievelijk vragenlijsten in of werden telefonisch geïnterviewd na twee en tweeënhalf jaar. De resultaten maken duidelijk dat na twee jaar het subjectieve oordeel over lage rugpijn in Victoria positiever was en dat het werkverzuim aanzienlijk lager was dan in New South Wales.

In een vergelijkbare studie in Schotland werd een multimediacampagne *(Working Backs Scotland)* gevoerd gericht op de bevolking.[11] Het centrale doel van de campagne was om het denken over de aanpak van lage rugpijn middels rust te veranderen in een aanpak via actief blijven. De kern van de campagne bestond uit 1777 radiospotjes. Er waren informatiefolders beschikbaar voor mensen met rugpijn, werknemers in de gezondheidszorg en werkgevers. Daarnaast werd een website opgezet: ► www.workingbacksscotland.scot.nhs.uk. Middels enquêtes in maandelijkse steekproeven onder 1000 volwassenen werd de mening gevraagd over onder andere rust versus actief blijven, medische consumptie en inhoud van eventuele ontvangen adviezen. De metingen begonnen twee maanden voorafgaand aan de campagne en liepen door tot een follow-up drie jaar later. Ook werden gegevens over ziekteverzuim en arbeidsongeschiktheid verzameld. Deze werden vervolgens vergeleken tussen Schotland en de rest van Groot-Brittannië, voor en na de campagne.

De resultaten toonden aan dat het denken over de aanpak van rugpijn (55% rust versus 40% actief blijven) aanzienlijk verschoof (30% rust versus 60% actief blijven). Deze verschuiving begon ongeveer één maand na de start van de campagne en bleef gedurende drie jaar aanwezig. Ook de inhoud van medische adviezen toonde een vergelijkbare verschuiving. Er bleek echter geen effect op werkverzuim of arbeidsongeschiktheid vanwege rugpijn aanwezig te zijn. Het bleek dus goed mogelijk om de publieke opinie en de inhoud van professionele adviezen te veranderen, maar dit resulteerde in deze Schotse studie niet in een verandering in werkgerelateerde uitkomsten.

Een vergelijkbaar resultaat werd gevonden in een Noorse studie.[12] Dit betrof een evaluatie van het effect van een mediacampagne gericht op het beïnvloeden van het denken over lage rugpijn, op de mate van werkverzuim, beeldvormende diagnostiek en operatieve ingrepen. De kern van de mediacampagne bestond uit vijf boodschappen gericht aan de open populatie namelijk: 1) rugpijn wordt zelden veroorzaakt door een ernstige ziekte; 2) röntgenfoto's achterhalen zelden de oorzaak van rugpijn; 3) een rug in beweging herstelt sneller; 4) werk met je rug! (men herstelt sneller als men weer snel aan het werk gaat, zelfs als de rugpijn nog aanwezig is); en 5) slechts een klein aantal mensen heeft een operatie nodig.

Middels enquêtes onder een steekproef van 1500 mensen voor, tijdens en na de mediacampagne werden de effecten gemeten. Gegevens werden verzameld over werkverzuim, aantallen operaties voor discushernia en over beeldvormende diagnostiek voor lage rugpijn. De dataverzameling vond plaats in de twee provincies (n = 2 keer 500) waar de campagne plaatsvond en in een nabijgelegen controleprovincie (n = 500).

De campagne resulteerde in een kleine verandering in het denken over de aanpak van lage rugpijn in de open bevolking. Met name het denken over het nut van röntgenfoto's en het belang van actief blijven en blijven werken, leek door de campagne in positieve zin te zijn beïnvloed. Deze verandering in attitude en begrip leidde echter niet tot een verandering in werkverzuim. De onderzoekers concludeerden dat de mediacampagne het denken over lage rugpijn iets verbeterde, maar dat de omvang van de campagne te gering was om gedragsverandering (van patiënt en behandelaar) teweeg te brengen.

Deze drie studies uit Australië, Schotland en Noorwegen tonen aan dat het denken over en de kennis van rugpijn in de bevolking middels mediacampagnes in positieve zin te beïnvloeden zijn. Feitelijke gedragsveranderingen zijn moeilijker tot stand te brengen en zijn mede afhankelijk van de setting en de omvang van de mediacampagne.

2.3.2 Beroepsbevolking

Ruggordels
De veronderstelde werkingsmechanismen waardoor ruggordels rugpijn kunnen voorkómen zijn:
- dat ze de romp ondersteuning bieden en daardoor pijn voorkómen die wordt veroorzaakt door overflexie;
- dat ze dragers eraan herinneren op de juiste manier te tillen;
- dat ze de intra-abdominale druk verhogen en de intradiscale druk verlagen.

Gecontroleerde trials
De Cochrane-review (2010) beschrijft zeven preventieve studies.[1] Geen van deze studies betrof uitsluitend patiënten die nog nooit rugpijn hebben gehad. Alle onderzochten een combinatie van primaire en secundaire preventie van lage rugpijn. Vijf studies includeerden werknemers die in het verleden rugpijn hadden gehad.[13-17] Daarnaast werden in vijf studies werknemers met huidige rugklachten geïncludeerd.[13,14,16-18] Het type ruggordel en ook de controle-interventies varieerden tussen de studies. In vijf studies werd door de werknemers een specifieke ruggordel gedragen.[13-15,17,28] In één studie was het type ruggordel niet beschreven.[18] In de studie van Roelofs konden de werknemers kiezen uit een viertal type ruggordels.[18] In alle studies werden de werknemers geïnstrueerd om de ruggordel tijdens werktijd te dragen. De therapietrouw werd slechts in vier studies beschreven en varieerde van 43% van de werknemers die de ruggordel ten minste de helft van de werktijd droeg[17] tot 97% van de werknemers die de ruggordel tijdens het werk droeg.[14]

Effectiviteit van ruggordels ter preventie van lage rugpijn
Ruggordels versus geen interventie
In vijf RCT's werd het effect van een ruggordel vergeleken met geen interventie.[13-15,17,18] Hiervan was de studie van Van Poppel[17] van hoge kwaliteit, maar de andere studies waren van lage kwaliteit. Eén RCT rapporteerde niet-significante verschillen in korte-termijnincidentie van lage rugpijn (60 werknemers).[18] Drie RCT's, inclusief die van hoge kwaliteit, vonden geen significante verschillen in incidentie van lage rugpijn (Gaber, 1999: 209 werknemers; Reddell, 1992: 642 werknemers; Van Poppel, 1998: 312 werknemers).[13,15,17] Eén studie vond geen significante verschillen in korte-termijnwerkverzuim (Alexander, 1995: 60 werknemers) en drie RCT's, inclusief die van hoge kwaliteit, vonden geen significante verschillen in lange-termijnwerkverzuim tussen de werknemers die wel of geen ruggordel droegen.[13,15,17] De resultaten lijken aan te geven dat ruggordels niet effectief zijn ter preventie van korte- en langetermijnincidentie van lage rugpijn en ook niet ten aanzien van werkverzuim (5 studies, 13.995 werknemers).

Ruggordels versus andere preventieve interventies
Twee studies vergeleken het dragen van een ruggordel met andere interventies ter preventie van lage rugpijn. Een studie was van hoge kwaliteit[17] en een van lage kwaliteit.[15] Beide RCT's gebruikten als uitkomstmaten de lange-termijnincidentie van lage rugpijn en het werkverzuim vanwege lage rugpijn, en vergeleken de ruggordel met een tilcursus bij werknemers. In beide studies werd er geen verschil in effect gevonden tussen de ruggordel en de controlegroepen. Ruggordels zijn derhalve niet effectiever dan een tilcursus ter preventie van lage rugpijn en werkverzuim (2 studies, 954 werknemers).

Ruggordels als aanvulling op een andere preventieve interventie

Een studie van hoge kwaliteit vergeleek een ruggordel plus rugschool versus alleen de rugschool (82 werknemers).[28] De studie vond een significant verschil in het aantal dagen werkverzuim in het voordeel van de ruggordelgroep. Ten aanzien van de incidentie van lage rugpijn werd geen verschil gevonden. Er is derhalve enig bewijs dat een ruggordel in combinatie met rugscholing effectiever is dan rugscholing alleen ter preventie van werkverzuim, maar niet ten aanzien van de incidentie van lage rugpijn (1 studie, 82 werknemers).

Een andere studie van hoge kwaliteit vergeleek een ruggordel plus gangbare zorg (zodra een rugpijnepisode optrad) versus alleen de gangbare zorg ter preventie van lage rugpijn (360 werknemers).[16] De studie vond significante verschillen in het aantal dagen met lage rugpijn en in functionele status in het voordeel van de ruggordelgroep. Ten aanzien van werkverzuim werden geen significante verschillen gevonden. Er is derhalve enig bewijs dat een ruggordel plus gangbare zorg het aantal dagen met rugpijn kan verminderen en de functionele status kan verbeteren vergeleken met alleen gangbare zorg. Ten aanzien van werkverzuim is er geen effect van ruggordels aangetoond (1 studie, 360 werknemers).

De conclusie op basis van de zeven beschikbare RCT's is dat het aannemelijk is dat het dragen van een ruggordel door werknemers niet effectiever is ter preventie van lage rugpijn en werkverzuim dan andere preventieve interventies of zelfs geen interventie. Het bewijs voor effect van een ruggordel in combinatie met gangbare zorg of rugscholing is wellicht iets positiever, maar toont wisselende resultaten ten aanzien van effecten op incidentie van rugpijn en werkverzuim en behoeft dus nadere studie. In lijn met bovenstaande bevindingen bevelen de huidige Europese richtlijnen ter preventie van lage rugpijn ruggordels niet aan.[20]

Intermezzo

Een mooi voorbeeld van een Nederlands onderzoek naar primaire preventie van lage rugpijn is dat van Van Poppel en collega's.[17] Het onderzoek werd uitgevoerd omdat er geen duidelijkheid was over de effectiviteit van ruggordels bij de preventie van lage rugpijn, terwijl ze wel veel worden gebruikt. Dit gerandomiseerde onderzoek had een factoriële opzet, waarbij vier groepen werden onderscheiden: ruggordel plus educatie, alleen educatie, alleen ruggordel en geen interventie. Het onderzoek werd uitgevoerd bij de KLM op Schiphol. De onderzoekspopulatie bestond uit 312 fulltimemedewerkers van de cargoafdeling. De medewerkers werkten gemiddeld ruim zes jaar op deze afdeling. De gemiddelde leeftijd was 35 jaar, en 55% had eerder last van lage rugpijn gehad.

In een pilotonderzoek werd een keuze gemaakt voor een bepaald type ruggordel dat als meest comfortabel werd ervaren. De deelnemers kregen een mondelinge en schriftelijke instructie voor het gebruik van de gordel. De werknemers werd geadviseerd de ruggordel tijdens werkuren te dragen en de gordel met behulp van de elastische banden steviger aan te trekken wanneer zware taken werden uitgevoerd.

De educatie bestond uit tilinstructies. Deze werden gegeven door ervaren mensendiecktherapeuten. De instructies maakten de werknemers bewust van hun houding en bewegingen tijdens het werk. De tilinstructies werden in drie sessies aan groepen van tien tot vijftien personen gegeven, aan het begin van het onderzoek en na zes en twaalf weken. De instructie bevatte onder andere informatie over de anatomie van de rug en ontspanningsoefeningen. In de derde sessie werd op de werkplek geoefend en individueel advies gegeven over werkmethoden.

De uitkomstmaten waren incidentie van lage rugpijn en ziekteverzuim. De vragenlijsten werden ingevuld aan het begin van het onderzoek en na negen en twaalf maanden. Na zes maanden was er een fysieke meting om de kracht van de rompmusculatuur te evalueren.

De therapietrouw werd iedere maand gemeten. Men beschouwde de therapietrouw als voldoende als de werknemer de helft van de maanden rapporteerde dat hij de ruggordel had gedragen.

De therapietrouw voor het dragen van de ruggordel was slechts 43%. Er waren geen verschillen in incidentie van lage rugpijn tussen dragen van de ruggordel (36%) en niet dragen van de ruggordel (34%). Ook waren er geen verschillen in ziekteverzuim (0,4 dagen gemiddeld per maand voor dragen en niet dragen van ruggordel). Er werden ook geen verschillen gevonden in incidentie van lage rugpijn tussen wel en geen educatie (35 versus 35%) en evenmin in ziekteverzuim (0,5 versus 0,3 dagen gemiddeld per maand). Er werden geen bijwerkingen gerapporteerd.

De auteurs concludeerden dat er geen reden is ruggordels of educatie (zoals geëvalueerd in dit onderzoek) aan te raden voor de preventie van lage rugpijn.

Rugscholen en educatie

Een rugschool is een van de meest gebruikte preventieve interventies bij rugpijn. Rugscholen gaan ervan uit dat individuen door gebrek aan kennis een grotere kans hebben op rugpijn en meer rugpijn hebben dan nodig is. Die kennis kan bijvoorbeeld betrekking hebben op anatomie, het functioneren van het lichaam, stress en coping. Rugscholen proberen het risico op rugpijn te verminderen door kennis te vergroten. Dat zal dan moeten resulteren in verandering van gedrag, bijvoorbeeld door het gaan toepassen van de juiste tiltechnieken. De inhoud van rugscholing varieert enorm, maar meestal bestaat een rugschool uit een combinatie van informatie en discussie over anatomie, biomechanica, tilinstructies, gedragsveranderingen, houdingsaanpassingen en oefeningen. Duur en intensiteit variëren ook sterk. Rugscholen zijn aantrekkelijk omdat ze gebruikmaken van educatieve principes, in groepen worden uitgevoerd en er geen dure of gecompliceerde apparatuur nodig is.

Educatie speelt eveneens een belangrijke rol bij preventie. Patiënteducatie omvat in principe alle planmatig uitgevoerde educatieve activiteiten die ontwikkeld zijn om de gezondheid of het gezondheidsgedrag te verbeteren. Die informatie kan mondeling worden verstrekt, maar bijvoorbeeld ook via folders, video's en cd's/dvd's, internet, kranten, radio en televisie. Informatie is belangrijk omdat daardoor onnodig gebruik van de gezondheidszorg kan worden voorkómen, zelfredzaamheid van individuen kan worden vergroot en copingstrategieën kunnen worden verbeterd. De rol die patiënteducatie bij de preventie van lage rugpijn vervult, is het vergroten van de kennis over rugpijn, het beter leren begrijpen van rugpijn en hoe die te voorkómen is. Patiënteducatie kan zich richten op twee soorten informatie: biomedische of biopsychosociale. Biomedische informatie gaat voornamelijk over biomechanische aspecten en de anatomie van de wervelkolom. De boodschap is meestal dat bij rugpijn sprake is van weefselschade. Biopsychosociale informatie richt zich op de boodschap dat rugpijn meestal niet ernstig is, dat zelfs bij pijnklachten er meestal geen serieuze beschadiging is van de rug en dat actief blijven de zinvolste aanpak is.

Gecontroleerde trials

In verschillende reviews worden de beschikbare RCT's beschreven en de resultaten samengevat.[2,3,6,7] De meeste hebben betrekking op werknemers. De Cochrane-review richt zich specifiek op het effect van training en het gebruik van lifthulpmiddelen ter preventie van rugpijn bij werknemers die veel tilwerkzaamheden verrichten.[2,3]

De Cochrane-review beschrijft zes RCT's [14,15,17,20-22] en daarnaast nog vijf cohortstudies [23,27]. De kenmerken van de RCT's zijn verwerkt in bijlage 2.1. Het type educatie en de inhoud en intensiteit van de rugscholen varieerden sterk in de verschillende onderzoeken. In acht studies was de interventie gericht op tillen en/of het verplaatsen van patiënten. In drie studies ging het om de afhandeling van post of bagage. De controlegroepen kregen geen interventie, een minimale training, oefeningen of een ruggordel. De duur van de rugscholen varieerde van een enkele sessie van één uur[15,28] tot zes sessies van anderhalf uur[20]. In de meeste onderzoeken bestond het educatieve aspect vooral uit informatie over anatomie. In alle zes RCT's (17.720 deelnemers) vonden de onderzoekers geen significante verschillen in incidentie van lage rugpijn en ziekteverzuim in vergelijking met de controle-interventie. Ook in de vijf cohortstudies (772 deelnemers) werden geen significante verschillen gevonden tussen de rugschool-interventies en de controle-interventies. De conclusie is dan ook dat rugscholing en training ten aanzien van tiltechnieken met of zonder tilhulpmiddelen niet effectief zijn ter preventie van rugpijn.

In de andere relevante systematische reviews, van Van Poppel[7] en van Bigos[6], staan ook nog de resultaten van drie andere RCT's beschreven, uitgevoerd bij ziekenhuismedewerkers[29], een mix van bedrijven in Nederland[30] en werknemers van een warenhuis[28]. In geen van deze drie RCT's werden significante resultaten gevonden van de rugschoolinterventie (voorlichting/educatie) ten aanzien van rugpijnincidentie of werkverzuim in vergelijking met geen interventie,[28-30] ruggordel[28] of lichamelijke oefeningen[29]. Ook Van Poppel en Bigos concluderen op basis van de beschikbare studies dat er geen bewijs is voor de effectiviteit van voorlichting/rugscholing ter preventie van rugpijn.[6,7]

Intermezzo

In Amerika werd een grootschalig gerandomiseerd onderzoek uitgevoerd om het preventieve effect van rugscholing te evalueren.[20] De onderzoekspopulatie bestond uit ongeveer 4000 medewerkers van twee postbedrijven. Het programma was gebaseerd op het principe van rugscholing en bestond uit het trainen van werknemers en leidinggevenden. Elementen van het programma waren:
- de training werd gegeven door fysiotherapeuten;
- groepstrainingen bestonden uit twee sessies van 90 minuten;
- een groep bestond uit twaalf werknemers en leidinggevenden;
- er werden lezingen gegeven met voldoende tijd voor discussie;
- films en dia's werden gebruikt ter ondersteuning; pamfletten met informatie werden meegegeven;
- tiltechnieken en oefeningen werden gedemonstreerd en in de praktijk geoefend;
- de training bestond uit veilig tillen en werken, aanleren van een goede houding tijdens zitten en staan, pijnmanagement, stretchen (*stretching*) en spierversterkende oefeningen, groepsdiscussie over barrières voor implementatie, en ergonomische analyse van de werkplek;
- de werkplek werd indien nodig aangepast;
- bekrachtiging vond plaats door de fysiotherapeut tijdens een bezoek aan de werkplek in overleg met werknemer en leidinggevende;
- leidinggevenden werden getraind en kregen jaarlijks feedback op hun handelen.

De fysiotherapeuten gaven aanvullende opfristrainingen na zes maanden en ieder jaar daarna. Het onderzoek duurde 5,5 jaar. Werkeenheden werden op basis van werkgerelateerde kenmerken aan elkaar gekoppeld en van ieder koppel werd één eenheid naar de interventiegroep en één eenheid naar de controlegroep gerandomiseerd. Uitkomstmaten waren de incidentie van lage rugpijn en kosten.

2.3 · Resultaten

> In totaal werden 2534 werknemers en 134 leidinggevenden getraind. Er waren over de periode van 5,5 jaar geen verschillen tussen de interventie- en controlegroep wat betreft de incidentie van lage rugpijn, de gemiddelde kosten en de duur van het ziekteverzuim vanwege lage rugpijn. Wel hadden de werknemers in de interventiegroep meer kennis over veilig gedrag op het werk.
> Bedrijven zijn uiteraard zeer geïnteresseerd in het terugdringen van lage rugpijn en het daarmee gepaard gaande ziekteverzuim en de kosten daarvan. De auteurs concludeerden dat rugscholing of educatie geen effect heeft op de preventie van lage rugpijn. Zij suggereerden dat educatie nog steeds een rol kan spelen, maar niet als enige interventie. Of een combinatie van interventies effectief is, zal toekomstig onderzoek moeten uitwijzen.

Oefeningen

De veronderstelde preventieve werking van oefeningen is:
- dat ze de rugspieren versterken en de flexibiliteit van de romp vergroten;
- dat ze de bloedtoevoer naar rugspieren, gewrichten en tussenwervelschijven verhogen en daardoor beschadiging beperken en herstel versnellen;
- dat ze de gemoedstoestand verbeteren en daardoor de perceptie van pijn veranderen.

Gecontroleerde trials

Bell en Burnett, Van Poppel en collega's en Bigos en collega's bespreken in hun reviews de beschikbare RCT's naar de effectiviteit van oefenprogramma's ter preventie van lage rugpijn bij met name werknemers.[6,8] Daarnaast is er nog een Cochrane-review die zich uitsluitend richt op oefenprogramma's ter preventie van recidiverende lage rugpijn.[4] Er zijn dertien RCT's geïdentificeerd waarin de effectiviteit van oefenprogramma's ter preventie van lage rugpijn (bij werknemers) werd geëvalueerd. De studies zijn uitgevoerd bij onder meer soldaten, verplegend personeel en ziekenhuismedewerkers, vliegmaatschappijen, kantoor- en postmedewerkers, fabrieksmedewerkers en spoorwegpersoneel.[20,29,31-41] De inhoud van de oefenprogramma's varieerde sterk. In het onderzoek van Gundewall en collega's[36] bestond het programma uit het oefenen van de rugspieren gedurende dertien maanden in gemiddeld zes sessies van twintig minuten per week. In het onderzoek van Donchin en collega's[29] werden gymnastiekoefeningen voor rug- en buikspieren uitgevoerd, in twee sessies van veertig minuten per week gedurende drie maanden. En in het onderzoek van Horneij en collega's[35] ging het bijvoorbeeld om individuele oefeningen die tweemaal per week thuis werden uitgevoerd.

De Cochrane-review betreft oefenprogramma's ter preventie van recidieven van lage rugpijn.[4] Onderscheid werd gemaakt in 1) oefenprogramma's die gegeven werden na afloop van een behandeling voor rugpijn en die als doel hadden om recidieven te voorkomen en 2) behandelprogramma's die deels bestonden uit oefenprogramma's en die ook preventie van recidieven tot doel hadden. Er zijn vier studies die oefenprogramma's na afloop van een behandeling evalueerden. Deze programma's bleken effectief in het verminderen (ongeveer een halvering) van het aantal recidieven gemeten over één jaar in vergelijking met geen interventie. Oefenprogramma's die onderdeel waren van behandelprogramma's bleken wisselende resultaten te boeken ten aanzien van de preventie van recidieven.[4]

Bell en Burnet concluderen in hun review dat er sterk bewijs is dat oefenprogramma's effectief zijn in het verminderen van de ernst en impact van rugpijn bij werknemers.[8] Vanwege de lage methodologische kwaliteit en de wisselende uitkomsten is er slechts beperkt bewijs dat oefenprogramma's effectief zijn ter preventie van lage rugpijn bij werknemers. Bigos en collega's zijn mede op grond van enkele aanvullende RCT's[39-41] positiever gestemd en concluderen dat oefenprogramma's effectief zijn ter preventie van lage rugpijn. Ook Van Poppel en collega's zijn positief over het effect van oefenprogramma's, maar melden tegelijkertijd dat het bewijs beperkt is vanwege de methodologische beperkingen in de beschikbare studies.[7] Ook Choi concludeert dat oefenprogramma's die gegeven worden na afloop van een behandeling met als doel om recidieven te voorkomen, effectief lijken.[4]

Samenvattend zijn er goede aanwijzingen dat oefenprogramma's effectief zijn ter preventie van lage rugpijn bij werknemers. Er zijn nog wel vele vragen onbeantwoord zoals over de inhoud (welk type oefeningen en welke eventuele co-interventies zinvol zijn), intensiteit (de zwaarte en minimale frequentie) en voor welke doelgroep de oefeningen het best kunnen worden ingezet.

Ergonomische interventies

Ergonomie is de wetenschappelijke discipline die zich bezighoudt met de manier waarop mensen hun werk uitvoeren, hoe ze omgaan met hun werkomgeving, hoe ze omgaan met machines en hoe ze omgaan met werkomstandigheden. De belangrijkste doelen van ergonomische interventies zijn:
- preventie van arbeidsgerelateerde aandoeningen;
- verminderen van ziekteverzuim;
- verhogen van productiviteit;
- verhogen van veiligheid, efficiëntie en comfort op het werk.

Ergonomische interventies kunnen derhalve een rol spelen in het beperken van kosten van arbeidsgerelateerd ziekteverzuim, van gezondheidszorg en van claims. Ergonomische interventies zijn meestal gericht op arbeidsgerelateerde risicofactoren zoals tillen, fysiek zwaar werk, een statische werkhouding, frequent bukken en draaien, eentonig werk en blootstelling aan trillingen. Ergonomische interventies kunnen worden onderverdeeld in werkgerelateerde interventies en werknemergerelateerde interventies, zoals fitness en rek- of spierversterkende oefeningen, gebruik van ruggordels, educatie over tiltechnieken, houdingsinstructie en aanpassingen van de werkomgeving. Oefeningen, educatie en ruggordels zijn apart geëvalueerd en niet meegenomen in deze sectie over ergonomie.

Gecontroleerde trials

In een systematische review beschrijven Driessen en collega's studies naar de effectiviteit van ergonomische interventies ter preventie van lage rugpijn en nekpijn.[5] Zij vonden één studie over lage rugpijn[42] en drie over zowel rug- als nekpijn[43-45]. De deelnemers aan deze studies waren werknemers die bij aanvang wel en geen lage rugpijn hadden. De ergonomische interventies bestonden uit ergonomische trainingen inclusief werkplekaanpassingen op universiteiten en bij keukenpersoneel, en computerwerkplekaanpassingen in een callcenter. Ten aanzien van incidentie en prevalentie van lage rugpijn werden geen significante verschillen gevonden in vergelijking met geen interventie, ook niet na een follow-upperiode van twee jaar. Aanpassingen in een bureaustoel met een elektrische motor om langdurig zitten te voorkomen bleken niet effectief om de rugpijnintensiteit over een periode van twee jaar te verminderen in vergelijking met dezelfde stoel zonder motor.[42]

Concluderend is er op basis van vier studies beperkt bewijs dat ergonomische interventies niet effectiever zijn in het verminderen van rugpijn op de werkplek dan geen ergonomische interventie.

Inlegzooltjes

De veronderstelde preventieve werking van inlegzooltjes betreft het absorberen van schokken, het voorkómen van excessieve pronatie en het verbeteren van balans en proprioceptie.

Gecontroleerde trials

In een Cochrane-review beschrijven Sahar en collega's studies naar het effect van inlegzooltjes ter preventie van lage rugpijn.[9] Zij vonden drie RCT's die zich richtten op primaire preventie van rugpijn bij mannelijke militairen. De inlegzooltjes waren soms wel en soms niet op maat gemaakt. De drie RCT's naar de primaire preventie van lage rugpijn (2061 deelnemers) lieten geen statistisch significant verschil zien in de prevalentie van lage rugpijn tussen de militairen met of zonder inlegzooltje.[46-48] Of het inlegzooltje op maat gemaakt was, deed er ook niet toe. Op basis hiervan concluderen Sahar en collega's dat er sterk bewijs is dat inlegzooltjes niet effectief zijn ter preventie van rugpijn.[9]

Modificatie van risicofactoren

Bepaalde gedragsmatige factoren kunnen een rol spelen bij het ontstaan van lage rugpijn. Tot mogelijke factoren die te veranderen zijn, behoren roken, overgewicht en psychologische factoren. Drie categorieën risicofactoren werden geëvalueerd:
- individuele risicofactoren (gewicht, spierkracht, roken);
- biomechanische risicofactoren (tillen, houding);
- psychosociale risicofactoren (controle over werk, tevredenheid met werk).

Gecontroleerde trials

Er werden geen RCT's of CCT's gevonden naar modificatie van individuele en psychosociale risicofactoren. Modificatie van biomechanische factoren door middel van tilinstructie en houdingsadviezen is reeds behandeld in ▶ par. 2.3.2 en bleek niet effectief ter preventie van lage rugpijn. Slechts één onderzoek evalueerde de effecten van een preventieprogramma na een uitgebreide evaluatie van het gezondheidsrisico.[49] In dit onderzoek rapporteerde men echter geen resultaten voor de controlegroep. Er is geen bewijs voor de effectiviteit van risicofactormodificatie bij rugpijn.

2.4 Discussie

De effectiviteit van preventieve programma's in de arbeidssituatie en in de algehele bevolking op belangrijke variabelen zoals pijn, disfunctioneren en werkverzuim is teleurstellend. Traditionele, veelgebruikte interventies zoals rugscholen en ruggordels lijken niet effectief, en voor andere interventies zoals ergonomische en modificatie van risicofactoren is geen enkele wetenschappelijk ondersteuning te vinden. Er lijkt alleen een sterk bewijs te zijn dat oefeningen zinvol zijn voor de preventie van rugpijn. Het blijkt moeilijk algemeen toepasbare interventies te ontwikkelen die lage rugpijn kunnen voorkómen. Er is een duidelijke behoefte aan meer wetenschappelijk onderzoek volgens de huidige kwaliteitseisen. In dergelijk onderzoek zou men het effect van multidimensionale interventies moeten evalueren, zich moeten richten op individuen met een verhoogd risico, en de interventie moeten afstemmen op het risicoprofiel van het individu of de werkomgeving. Ook moeten de onderzoekspopulaties groot genoeg en de follow-upperiode lang genoeg zijn om een effect te kunnen aantonen. Tevens is het essentieel om de therapietrouw van preventieve interventies te verhogen.

Hoewel getracht werd met behulp van een uitgebreide zoekstrategie alle relevante gerandomiseerde en gecontroleerde trials over preventie van rugpijn te identificeren, bestaat de kans dat we onderzoeken gemist hebben. Omdat preventie ook een lastig te definiëren begrip is, kunnen de definitie en de daaraan gekoppelde trefwoorden in de zoekstrategie ook tot een bepaalde selectie geleid hebben. Ook is het mogelijk dat een bepaalde onderschatting van het effect is opgetreden. Goede trials met een voldoende grote onderzoekspopulatie naar de effectiviteit van preventieve interventies zijn hard nodig.

De conclusies over rugscholen en educatie komen overeen met eerdere literatuuroverzichten, hoewel sommige auteurs hun conclusie iets milder formuleerden, bijvoorbeeld dat er geen bewijs was of dat er geen conclusie kon worden getrokken.[51-54] Andere auteurs concludeerden dat er onvoldoende of tegenstrijdig bewijs was voor de effectiviteit van ruggordels.[55-57] Maar ook het feit dat werknemers de ruggordels vaak niet of niet op de juiste wijze dragen, beperkt het nut van ruggordels als preventieve interventie bij lage rugpijn. In een onderzoek stopte 58% van de deelnemers met het dragen van de ruggordels.

Verscheidene andere literatuuroverzichten naar het effect van oefeningen bij de preventie van rugpijn ondersteunen de conclusie dat oefeningen effectief lijken.[57,58] Ook andere auteurs vonden geen gecontroleerde effectonderzoeken naar ergonomische interventies en risicofactormodificatie.[57,59,60] Frank en collega's suggereerden wel dat er wetenschappelijk bewijs was voor risicofactormodificatie en ergonomische interventies, maar deze conclusie van de auteurs was gebaseerd op niet-gecontroleerd onderzoek en laboratoriumonderzoek.[59]

Een aantal factoren kan verantwoordelijk zijn voor de teleurstellende resultaten in de meeste preventieonderzoeken. Methodologische barrières maken het lastig een effect aan te tonen. Veel trials hebben kleine onderzoekspopulaties en daardoor kunnen geen positieve effecten worden aangetoond. Ook hebben de meeste trials naar preventie een relatief korte follow-up. Daardoor kan het effect op lange termijn in deze onderzoeken mogelijk gemist zijn. Tevens was er een grote verscheidenheid aan onderzoekspopulaties, met bijvoorbeeld werknemers met zeer verschillende beroepen. De interventies zelf, zowel de preventieve interventies als de controle-interventies, varieerden sterk qua inhoud, frequentie en duur. Ten slotte was er ook nog een verschil in de manier waarop de uitkomst werd gemeten. In sommige onderzoeken werd het optreden van rugpijn bepaald als uitkomstmaat, terwijl in andere onderzoeken preventie van ziekteverzuim centraal stond. Dit maakt duidelijk dat onderzoek naar preventie van rugpijn zeer heterogeen is.

Een tweede mogelijke verklaring is dat het preventieve effect gemaskeerd wordt door het natuurlijke beloop van rugpijn. De meeste mensen zullen ooit rugpijn hebben, zonder dat dit direct een belangrijk medisch probleem is dat leidt tot gebruik van gezondheidszorg. De rugpijn gaat vaak vanzelf over, maar recidieven zijn gebruikelijk. De definitie van 'een geval van rugpijn' heeft daarom gevolgen voor de resultaten. In de meeste preventieonderzoeken werd gerapporteerde rugpijn of een episode van rugpijn als uitkomstmaat gebruikt. Omdat hiertoe gevallen behoren die anders wel, maar ook gevallen die anders niet tot gebruik van gezondheidszorg geleid zouden hebben, is het lastig een effect aan te tonen ten opzichte van de normale incidentie. De belangrijkste winst van preventie zou wel eens het voorkómen van langdurige rugpijn of ernstige rugpijn kunnen zijn, waardoor minder intensief beslag wordt gelegd op de gezondheidszorg. Onderzoek naar behandeling van subacute rugpijn lijkt te bevestigen dat het belangrijkste effect een afname van het disfunctioneren en het ziekteverzuim is. Verder onderzoek naar interventies ter preventie van langdurig ziekteverzuim en gezondheidszorggebruik is hard nodig.

Een derde mogelijke verklaring voor de teleurstellende resultaten kan zijn dat in de meeste onderzoeken enkelvoudige interventies werden geëvalueerd, maar dat onderzoek naar multidimensionale of multidisciplinaire interventies vooralsnog ontbreekt. Omdat verscheidene factoren een rol kunnen spelen bij het ontstaan van lage rugpijn, lijken interventies die op meer aspecten interveniëren veelbelovend. Risicofactoren, bijvoorbeeld, lijken specifiek voor een bepaald individu. Beperkte spierkracht kan voor bepaalde personen een risicofactor zijn, maar voor anderen niet. Het lijkt derhalve voor de hand te liggen dat bijvoorbeeld spierversterkende

2.4 · Discussie

oefeningen voor sommige personen effectief kunnen zijn, maar voor anderen niet. Het is niet moeilijk een aantal vergelijkbare voorbeelden te bedenken. Multidimensionale programma's zijn mogelijk effectief omdat zij verschillende risicofactoren tegelijk aanpakken. In de arbeidssituatie lijkt dit principe steeds meer aanhangers te krijgen, gezien de vaak uitgebreide programma's die in die setting worden aangeboden. Hoewel deze aanpak steeds meer populariteit geniet, zijn er geen gecontroleerde onderzoeken waarin de effectiviteit al is aangetoond.

Een vierde verklaring is dat preventieve interventies vaak aangeboden worden aan de gehele populatie, bijvoorbeeld alle werknemers van een bepaald bedrijf, in plaats van aan mensen met een verhoogd risico. Vanwege de hoge incidentie van rugpijn wordt wel gesuggereerd dat preventie voor iedereen zinvol is. Een risico-evaluatie zou echter die aspecten van het individu of van het werk en de werkomgeving kunnen identificeren die het meest in aanmerking komen voor verandering. De preventieve interventie zou dan meer op maat gesneden kunnen worden. Er is echter nog geen onderzoek gedaan naar screening of naar een bepaald risicoprofiel.

Als laatste mogelijkheid kan nog therapietrouw worden genoemd. De meeste preventieprogramma's zijn bedoeld om een bepaalde gedragsverandering te realiseren, bijvoorbeeld gaan oefenen, ontspannen of het gaan dragen van een ruggordel. Vaak was de therapietrouw in de onderzoeken laag. Een belangrijke vraag is hoe lang mensen – als ze hun gedrag eenmaal hebben veranderd – dit ook volhouden na afloop van het onderzoek. Onderzoek naar oefeningen laat zien dat de meeste mensen stoppen met de oefeningen als de interventieperiode van de trial is afgelopen.[28] Therapietrouw heeft een grote invloed op het effect van preventieve interventies; toekomstig onderzoek zou aandacht moeten besteden aan het verhogen van de therapietrouw tijdens de trial en aan het tot stand brengen van langdurige gedragsverandering.

Recent is er bij de preventie van rugpijn en ziekteverzuim aandacht ontstaan voor mediacampagnes. In Australië werden de effecten van een grootschalige mediacampagne geëvalueerd in een quasi-experimenteel onderzoek.[10] Uit dit onderzoek blijkt dat het geven van positieve boodschappen aan de algehele bevolking leidt tot een betere houding ten aanzien van de (omgang met) rugpijn en tot minder werkverzuim. Uiteraard is het de vraag of het effect dat wordt bereikt met een uitgebreide nationale mediacampagne wel opweegt tegen de kosten en in hoeverre het effect beklijft nadat de campagne is stopgezet. De mediacampagnes in Schotland en Noorwegen toonden aan dat het mogelijk is om het denken over lage rugpijn bij de algemene bevolking en bij gezondheidszorgmedewerkers in positieve zin te beïnvloeden.[11,12] Er werd in deze twee landen geen reductie van het werkverzuim gevonden. Meer kennis is nodig over de vraag wat de zinvolste vorm, inhoud en intensiteit van een mediacampagne zijn. Ook de context, bijvoorbeeld het huidige kennisniveau of de structuur van de gezondheidszorg, zijn daarbij van belang.

Preventie van lage rugpijn
- Het verhogen van therapietrouw en het tot stand brengen van langdurige gedragsveranderingen zijn de belangrijkste uitdagingen voor de primaire preventie van lage rugpijn.
- Er wordt een verscheidenheid aan interventies gebruikt om lage rugpijn onder de beroepsbevolking te voorkómen, maar slechts weinige daarvan zijn wetenschappelijk onderbouwd.
- Alleen oefeningen lijken een preventief effect te hebben.
- Een multimediacampagne onder de algemene bevolking in Australië lijkt veelbelovend, maar de goede resultaten konden niet gereproduceerd worden in Noorwegen en Schotland.

- **Bijlage 2.1 RCT's naar de effectiviteit van preventieve interventies bij lage rugpijn** (◘ tabel 2.1)

Tabel 2.1 RCT's naar de effectiviteit van preventieve interventies bij lage rugpijn

auteur	Onderzoekspopulatie	interventies (aantal patiënten)	uitkomstmaten	resultaten
Alexander (1995)[18]	60 werknemers in de gezondheidszorg, 12 mannen, 48 vrouwen uitgesloten werden werknemers die geopereerd waren, werknemers met een lopende compensatieclaim, zwangere vrouwen, werknemers met cardiovasculaire problemen follow-up: 3 maanden	*preventieve interventie:* – ruggordels tijdens werk, 3 maanden (n=30) *controle-interventie:* – geen interventie (n=30)	arbeidsgerelateerde rugpijn pijn	geen verschil in effect
Alexandre (2001)[38]	56 vrouwelijke verpleegkundigen werkzaam in een ziekenhuis alle deelneemsters hadden eerdere rugklachten bij baseline	*preventieve interventie:* – oefeningen (kracht en beweeglijkheid – 45 min. sessies 2 keer per week, 4 maanden) in combinatie met voorlichting (n=27) *controle-interventie:* – alleen voorlichting (n=29)	pijn	geen verschil in effect
Brisson (1999)[44]	627 universiteitsmedewerkers met en zonder rug- en nekpijn bij baseline	*preventieve interventie:* – ergonomische training: 2 keer een sessie van 3 uur over werkplekaanpassingen en organisatie van het werk (n=283) *controle-interventie:* – geen interventie (n=341)	prevalentie rugpijn	geen significante verschillen
Cook (2004)[43]	59 werknemers uit een callcenter met en zonder rug- en nekpijn bij baseline	*preventieve interventie:* – bureau-aanpassingen om de onderarm te ondersteunen en aanpassingen aan keyboard en muis (n=30) *controle-interventie:* – werkaanpassingen volgens Australische standaard (n=29)	rugpijn	geen significante verschillen

2.4 · Discussie

Tabel 2.1 Vervolg

auteur	Onderzoekspopulatie	interventies (aantal patiënten)	uitkomstmaten	resultaten
Daltroy (1997)[20]	4428 werknemers van US Postal, 34% vrouwen, gemiddelde leeftijd 33 jaar	*preventieve interventie:* – rugschooleducatie: 2 sessies, 1½ uur, plus 4 follow-upsessies (n = 2534) *controle-interventie:* – geen interventie (n = 1894)	incidentie rugpijn andere klachten ziekteverzuim kosten	geen verschil in effect
Donchin (1990)[29]	142 werknemers van een ziekenhuis, klinisch, administratief en technisch personeel inclusiecriteria: ten minste 3 episoden lage rugpijn per jaar follow-up: 12 maanden	*preventieve interventie:* – rugschool, 90 minuten, 4 sessies, 2 weken, plus vijfde sessie na 2 maanden, groepen van 10-12 deelnemers, instructie in anatomie en werking van het lichaam en oefeningen (n = 46) – oefenprogramma: gymnastiek, flexie, buikspieroefeningen (Williams), 45 minuten, tweemaal per week, 3 maanden, groepen van 10-12 deelnemers (n = 46) *controle-interventie:* – wachtlijstcontrole (n = 125)	episode van lage rugpijn in de voorafgaande maand flexie van de romp isometrische kracht fitheid van rugspieren	oefenprogramma beter dan rugschool en wachtlijst bij preventie van rugpijn; geen verschil tussen rugschool en wachtlijstcontrole
Fanello (1999)[23]	ziekenhuispersoneel follow-up: 24 maanden	*preventieve interventie:* – groepseducatie over veilige houdingen tijdens werk en tillen van patiënten, advies werd gegeven tijdens uitvoeren van taken (n = 115) *controle-interventie:* – geen interventie (n = 125)	prevalentie van aandoeningen van het bewegingsapparaat	geen verschil tussen de groepen; in de educatiegroep wel significant minder mensen met episoden korter dan 30 dagen

> **Tabel 2.1** Vervolg

auteur	Onderzoekspopulatie	interventies (aantal patiënten)	uitkomstmaten	resultaten
Gaber (1999)[13]	209 mannelijke werknemers op een luchthaven deels met en deels zonder rugpijn in het verleden bij baseline	*preventieve interventie:* – ruggordel, te dragen tijdens werk gedurende 12 maanden (n=118) *controle-interventie:* – geen interventie (n=91)	pijn werkverzuim medicatiegebruik	geen verschil ten aanzien van pijn en werkverzuim; minder medicatiegebruik in de ruggordel groep
Gerdle (1995)[61]	97 vrouwelijke werknemers in de thuiszorg inclusiecriteria: ten minste halftijdsaanstelling, ten minste 6 maanden in dienst, geen langdurig ziekteverzuim	*preventieve interventie:* – 1 uur oefeningen (warming-up, spierkracht en aerobe oefeningen), 1 keer per week, 1 jaar (n=46) *controle-interventie:* – geen interventie (n=49)	pijn ziekteverzuim fysieke fitheid tevredenheid met werk	geen verschil in primaire uitkomstmaten pijn en ziekteverzuim
Gundewall (1993)[36]	69 verpleegkundigen en verpleegkundig assistenten in een geriatrisch ziekenhuis, 68 vrouwen, leeftijd 18-58 jaar follow-up: 13 maanden	*preventieve interventie:* – oefeningen voor dynamisch uithoudingsvermogen, isometrische kracht en functionele coördinatie, tijdens werkuren, 20 minuten, gemiddeld 6 sessies per maand (n=28) *controle-interventie:* – geen interventie (n=32)	incidentie lage rugpijn ziekteverzuim pijnintensiteit isometrische kracht rugspieren	oefeningen effectiever dan geen interventie (maar slechte presentatie en analyse van resultaten)
Haukka (2008)[45]	504 keukenmedewerkers met en zonder rugpijn en nekpijn bij baseline	*preventieve interventie:* – participerende ergonomie; identificatie problemen, evaluatie en implementatie van veranderingen i.s.m. management en technische staf (n=263) *controle-interventie:* – geen interventie (n=241)	prevalentie rugpijn	geen significante verschillen

2.4 · Discussie

Tabel 2.1 Vervolg

auteur	Onderzoekspopulatie	interventies (aantal patiënten)	uitkomstmaten	resultaten
Helmhout (2004)[33]	81 mannelijke militairen en burgermedewerkers met rugpijn in het verleden bij baseline	*preventieve interventie:* – hoog intensief rugoefenprogramma (5-10 minuten 1 tot 2 keer per week (n=41) *controle-interventie:* – laag intensieve oefeningen (n=40)	functioneren kwaliteit van leven	geen verschil in effect
Hlobil (2005)[62]	134 werknemers van een luchtvaartmaatschappij met rugpijn in voorafgaande 4 weken bij baseline	*preventieve interventie:* – 2 keer per week 1 uur *graded activity* oefensessie (n=67) *controle-interventie:* – *usual care* fysiotherapie (n=67)	incidentie rugpijn functioneren werkverzuim	geen statistisch significante verschillen
Horneij (2001)[35]	282 vrouwelijk thuiszorgpersoneel, leeftijd 23-62 jaar meer dan 70% was al meer dan 10 jaar aan het werk follow-up: 18 maanden	*preventieve interventie:* – individueel fysiek trainingsprogramma, oefeningen gericht op uithoudingsvermogen, spierkracht, stretchen, zo vaak mogelijk, ten minste tweemaal per week (n=90) – stressmanagement op het werk (n=93) *controle-interventie:* – geen interventie (n=99)	incidentie lage rugpijn welbevinden op het werk	geen statistisch significante verschillen
Kellett (1991)[37]	125 werknemers van een keukenfabrikant inclusiecriteria: bereidheid om ten minste eenmaal per week buiten werkuren te oefenen exclusiecriteria: ziekteverzuim langer dan 50 dagen gedurende de voorafgaande 1½ jaar, medische contra-indicatie follow-up: 18 maanden	*preventieve interventie:* – oefenprogramma: warming-up, stretchen, spierkracht en cardiovasculair uithoudingsvermogen, ontspanningsoefeningen op muziek; 40-45 minuten, eenmaal per week tijdens werkuren, plus 30 minuten thuis; programma werd iedere 6 maanden aangepast (n=58) *controle-interventie:* – geen interventie (n=53)	ziekteverzuim incidentie lage rugpijn fitheid	oefenprogramma met effect op ziekteverzuim en rugpijn (uitval 36% in oefenprogramma)

◘ Tabel 2.1 Vervolg

auteur	Onderzoekspopulatie	interventies (aantal patiënten)	uitkomstmaten	resultaten
Kraus (2002)[14]	wijkverpleegkundigen in de VS met en zonder rugpijn in het verleden bij baseline	*preventieve interventie:* – ruggordel te dragen tijdens tilwerkzaamheden op het werk, en tiltraining (n = 3744) *controle-interventies:* – alleen voorlichting in tiltechnieken en coping met rugpijn (n = 4133) – geen interventie (n = 4531)	incidentie rugpijn (claims)	geen verschil in effect tussen het interventieprogramma met de ruggordel versus alleen het voorlichtingsprogramma (wel effect in vergelijking met geen interventie, maar goede informatie over deze controlegroep ontbreekt)
Larsen (2002)[34]	214 militairen, deels met en zonder rugpijn in het verleden bij baseline	*preventieve interventie:* – gecombineerd oefenprogramma (15 rugextensies per keer, 2 keer per dag gedurende diensttijd en 1 rugschoolsessie van 40 min. (n = 101) *controle-interventie:* – geen interventie (n = 113)	prevalentie rugpijn medische consumptie	positieve effecten van het preventieve programma (minder rugpijn en lagere medische consumptie)
Larsen (2002)[46]	146 militairen, deels met en zonder rugpijn in het verleden bij baseline	*preventieve interventie:* – op maat en gewicht gemaakte inlegzooltjes (n = 77) *controle-interventie:* – geen interventie (n = 69)	prevalentie rugpijn werkverzuim	geen verschil in prevalentie rugpijn en werkverzuim
Lengsfeld (2007)[42]	248 kantoormedewerkers met rugpijn in het verleden bij baseline	*preventieve interventie:* – kantoorstoel met microrotatiesysteem om langdurig zitten te voorkomen (n = 124) *controle-interventie:* – kantoorstoel zonder rotatiesysteem (n = 124)	rugpijn	geen significante verschillen

2.4 · Discussie

Tabel 2.1 Vervolg

auteur	Onderzoekspopulatie	interventies (aantal patiënten)	uitkomstmaten	resultaten
Linton (1996)[63]	48 werknemers (20 vrouwen) van tabaks- en distributiebedrijven inclusiecriteria: rugpijn in voorafgaand jaar, geen overige aandoeningen	*preventieve interventie:* – individueel oefenprogramma met psychologische principes om therapietrouw te vergroten; *graded activity* (n=25) *controle-interventie:* – advies om te oefenen, informatie, professionele begeleiding, gratis lidmaatschap van een fitnessclub (n=23)	pijn	geen verschil in effect tussen beide interventies
Lonn (1999)[39]	open populatie in Noorwegen alle 81 deelnemers hadden eerdere rugpijn bij baseline	*preventieve interventie:* – oefenprogramma in combinatie met voorlichting: 20 sessies van 1 uur met 20 minuten voorlichting, tiloefeningen en training op fitnessapparatuur (buik-, rug- en beenspieren) gedurende 13 weken (n=43) *controle-interventie:* – geen interventie (n=38)	incidentie rugpijn bij 12 maanden follow-up werkverzuim tijd tot 1e episode functioneren kwaliteit van leven	het interventieprogramma resulteerde in minder rugpijn en minder werkverzuim in vergelijking met de controlegroep
Maul (2005)[40]	ziekenhuismedewerkers in Zwitserland alle deelnemers hadden eerdere rugklachten bij baseline	*preventieve interventie:* – oefenprogramma in combinatie met voorlichting: 3 voorlichtingssessies van 1 uur (anatomie, tiltechnieken, oefeningen, omgaan met stress) en 1-uurs sessies met training op fitnessapparatuur voor kracht en uithoudingsvermogen, 1 keer per week gedurende 3 maanden (n=97) *controle-interventie:* – alleen voorlichtingssessies (n=86)	rugpijn functioneren algemeen welbevinden	het interventieprogramma was effectief in het verminderen van rugpijn en gerelateerd disfunctioneren

□ Tabel 2.1 Vervolg

auteur	Onderzoekspopulatie	interventies (aantal patiënten)	uitkomstmaten	resultaten
Milgrom (2005)[47]	militairen in Israël zonder rugpijn in het verleden bij baseline	*preventieve interventie:* – individueel biomechanisch aangemeten inlegzooltjes; dikte bepaald door het gewicht (n=129) – individueel aangemeten zachte inlegzooltjes gemodelleerd naar vorm van de voet (n=126) *controle-interventie:* – eenvoudige zooltjes zonder steun of schokabsorptie (n=126)	rugpijn	geen verschil in rugpijn tussen de 3 groepen
Schwellnus (1990)[48]	1511 militairen in Zuid-Afrika	*preventieve interventie:* – inlegzooltjes (neopreen) gedurende 9 weken (n=250) *controle-interventie:* – geen interventie (n=1261)	rugpijn	geen significante verschillen
Sjogren (2006)[31]	36 kantoormedewerkers met rugpijn	*preventieve interventie:* – 5 minuten per dag lichte oefeningen tijdens het werk gedurende 15 weken (n=36) *controle-interventie:* – geen interventie (n=36) NB: cross-overstudie	rugpijn beperkingen in functioneren	interventie resulteerde in minder rugpijn en verbetering van functioneren
Reddell (1992)[15]	15.896 medewerkers van vier internationale luchthavens follow-up: 8 maanden	*preventieve interventie:* – ruggordel (n=145) – ruggordel plus 1 uur informatiesessie over anatomie van de wervelkolom en werking van het lichaam (n=127) – 1 uur informatiesessie over anatomie van de wervelkolom en werking van het lichaam (n=122) *controle-interventie:* – geen interventie (n=248)	incidentie van rugpijn ziekteverzuim arbeidsongeschiktheidsuitkeringen	geen verschil in effect (58% binnen 8 maanden gestopt met dragen van gordel)

2.4 · Discussie

Tabel 2.1 Vervolg

auteur	Onderzoekspopulatie	interventies (aantal patiënten)	uitkomstmaten	resultaten
Roelofs (2007)[16]	360 thuiszorgmedewerkers met rugpijn (in het verleden) bij baseline	*preventieve interventie:* – ruggordel te dragen tijdens werk indien rugpijn aanwezig of verwacht werd gedurende 12 maanden en *usual care* (n = 183) *controle-interventie:* – alleen *usual care* (n = 177)	rugpijn werkverzuim	interventiegroep had minder rugpijn geen verschil ten aanzien van werkverzuim
Soukup (1999)[41]	open populatie in Noorwegen alle deelnemers hadden eerdere rugpijn bij baseline	*preventieve interventie:* – oefenprogramma in combinatie met voorlichting: 20 groepssessies van 1 uur met mensendieckoefeningen gedurende 13 weken; voorlichting gericht op ergonomische principes (n = 43) *controle-interventie:* – geen interventie (n = 35)	incidentie rugpijnepisodes tijd tot 1e episode werkverzuim	het interventie programma was effectief in de preventie van nieuwe episodes lage rugpijn (maar geen effect op werkverzuim)
Suni (2006)[32]	spoorwegpersoneel in Finland alle deelnemers hadden rugpijn in het verleden bij baseline	*preventieve interventie:* – oefenprogramma in combinatie met voorlichting: oefeningen gericht op verbeteren van controle in neutrale zone, 2 keer per week gedurende 1 jaar 13; voorlichting gericht op juiste bewegingen en op omgaan met rugpijn (n = 52) *controle-interventie:* – geen interventie (n = 54)	rugpijn functioneren	het interventieprogramma was effectief in de preventie van rugpijn (voor 1 van de 5 geïncludeerde uitkomstmaten)

Tabel 2.1 Vervolg

auteur	Onderzoekspopulatie	interventies (aantal patiënten)	uitkomstmaten	resultaten
Van Poppel (1998)[17]	312 werknemers van de afdeling Cargo van een luchtvaartmaatschappij, gemiddelde leeftijd (SD) 35,1 jaar (7,8) werknemers met een arbeidsongeschiktheidsuitkering werden uitgesloten follow-up: 12 maanden	*preventieve interventie:* – ruggordel tijdens werkuren, 6 maanden (n = 83) – ruggordel plus educatie/tilinstructie (n = 70) *controle-interventie:* – educatie/tilinstructies (n = 82) – geen interventie (n = 77)	incidentie van rugpijn ziekteverzuim vanwege rugpijn	geen verschil in effect; positief voor subgroep met rugpijn bij baseline (43% droeg de ruggordel meer dan de helft van de werktijd)
Walsh (1990)[28]	90 magazijnmedewerkers, mannen, leeftijd 20-46 jaar uitgesloten werden mensen die behandeld werden vanwege rugpijn follow-up: 6 maanden	*preventieve interventie:* – ruggordel tijdens werkuren plus 1 uur educatie over preventie van rugpijn en werking van het lichaam (n = 27) – 1 uur educatie over preventie van rugpijn en werking van het lichaam (n = 27) *controle-interventie:* – geen interventie (n = 27)	incidentie van rugpijn productiviteit cognitieve gegevens zorggebruik	ruggordel plus educatie statistisch significant minder ziekteverzuim dan geen interventie verder geen verschil in effect
IJzelenberg (2007)[30]	werknemers uit verschillende bedrijven in Nederland met en zonder rugpijn in het verleden bij baseline	*preventieve interventie:* – individueel, op maat gemaakt rugprogramma gericht op juiste werktechnieken, informatie, copingstrategieën, en rugoefeningen in 3 groepssessies (n = 258) *controle-interventie:* – geen interventie (n = 231)	prevalentie rugpijn werkverzuim functioneren kwaliteit van leven	geen verschil in effect
Yassi (2001)[21]	246 verpleegkundigen in Canada	*preventieve interventie:* – trainingssessie van 3 uur met tilinstructies (n = 258) *controle-interventie:* – gangbare zorg (n = 231)	rugpijn functioneren	geen verschil in effect

Literatuur

1. Duijvenbode I van, Jellema P, van Poppel M, van Tulder MW. Lumbar supports for prevention and treatment of low back pain. Cochrane Database of Systematic Reviews 2008, Issue 2. Art. No.: CD001823. DOI: 10.1002/14651858.CD001823.pub3.
2. Verbeek J, Martimo KP, Karppinen J, Kuijer PP, Takala EP, Viikari-Juntura E. Manual material handling advice and assistive devices for preventing and treating back pain in workers: a Cochrane Systematic Review. Occup Environ Med. 2012 Jan;69(1):79–80. doi: 10.1136/oemed-2011-100214.
3. Martimo KP, Verbeek J, Karppinen J, Furlan AD, Takala EP, Kuijer PP, Jauhiainen M, Viikari-Juntura E. Effect of training and lifting equipment for preventing back pain in lifting and handling: systematic review. BMJ. 2008 Feb 23;336(7641):429–31. doi: 10.1136/bmj.39463.418380.BE.
4. Choi BKL, Verbeek JH, Tam WWS, Jiang JY. Exercises for prevention of recurrences of low-back pain. Cochrane Database of Systematic Reviews 2010, Issue 1. Art. No.: CD006555. DOI: 10.1002/14651858.CD006555.pub2.
5. Driessen MT, Proper KI, van Tulder MW, Anema JR, Bongers PM, van der Beek AJ. The effectiveness of physical and organisational ergonomic interventions on low back pain and neck pain: a systematic review. Occup Environ Med. 2010 Apr;67(4):277–85. doi: 10.1136/oem.2009.047548.
6. Bigos SJ, Holland J, Holland C, Webster JS, Battie M, Malmgren JA. High-quality controlled trials on preventing episodes of back problems: systematic literature review in working-age adults. Spine J. 2009 Feb;9(2):147–68. doi:10.1016/j.spinee.2008.11.001.
7. Poppel MN van, Hooftman WE, Koes BW. An update of a systematic review of controlled clinical trials on the primary prevention of back pain at the workplace. Occup Med (Lond). 2004 Aug; 54(5):345–52.
8. Bell JA, Burnett A. Exercise for the primary, secondary and tertiary prevention of low back pain in the workplace: a systematic review. J Occup Rehabil. 2009 Mar;19(1):8–24. doi: 10.1007/s10926-009-9164-5.
9. Sahar T, Cohen MJ, Ne'eman V, Kandel L, Odebiyi DO, Lev I, Brezis M, Lahad A. Insoles for prevention and treatment of back pain. Cochrane Database of Systematic Reviews 2007, Issue 4. Art. No.: CD005275. DOI: 10.1002/14651858.CD005275.pub2.
10. Buchbinder R, Jolley D, Wyatt M. Population based intervention to change back pain beliefs and disability: three part evaluation. BMJ 2000; 322:1516–20.
11. Waddell G, O'Connor M, Boorman S, Torsney B. Working Backs Scotland: a public and professional health education campaign for back pain. Spine (Phila Pa 1976). 2007 Sep 1; 32(19):2139–43.
12. Werner EL, Ihlebaek C, Laerum E, Wormgoor ME, Indahl A. Low back pain media campaign: no effect on sickness behaviour. Patient Educ Couns. 2008 May;71(2):198–203. doi: 10.1016/j.pec.2007.12.009.
13. Gaber W, Drozd A, Frauenrath-Volkers C, Schüle A, Schwarz N, Pressel G. Lifting and carrying with lumbar supports; end report of a project at the airfreight department of Frankfurt / Main airport [Heben und Tragen mit Rückenstützbandagen; Abschlussbericht zum Modellprojekt in der Luftfracht und der Flugzeugabfertigung, Flughafen Frankfurt / Main]. Airfreight department, Frankfurt/ Main airport 1999.
14. Kraus JF, Schaffer KB, Rice T, Maroosis J, Harper J. A field trial of back belts to reduce the incidence of acute low back injuries in New York city home attendants. Int J Occup Environ Health 2002; 8:97–104.
15. Reddell CR, Congleton JJ, Huchingson RD, Montgomery JF. An evaluation of a weightlifting belt and back injury prevention training class for airline baggage handlers. Applied Ergonomics 1992; 23:319–29.
16. Roelofs PD, Bierma-Zeinstra SM, van Poppel MN, Jellema P, Willemsen SP, van Tulder MW, et al. Lumbar supports to prevent recurrent low back pain among home care workers: a randomized trial. Ann Intern Med 2007; 147:685–92.
17. Poppel MN van, Koes BW, van der Ploeg T, Smid T, Bouter LM. Lumbar supports and education for the prevention of low back pain in industry: a randomized controlled trial. JAMA 1998; 279:1789–94.
18. Alexander A, Woolley SM, Bisesi M, Schaub E. The effectiveness of back belts on occupational back injuries and worker perception. Professional Safety 1995;September:22–7.
19. Burton AK, Balagué F, Cardon G, Eriksen HR, Henrotin Y, Lahad A, Leclerc A, Müller G, van der Beek AJ; COST B13 Working Group on Guidelines for Prevention in Low Back Pain. Chapter 2. European guidelines for prevention in low back pain : November 2004. Eur Spine J. 2006 Mar;15 Suppl 2:S136–68.
20. Daltroy LH, Iversen MD, Larson MG, et al. A controlled trial of an educational program to prevent low back injuries. New Engl J Med 1997; 337:322–8.
21. Yassi A, Cooper JE, Tate RB, Gerlach S, Muir M, Trottier J, et al. A randomized controlled trial to prevent patient lift and transfer injuries of health care workers. Spine 2001; 26(16):1739–46.

22. Müller K, Schwesig R, Leuchte S, Riede D. Coordinative treatment and quality of life - A randomised trial of nurses with back pain [Koordinationstraining und Lebensqualität - Eine Längschnittuntersuchung bei Pflegepersonal mit Rückenschmerzen]. Gesundheitswesen 2001; 63:609–18.
23. Fanello S, Frampas-Chotard V, Roquelaure Y, et al. Evaluation of an educational low back pain prevention program for hospital employees. Rev Rheum (Engl ed) 1999; 66:711–6.
24. Best M. An evaluation of manutention training in preventing back strain and resultant injuries in nurses. Safety Science 1997; 25(1-3):207–22.
25. Dehlin O, Berg S, Andersson GBJ, Grimby G. Effect of physical training and ergonomic counselling on the psychological perception of work and on the subjective assessment of low-back insufficiency. Scandinavian Journal of Rehabilitation Medicine 1981; 13(1):1–9.
26. Feldstein A, Valanis B, Vollmer W, Stevens N, Overtson C. The back injury prevention project pilot study: assessing the effectiveness of Back Attack, an injury prevention program among nurses, aides, and orderlies. J Occup Med 1993; 35:114–20.
27. Hartvigsen J, Lauritzen S, Lings S, Lauritzen T. Intensive education combined with low tech ergonomic intervention does not prevent low back pain in nurses. Occupational and Environmental Medicine 2005; 62(1):13–7.
28. Walsh NE, Schwartz RK. The influence of prophylactic orthoses on abdominal strength and low back injury in the workplace. Am J Phys Med Rehab 1990; 69:245–50.
29. Donchin M, Woolf O, Kaplan L, Forman T. Secondary prevention of low-back pain: a clinical trial. Spine 1990; 15:1317–20.
30. IJzelenberg H, Meerding WJ, Burdorf A. Effectiveness of a back pain prevention program: a cluster randomized controlled trial in an occupational setting. Spine 2007; 32(7):711–9.
31. Sjogren T, Nissinen KJ, Jarvenpaa SK, Ojanen MT, Vanharanta H, Malkia EA. Effects of a physical exercise intervention on subjective physical well-being, psychosocial functioning and general well-being among office workers: a cluster randomized-controlled cross-over design. Scand J Med Sci Sports. 2006; 16(6):381–90.
32. Suni J, M. Rinne, A. Natri, M.P. Statistisian, J. Parkkari, H. Alaranta. Control of the lumbar neutral zone decreases low back pain and improves self-evaluated work ability: a 12-month randomized controlled study Spine, 31 (2006), pp. E611–E620.
33. Helmhout PH, Harts CC, Staal JB, Candel MJ, de Bie RA. Comparison of a high-intensity and a low-intensity lumbar extensor training program as minimal intervention treatment in low back pain: a randomized trial. Eur Spine J. 2004; 13(6):537–47.
34. Larsen K, Weidick F, Leboeuf-Yde C. Can passive prone extensions of the back prevent back problems? A randomized, controlled intervention trial of 314 military conscripts. Spine. 2002; 27(24):2747–52.
35. Horneij E, Hemborg B, Jensen I, Ekdahl C. No significant differences between intervention programmes on neck, shoulder and low back pain: a prospective randomized study among home-care personnel. J Rehabil Med 2001; 33:170–6.
36. Gundewall B, Liljeqvist M, Hansson T. Primary prevention of back symptoms and absence from work: A prospective randomized study among hospital employees. Spine 1993; 18:587–94.
37. Kellett KM, Kellett DA, Nordholm LA. Effects of an exercise program on sick leave due to back pain. Phys Ther 1991; 71:283–93.
38. Alexandre NM, M.A. de Moraes, H.R. Correa Filho, S.A. Jorge. Evaluation of a program to reduce back pain in nursing personnel. Rev Saude Publica, 35 (2001 Aug), pp. 356–361.
39. Lonn JH, B. Glomsrod, M.G. Soukup, K. Bo, S. Larsen. Active back school: prophylactic management for low back pain. A randomized, controlled, 1-year follow-up study. Spine, 24 (1999), pp. 865–871.
40. Maul I, T. Laubli, M. Oliveri, H. Krueger. Long-term effects of supervised physical training in secondary prevention of low back pain. Eur Spine J, 14 (2005), pp. 599–611.
41. Soukup MG, B. Glomsrod, J.H. Lonn, K. Bo, S. Larsen. The effect of a Mensendieck exercise program as secondary prophylaxis for recurrent low back pain. A randomized, controlled trial with 12-month follow-up. Spine, 24 (1999), pp. 1585–1591.
42. Lengsfeld M, Konig IR, Schmelter J, et al. Passive rotary dynamic sitting at the workplace by office-workers with lumbar pain: a randomized multicenter study. Spine J 2007;7:531e40.
43. Cook C, Burgess-Limerick R. The effect of forearm support on musculoskeletal discomfort during call centre work. Appl Ergon 2004;35:337e42.
44. Brisson C, Montreuil S, Punnett L. Effects of an ergonomic training program on workers with video display units. Scand J Work Environ Health 1999;25:255e63.
45. Haukka E, Leino-Arjas P, Viikari-Juntura E, et al. A randomized controlled trial on whether a participatory ergonomics intervention could prevent musculoskeletal disorders? Occup Environ Med 2008;65:849e56.

Literatuur

46. Larsen K, F. Weidich, C. Leboeuf-Yde. Can custom-made biomechanic shoe orthoses prevent problems in the back and lower extremities? A randomized, controlled intervention trial of 146 military conscripts. J Manipulative Physiol Ther, 25 (2002), pp. 326–331.
47. Milgrom C, A. Finestone, O. Lubovsky, D. Zin, A. Lahad. A controlled randomized study of the effect of training with orthoses on the incidence of weight bearing induced back pain among infantry recruits. Spine, 30 (2005), pp. 272–275.
48. Schwellnus MP, Jordaan G, Noakes TD. Prevention of common overuse injuries by the use of shock absorbing insoles. A prospective study. Am J Sports Med 1990; 18:636–41.
49. Linton, S.J. & van Tulder, M.W. (2001). Preventive interventions for back and neck pain problems: What is the evidence? Spine,26, 778–787.
50. Shi I. A cost-benefit analysis of a California county's back injury prevention program. Public Health Rep 1993; 108:204–11.
51. Karas BE, Conrad KM. Back injury prevention interventions in the workplace: an integrative review. AAOHN J 1996; 44:189–96.
52. King PM. Back injury prevention programs: a critical review of the literature. J Occup Rehab 1993; 3:145–58.
53. Nordin M, Cedraschi C, Balague F, Roux EB. Back schools in prevention of chronicity. Baillieres Clin Rheumatol 1992; 6:685–703.
54. Scheer SJ, Radack KL, O'Brien DRJ. Randomized controlled trials in industrial low back pain relating to return to work. Part 1. Acute interventions. Arch Phys Med Rehabil 1995; 76:966–73.
55. Barron BA, Feuerstein M. Industrial back belts and low back pain: mechanisms and outcomes. J Occup Rehab 1994; 4:125–39.
56. Hodgson EA. Occupational back belt use: a literature review. AAOHN J 1996; 44:438–43.
57. Lahad A, Malter AD, Berg AO, Deyo RA. The effectiveness of four interventions for the prevention of low back pain. JAMA 1994; 272:1286–91.
58. Gebhardt WA. Effectiveness of training to prevent job-related back pain: a meta-analysis. Br J Clin Psychol 1994; 33:571–4.
59. Frank JW, Brooker AS, DeMaio SE, et al. Disability resulting from occupational low back pain. Part II. What do we know about secondary prevention? A review of the scientific evidence on prevention after disability begins. Spine 1996; 21:2918–29.
60. Westgaard RH, Winkel J. Ergonomic intervention research for improved musculoskeletal health: a critical review. Int J Industr Ergonom 1997; 20:463–500.
61. Gerdle B, Brulin C, Elert J, Eliasson P, Granlund B. Effect of a general fitness program on musculoskeletal symptoms, clinical status, psychological capacity, and perceived work environment among home care service personnel. J Occup Rehab 1995; 5:1–16.
62. Hlobil H, Staal JB, Twisk J, Köke A, Ariëns G, Smid T, van Mechelen W. The effects of a graded activity intervention for low back pain in occupational health on sick leave, functional status and pain: 12-month results of a randomized controlled trial. J Occup Rehabil. 2005 Dec; 15(4):569–80.
63. Linton SJ, Hellsing AL, Bergstrom G. Exercise for workers with musculoskeletal pain: does enhancing compliance decrease pain? J Occup Rehab 1996: 6:177–90.

Diagnostiek bij lage rugpijn

3.1 Inleiding

Een adequate behandeling van patiënten met lage rugpijn begint met het stellen van de juiste diagnose. De diagnose bepaalt het gewenste vervolgtraject, bijvoorbeeld geruststelling en advisering over dagelijkse activiteiten bij onschuldige acute lage rugpijn, maar ook verwijzing naar de tweede lijn voor behandeling of voor vervolgdiagnostiek bij mogelijk aanwezige ernstige pathologie.

Bij de meeste patiënten met lage rugpijn is het niet mogelijk de precieze oorzaak van de klachten vast te stellen. Slechts bij een beperkt percentage (5 tot 10%) van de patiënten die zich in de eerste lijn voor hun rugpijn laten behandelen, blijken de klachten het gevolg te zijn van een onderliggende specifieke aandoening.[1,2] Bij het merendeel (90 tot 95%) van de patiënten wordt door de huisarts en de fysiotherapeut de 'diagnose' aspecifieke lage rugpijn gesteld. Dit betekent eigenlijk dat specifieke lage rugpijn wordt uitgesloten. Er is dan geen lichamelijke oorzaak aantoonbaar die de klachten kan verklaren.

In dit hoofdstuk wordt beschreven welke diagnostische tests beschikbaar zijn voor het stellen van de diagnose specifieke of aspecifieke lage rugpijn (◘ tabel 3.1). Daarbij wordt steeds aangegeven welke wetenschappelijke onderbouwing (*evidence*) beschikbaar is voor de diagnostische waarde van de test in de betreffende patiëntenpopulatie. Achtereenvolgens komen aan bod: triage, anamnese en lichamelijk onderzoek, en aanvullend diagnostisch onderzoek. Vervolgens wordt aandacht besteed aan psychosociale diagnostiek in het kader van het vroegtijdig opsporen van patiënten met een verhoogd risico op het ontwikkelen van chronische lage rugpijn.

3.2 Triage

Zoals gezegd is het in het diagnostisch proces bij patiënten met lage rugpijn belangrijk onderscheid te maken tussen specifieke en aspecifieke lage rugpijn. De belangrijkste specifieke aandoeningen worden hieronder kort besproken.

3.2.1 Lumbosacraal radiculair syndroom

Het lumbosacraal radiculair syndroom is de meest voorkomende specifieke oorzaak van lage rugpijn. Het wordt gekenmerkt door uitstralende pijn in het been of de bil in het verzorgingsgebied van een of meer van de ruggenmergzenuwwortels. De pijn in het been is doorgaans heviger dan de rugpijn. De pijnklachten kunnen ook gepaard gaan met neurologische uitvalsverschijnselen zoals stoornissen in sensibiliteit, krachtverlies of reflexafwijkingen. Motorische uitval is ook mogelijk, en er kan een zogenoemde klapvoet ontstaan, waarbij dorsiflexie van de voet niet mogelijk is.

Een radiculair syndroom wordt in de meeste gevallen (naar schatting meer dan 90%) veroorzaakt door een uitpuilende tussenwervelschrijf (discushernia), waardoor een uittredende zenuwwortel bekneld raakt. De druk (mechanische compressie) op de zenuwwortel leidt dan tot de uitstralende klachten in het been. Ook is verondersteld dat door het vrijkomen van de inhoud van de nucleus pulposus een lokale ontstekingsreactie ontstaat, die vervolgens de klachten veroorzaakt.[3]

Andere oorzaken van een radiculair syndroom zijn een stenose (vernauwing) van het wervelkanaal of het zenuwwortelkanaal. Deze vernauwingen ontstaan vooral met het toenemen

Tabel 3.1	Indeling van patiënten met lage rugpijn
–	lage rugpijn veroorzaakt door een specifieke aandoening (inclusief het lumbosacraal radiculair syndroom)
–	aspecifieke lage rugpijn

van de leeftijd (ouder dan 50 jaar) door degeneratieve afwijkingen van de wervelkolom. Naast radiculaire klachten kunnen ook klachten gerelateerd aan neurogene claudicatio intermittens voorkomen.

Ook combinaties van oorzaken zijn mogelijk. Zo kan een relatief geringe uitpuilende discus in combinatie met een relatief geringe kanaalstenose leiden tot radiculaire klachten. Zeldzamere oorzaken van een radiculair syndroom zijn tumoren en ontstekingen van de zenuwwortel (radiculitis), bijvoorbeeld als gevolg van diabetes mellitus, en sommige infecties zoals de ziekte van Lyme en herpes zoster.[4]

3.2.2 Maligniteiten

Een relatief zeldzame oorzaak van lage rugpijn is een primaire tumor of een metastase. Henschke en collega's onderzochten in een eerstelijnspopulatie in Australië de prevalentie van ernstige pathologie onder patiënten met acute lage rugpijn (n=1172). In deze populatie bleek er geen enkele patiënt te zijn met een maligne aandoening.[5] Deyo en collega's onderzochten in Amerika in een eerstelijnspopulatie met lage rugpijn (n=1975) het voorkomen van onder andere maligne aandoeningen. In dit onderzoek bleek dat dertien patiënten (0,66%) een maligne aandoening hadden.[2] De primaire tumoren kwamen het meest voor in borst, longen en prostaat. Vanwege het belang van het stellen van deze diagnose moeten behandelaars alert zijn op alarmsignalen die kunnen wijzen op een eventueel maligne aandoening, in het bijzonder op de genoemde lokalisaties (zie ook tabel 3.2).

3.2.3 Osteoporotische wervelfracturen

Osteoporotische wervelfracturen, ook wel inzakkingsfracturen genoemd, komen vooral voor bij vrouwen na de menopauze. Onder meer door de verminderde botdichtheid kunnen wervels inzakken, hetgeen gepaard kan gaan met pijnklachten. Radiologische fracturen worden gevonden bij ongeveer 26% van de vrouwen ouder dan 50 jaar. De incidentie stijgt met de leeftijd van 5 per 1000 persoonsjaren in de leeftijdsgroep van 50 tot 54 jaar, tot bijna 30 per 1000 persoonsjaren in de leeftijdsgroep van 85 jaar en ouder. Het betreft hier echter radiologische bevindingen en geen klinische bevindingen.[6] In de eerdergenoemde studie van Henschke en collega's onder 1172 patiënten die zich met acute lage rugpijn in de eerstelijnsgezondheidszorg presenteerden, werd bij acht patiënten een wervelfractuur gediagnosticeerd (prevalentie 0,7).[5] Bij het merendeel van de mensen (naar schatting meer dan 50%) verloopt dit proces zonder pijnklachten. Bij anderen kunnen er hevige acute pijnklachten ontstaan rondom het gebied van de wervelfractuur. De klachten zijn in de regel van relatief korte duur (vier tot acht weken). Nadat de fractuur na enkele weken gestabiliseerd is, verdwijnen de klachten weer. Bij een klein deel van de patiënten kunnen de pijnklachten echter langdurig aanhouden.[7,8]

Tabel 3.2 Rode vlaggen als alarmsignaal voor mogelijk aanwezige specifieke aandoeningen bij lage rugpijn

- eerste episode van lage rugklachten voor het twintigste of na het vijftigste jaar
- trauma
- constante, progressieve pijn
- maligne aandoening in de voorgeschiedenis
- verhoogd risico op osteoporose (o.a. langdurig gebruik van corticosteroïden, laag lichaamsgewicht, hoge leeftijd, vrouw, langdurige sterke immobilisatie)
- drugsgebruik, immuunsuppressie, HIV
- (regelmatige) algehele malaise
- onverklaard gewichtsverlies
- pijn en/of paresthesieën in het been onder de knie
- pijn in de rug, gelokaliseerd op een niveau hoger dan L_4
- neurologische uitval (motorische uitval, sensibiliteitsstoornissen en/of mictiestoornissen)
- tekenen van infectie
- recente incontinentie

3.2.4 Spondylitis ankylopoetica

Deze relatief zeldzame reumatische aandoening, ook wel de ziekte van Bechterew genoemd, wordt gekenmerkt door persisterende rugpijn ter hoogte van de sacro-iliacale gewrichten, verminderde lumbale beweeglijkheid (verstijving) en een verminderde lordose. Er is vaak nachtelijke pijn en ochtendstijfheid. De aandoening komt vooral voor bij mannen en begint vrijwel altijd op een leeftijd onder de 35 jaar en vaak zelfs voor het twintigste levensjaar.

3.2.5 Spondylolisthesis

Spondylolisthesis is een anatomische afwijking van de wervelkolom, een zogenoemde verschuiving of afglijding van een wervellichaam. De oorzaak kan een trauma zijn. Bij volwassen sporters is een frequente reden een stressfractuur in de pars interarticularis van L_4. Bij een geringe verschuiving zijn de klachten hetzelfde als bij aspecifieke lage rugpijn. De relatie tussen de klachten en de gevonden afwijking is dan moeilijk aan te tonen. Hoe groter de afglijding en hoe groter de verschuiving van de wervel tijdens functieopnamen in flexie en extensie, des te groter is de waarschijnlijkheid dat de klachten samenhangen met de afglijding. In vergevorderde gevallen kan een kanaalstenose ontstaan of een radiculair syndroom.

3.3 Anamnese en lichamelijk onderzoek

Hoe kan nu onderscheid worden gemaakt tussen bovengenoemde relatief kleine groep met specifieke aandoeningen en de grote groep patiënten met aspecifieke lage rugpijn?

In de Nederlandse gezondheidszorg wordt dit onderscheid in eerste instantie gemaakt door de huisarts, vrijwel uitsluitend op basis van anamnese en lichamelijk onderzoek. Bij de meeste patiënten die zich met een nieuwe klacht bij de huisarts presenteren, kan op grond van deze informatie voldoende zekerheid worden verkregen voor het uitsluiten van specifieke oorzaken. Bij een minderheid van de patiënten zal aanvullende beeldvormende en/of laboratoriumdiagnostiek nodig zijn. Sinds 1996 kunnen patiënten in Nederland zich ook direct bij de fysiotherapeut presenteren zonder verwijzing van de huisarts of medisch specialist. Ook fysiotherapeuten zullen op basis van anamnese en lichamelijk onderzoek zekerheid willen verkrijgen dat er bij een patiënt met lage rugpijn geen sprake is van een mogelijke specifieke oorzaak die verwijzing naar een medisch specialist behoeft.

In de internationale literatuur is op basis van wetenschappelijk bewijs (evidence) maar meer nog op basis van consensus een lijst van alarmsignalen opgesteld, de zogeheten 'rode vlaggen', als hulpmiddel bij de diagnostiek van specifieke aandoeningen (◘ tabel 3.2). De rode vlaggen zijn gedefinieerd als risicofactoren in de voorgeschiedenis van de patiënt, die geassocieerd zijn met een grotere kans op de aanwezigheid van een lichamelijke afwijking die de lage rugpijn verklaart, in vergelijking met patiënten zonder deze risicofactoren.[9]

Mede gerelateerd aan de rode vlaggen beveelt de multidisciplinaire CBO-richtlijn Aspecifieke lage rugklachten de volgende anamnese en het volgende lichamelijk onderzoek aan.

- **Relevante vragen bij de anamnese**
  - Uitstralende pijn in het onderbeen?
  - Staat de pijn in het been op de voorgrond?
  - Zijn er klachten van spierzwakte of verlamming in het been en/of gevoelsverlies en/of mictiestoornissen?
  - Is er een maligne aandoening of trauma in de voorgeschiedenis?
  - Is er gewichtsverlies en/of algehele malaise?
  - Welke medicijnen worden gebruikt?
  - Psychosociale anamnese: onder andere vragen naar arbeidsfactoren.
  - Is er nachtelijke pijn?

- **Relevant lichamelijk onderzoek**
  - Wortelrekproef (Lasègue, Bragard, omgekeerde en gekruiste Lasègue)?
  - Neurologische uitval (motoriek, sensibiliteit en/of mictie)?
  - Drukpijn ter plaatse van een geïsoleerde processus spinosus met asdrukpijn van de wervelkolom?
  - Palpabel trapje in het verloop van de processus spinosi (mogelijk een spondylolisthesis)?
  - Lumbale kyfose en/of verstreken lordose?

Op basis van deze initiële anamnese en van het lichamelijk onderzoek wordt nagegaan of er wel of geen rode vlaggen aanwezig zijn (die mogelijk aanleiding geven voor vervolgdiagnostiek). Zijn er geen rode vlaggen, dan wordt de diagnose aspecifieke lage rugpijn gesteld. Hierbij is wel van belang te beseffen dat veel patiënten rode vlaggen hebben bij afwezigheid van ernstige pathologie, die in zekere zin dus zijn op te vatten als fout-positieve rode vlaggen. In de studie van Henschke en collega's onder 1172 patiënten met acute lage rugpijn bleken er in totaal elf patiënten te zijn met specifieke pathologie (8 wervelfracturen, 1 cauda-equinasyndroom, 2 inflammatoire aandoeningen) terwijl de deelnemende patiënten een mediaan van twee positieve rode vlaggen hadden.[5]

3.4 Aanvullend diagnostisch onderzoek

3.4.1 Aanvullende beeldvormende diagnostiek

Wanneer is het zinvol aanvullend onderzoek te verrichten? Inmiddels bestaat er in brede kring consensus dat er bij aspecifieke lage rugpijn geen indicatie is voor het verrichten van beeldvormende diagnostiek.[10] Als op basis van de eerder beschreven rode vlaggen het vermoeden bestaat van de aanwezigheid van een specifieke aandoening, dan kan beeldvormende diagnostiek zinvol zijn. De bekendste en toegankelijkste vorm van beeldvormende diagnostiek is het conventionele röntgenonderzoek, de standaardoverzichtsfoto in voorwaartse, achterwaartse en dwarse richting. Met de röntgenfoto wordt informatie verkregen over de aanwezigheid van fracturen, wervelaantasting door een metastase, osteomyelitis, osteoporotische inzakkingen en ernstige houdingsafwijkingen.

3.4.2 Aanvullend laboratoriumonderzoek

Ook voor laboratoriumonderzoek geldt dat dit alleen zinvol is bij het vermoeden van de aanwezigheid van specifieke aandoeningen. Bij het vermoeden van een metastase op basis van de rode vlaggen kan een bepaling van de bloedbezinkingssnelheid (BSE) zinvol zijn. Een normale BSE sluit metastasering uit.[2,11] Een verhoogde BSE geeft echter geen zekerheid over metastasering, omdat deze uitslag niet specifiek is.[12]

Bij het vermoeden van spondylitis ankylopoetica (ziekte van Bechterew) 'bij een langere duur van de rugklachten bij een patiënt met een eerste pijnepisode voor het 35e jaar en chronische of voortdurend recidiverende pijn', kan het zinvol zijn in aanvulling op de anamnese en het lichamelijk onderzoek de BSE te bepalen. Ook hier geldt dat een verhoogde BSE wel informatie geeft over de toegenomen kans op de aanwezigheid van de ziekte van Bechterew, maar geen zekerheid.

3.5 Overzicht van onderzoek naar de waarde van anamnese, lichamelijk onderzoek en bezinking (BSE) bij lage rugpijn

Er is weinig onderzoek uitgevoerd naar de waarde van diagnostische tests, inclusief anamnese en lichamelijk onderzoek, voor het onderscheiden tussen specifieke en aspecifieke lage rugpijn. Hieronder wordt een overzicht gegeven van de beschikbare onderzoeksresultaten.

Van den Hoogen en collega's gaven in een systematisch literatuuronderzoek een overzicht van trials naar de waarde van anamnese, lichamelijk onderzoek en BSE bij patiënten bij wie men het lumbosacraal radiculair syndroom, de ziekte van Bechterew of maligniteiten in de wervelkolom vermoedde.[12] In totaal werden 36 onderzoeken geïncludeerd: 19 naar het lumbosacraal radiculair syndroom, 9 naar maligniteiten in de wervelkolom en 8 naar de ziekte van Bechterew.

3.5.1 Lumbosacraal radiculair syndroom

De meeste onderzoeken werden uitgevoerd in geselecteerde patiëntenpopulaties die een operatie ondergingen. Er zijn dus slechts gegevens bekend van een beperkt spectrum patiënten.

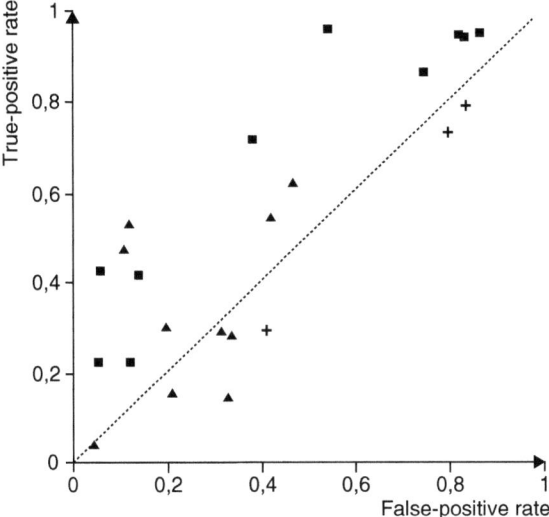

◘ **Figuur 3.1** Diagnostische accuratesse van anamnese, beenheftest en neurologische stoornissen bij de diagnostiek van het lumbosacraal radiculair syndroom. Elk punt representeert de sensitiviteit (true-positive rate) en één minus de specificiteit (false-positive rate) van een test (+ = anamnestische vragen; ■ = beenheftest; ▲ = neurologische stoornissen). Een punt op of onder de diagonaal geeft aan dat de test geen onderscheid kan maken tussen personen met of zonder radiculair syndroom. Een punt in de linker bovenhoek geeft aan dat de test een hoge accuratesse heeft (hoge sensitiviteit en hoge specificiteit).

Onderzocht werden anamnestische vragen naar uitstraling van de klachten in het been, parese en uitstraling van de klachten bij hoesten. Ook werd de waarde van neurologische bevindingen onderzocht, zoals een positieve beenheftest. Geen enkele diagnostische test bleek zowel een hoge sensitiviteit (*true-positive rate*) als een hoge specificiteit (*true-negative rate*) te hebben. Uit ◘ figuur 3.1 blijkt dat geen enkele test in de linker bovenhoek is geplot, wat een hoge sensitiviteit en een hoge specificiteit zou betekenen.

Anamnestische vragen over uitstraling en paresthesieën zijn zelfs beneden de diagonaal geplot, hetgeen wijst op een slechte diagnostische accuratesse voor deze vragen.

De beenheftest (Lasègue) blijkt een hoge sensitiviteit (88 tot 100%), maar tegelijkertijd een lage specificiteit (11 tot 44%) te hebben. De gekruiste test van Lasègue heeft daarentegen een lage sensitiviteit (23 tot 44%) en een hoge specificiteit (86 tot 95%). Een meta-analyse van de onderzoeken naar de waarde van de beenheftest bevestigde deze bevindingen.[13] De meta-analyse rapporteerde op basis van een *pooling* (statistische samenvatting van de resultaten) een sensitiviteit van 91% voor de beenheftest met een 95%-betrouwbaarheidsinterval (95%-BI) van 82 tot 94. De gepoolde specificiteit was 26% (95%-BI 16–38). De gepoolde sensitiviteit van de gekruiste beenheftest was 29% (95%-BI 24–29) en de gepoolde specificiteit was 88% (95%-BI 86–90).

De overige neurologische tests, onderzocht in een drietal trials in de review van Van den Hoogen en collega's, laten wisselende resultaten zien.[12] De sensitiviteit van de tests varieert tussen 4 en 92% en lijkt daarmee lager dan de specificiteit van 52 tot 96%. De Cochrane-review naar de waarde van lichamelijk onderzoek bij de diagnostiek van een lumbosacraal radiculair syndroom rapporteert vergelijkbare resultaten.[14] Op basis van de beschikbare studies wordt geconcludeerd dat verschillende onderdelen van het lichamelijk onderzoek wanneer ze als monotest worden gebruikt, geen onderscheid kunnen maken tussen lage-rugpijnpatiënten met en zonder lumbosacraal radiculair syndroom als gevolg van een uitstulping van de tussenwervelschijf (discushernia / hernia nucleus pulposus). Het gaat dan om scoliose, parese of spierzwakte, spierdystrofie, reflex- en sensorische stoornissen. Voor andere tests zoals anteflexie, de hyperextensietest en de *slump*-test was er te weinig bewijs om uitspraken te doen over hun diagnostische waarde.

Op basis van studies uitgevoerd in de tweedelijnsgezondheidszorg bij geopereerde patiënten rapporteert de Cochrane-review voor de beenheftest een hoge sensitiviteit (en variabele corresponderende specificiteit) en voor de gekruiste beenheftest (gekruiste test van Lasègue) een hoge specificiteit (met corresponderende lage sensitiviteit). Deze resultaten zijn echter gebaseerd op onderzoekspopulaties met een hoge prevalentie van patiënten met een discushernia (> 75%) en waarschijnlijk ernstiger klachten, die niet direct generaliseerbaar zijn naar de patiëntenpopulatie in de eerstelijnsgezondheidszorg. Indien de diagnostische tests als monotest worden toegepast, is hun waarde zeer beperkt. Bij de diagnostiek van een lumbosacraal radiculair syndroom wordt daarom aanbevolen om de informatie van verschillende tests van zowel anamnese als lichamelijk onderzoek te combineren.[14]

De NHG-standaard Lumbosacraal radiculair syndroom[15] beveelt bijvoorbeeld aan om in de anamnese te vragen naar:
- lokalisatie, uitstraling en intensiteit van de pijn;
- krachtsverlies en sensibiliteitsstoornissen;
- duur, wijze van ontstaan en beloop van de klachten;
- invloed van drukverhogende momenten als hoesten, niezen en persen op de pijn in het been;
- invloed van rust, beweging en houding op de klachten;
- mate van hinder door de klachten, vooral met betrekking tot beperkingen bij dagelijkse activiteiten; ziekteverzuim; oorzaken bij, dan wel gevolgen voor de arbeidssituatie;
- eerdere lage-rugpijn- en LRS-episodes, hun beloop en behandeling;
- zelfzorg en behandeling tot nu toe.

Het aanbevolen lichamelijk onderzoek omvat:
- de lokalisatie van de pijn volgens kenmerkend dermatomaal patroon;
- proef van Lasègue[16] (indien positief: noteer de hoek waarbij de patiënt pijn aangeeft).

Indien de uitstralende pijn een dermatomaal patroon heeft, de proef van Lasègue positief is of als er anamnestisch sprake is van krachtsverlies of sensibiliteitsstoornissen, omvat het aanbevolen onderzoek:
- de achillespees- en kniepeesreflex;[17]
- de sensibiliteit van de laterale en mediale voetrand en de tenen;
- de kracht bij extensie van de grote teen tegen weerstand en het op de tenen en op de hakken lopen; let hierbij op rechts/linksverschillen;
- de gekruiste proef van Lasègue.

De diagnose LRS wordt vervolgens gesteld bij: (aanvalsgewijze) volgens een dermatomaal patroon tot onder de knie uitstralende pijn in één been; in combinatie met:
- een positieve proef van Lasègue;

of:
- neurologische prikkelings- of uitvalsverschijnselen, zich uitend in krachtsverlies, sensibele stoornissen en/of reflexveranderingen, herleidbaar tot één ruggenmergswortel (zie NHG-standaard LRS).

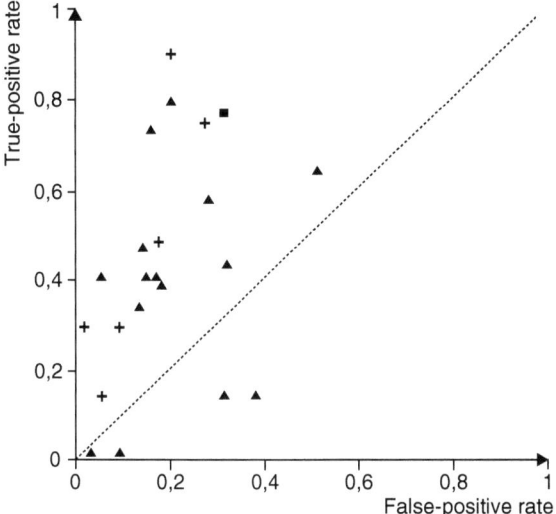

□ **Figuur 3.2** Diagnostische accuratesse van anamnese, lichamelijk onderzoek en bloedbezinking bij de diagnostiek van een maligniteit. Elk punt representeert de sensitiviteit (true-positive rate) en één minus de specificiteit (false-positive rate) van een test (+ = anamnestische vragen; ■ = bezinking (BSE); ▲ = lichamelijk onderzoek). Een punt op of onder de diagonaal geeft aan dat de test geen onderscheid kan maken tussen personen met of zonder een maligniteit. Een punt in de linker bovenhoek geeft aan dat de test een hoge accuratesse heeft (hoge sensitiviteit en hoge specificiteit).

3.5.2 Maligniteiten

Omdat maligniteiten een zeldzame oorzaak zijn van lage rugpijn, zijn er zeer grote onderzoekspopulaties nodig om hiernaar onderzoek te doen. Dat is de reden dat er niet veel onderzoeksresultaten beschikbaar zijn. Bovendien blijkt dat slechts twee van de beschikbare negen onderzoeken zijn verricht in ongeselecteerde eerstelijnspopulaties.

Uitstralende klachten (sciatica) bij patiënten die eerder kanker hebben gehad (sensitiviteit 58 tot 93% en specificiteit 78%), een leeftijd > 50 jaar (sensitiviteit 71 tot 77% en specificiteit 71%) en een BSE ≥ 20 mm/uur (sensitiviteit 77 tot 78% en specificiteit 67%) blijken in deze onderzoeken een relatief hoge diagnostische accuratesse te hebben (□ figuur 3.2).[12]

Henschke en collega's beschrijven in een systematische review de waarde van klinische kenmerken en tests bij screening op maligniteiten bij patiënten met lage rugpijn.[16] Ze vonden zes cohortstudies waarin de prevalentie van maligniteiten varieerde van 0,1 tot 3,5 %. Kanker in de voorgeschiedenis (LR+ 23,7), een verhoogde BSE (LR+ 18,0), een verlaagd hematocrietgehalte (LR+ 18,2), en het globale oordeel van de dokter (LR+ 12,1) verhoogden de kans dat maligniteiten werden gevonden. De combinatie van vier kenmerken, te weten leeftijd ouder dan 50 jaar, kanker in de voorgeschiedenis, onverklaard gewichtsverlies en geen verbetering van klachten na één maand, gaf een sensitiviteit van 100% (en een corresponderende specificiteit van 60%).[16]

3.5.3 Ziekte van Bechterew

Er is slechts één onderzoek uitgevoerd in een ongeselecteerde populatie. Het betrof een epidemiologisch onderzoek onder 21.329 inwoners van een Noorse gemeente. De andere onder-

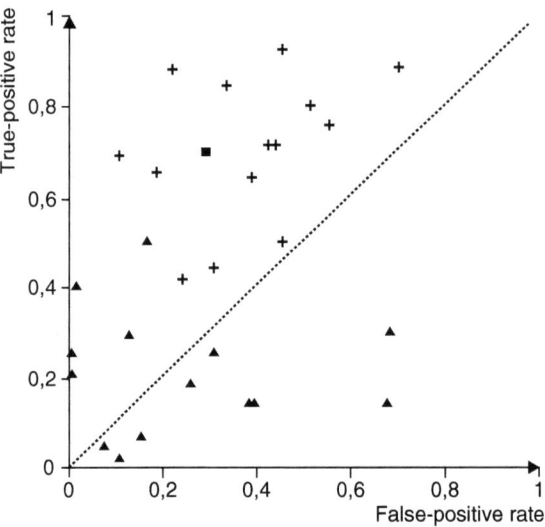

◘ **Figuur 3.3** Diagnostische accuratesse van anamnese, lichamelijk onderzoek en bloedbezinking bij de diagnostiek van de ziekte van Bechterew. Elk punt representeert de sensitiviteit (true-positive rate) en één minus de specificiteit (false-positive rate) van een test (+ = anamnestische vragen; ■ = bezinking (BSE); ▲ = lichamelijk onderzoek). Een punt op of onder de diagonaal geeft aan dat de test geen onderscheid kan maken tussen personen met of zonder de ziekte van Bechterew. Een punt in de linker bovenhoek geeft aan dat de test een hoge accuratesse heeft (hoge sensitiviteit en hoge specificiteit).

zoeken zijn verricht in geselecteerde (reeds verwezen) patiënten op afdelingen Reumatologie en Orthopedie.

Anamnestische gegevens, zoals 's nachts uit bed, geen vermindering van klachten bij liggen, nachtelijke pijn, ochtendstijfheid en daarnaast een verhoogde bezinking, lijken geassocieerd met de aanwezigheid van de ziekte van Bechterew. Lichamelijk onderzoek (druk op sacroiliacaal gewricht, lumbale wervelkolom, heupextensie), met uitzondering van 'verminderde laterale mobiliteit', blijkt een lage sensitiviteit maar een hoge specificiteit te hebben (◘ figuur 3.3).

3.5.4 Osteoporotische wervelfracturen

Henschke en collega's beschrijven in een systematische review de waarde van patiëntkenmerken bij de diagnostiek van wervelfracturen bij patiënten met lage rugpijn.[17] Ze vonden twaalf cohortstudies (7147 deelnemende patiënten), waarin 5,9% (424) gediagnosticeerd werd met een wervelfractuur. Slechts één studie werd uitgevoerd in een eerstelijnssetting. De andere studies betroffen ziekenhuispopulaties. Alle studies gebruikten röntgenfoto's als referentietest om wervelfracturen aan te tonen of uit te sluiten. Sommige gebruikten CT-scans als additionele referentietest. Van de onderzochte tests bleken vijf kenmerken de kans op aan- of afwezigheid van een wervelfractuur significant te beïnvloeden: leeftijd > 50 jaar (LR+ 2,2; LR- 0,34), vrouwelijk geslacht (LR+ 2,3; LR- 0,67), ernstig trauma (LR+ 12,8; LR-0,37), pijn en gevoeligheid (LR+ 6,7; LR- 0,44), en pijnlijk ongeval (LR+ 1.7; LR- 0.78). Deze individuele patiëntkenmerken zijn hooguit in combinatie van tweetallen op hun diagnostische onderscheid getest. Toekomstig onderzoek is wenselijk naar de diagnostische accuratesse van meerdere patiëntkenmerken samen.

Samengevat kan men stellen dat het wetenschappelijke bewijs van de waarde van anamnese, lichamelijk onderzoek en bloedbezinking nog geen eenduidig beeld laat zien. Deels omdat er relatief weinig onderzoek naar is verricht, maar ook omdat het beschikbare onderzoek veelal is uitgevoerd in reeds verwezen patiëntenpopulaties. Ten slotte blijkt dat de diagnostische accuratesse van de onderzochte tests niet hoog is. Er zijn geen tests met zowel een hoge sensitiviteit als een hoge specificiteit. Wel zijn er tests met of een hoge sensitiviteit of een hoge specificiteit. De aanbevelingen bij de diagnostische triage gebaseerd op anamnese en lichamelijk onderzoek worden derhalve deels ondersteund door bovenstaande gegevens, maar zijn mede gebaseerd op consensus binnen beroepsgroepen.

3.6 Overzicht van onderzoek naar de waarde van beeldvormende diagnostiek bij lage rugpijn

Jarvik en Deyo gaven in een systematisch literatuuronderzoek een overzicht van studies naar de waarde van beeldvormende technieken bij de diagnostiek van patiënten met lage rugpijn.[18] Wassenaar en collega's (2012) beoordeelden de waarde van *magnetic resonance imaging* (MRI) en Van Rijn en collega's (2012) beoordeelden de waarde van *computed tomography* (CT) bij de diagnostiek van specifieke aandoeningen bij lage rugpijn.[19,20]

Achtereenvolgens wordt de toepassing van röntgenonderzoek, computertomografie (CT), en magnetic resonance imaging (MRI) besproken bij de diagnostiek van de belangrijkste specifieke aandoeningen.

3.6.1 Röntgenonderzoek

Metastase
In het algemeen is röntgenonderzoek minder gevoelig voor de detectie van metastasen in de wervelkolom dan andere beeldvormende technieken. In een onderzoek uitgevoerd in een eerstelijnspopulatie bleek een röntgenfoto een sensitiviteit van 60% en een specificiteit van 99,5% te hebben bij de detectie van een metastase.

Vertebrale infecties
Voor een vertebrale infectie (osteomyelitis) werd in één onderzoek een sensitiviteit van 82% en een specificiteit van 57% gevonden.

Ziekte van Bechterew
In een klein onderzoek (31 patiënten) werd een sensitiviteit van 45% en een specificiteit van 100% gevonden voor röntgenopnamen (anteroposterior en lateraal). Het onderzoek werd echter uitgevoerd in een sterk geselecteerde onderzoeksgroep, waardoor beide waarden mogelijk werden overschat.[21]

Osteoporotische wervelfracturen
De meeste onderzoeken naar de waarde van röntgenopnamen bij osteoporotische wervelfracturen vertonen problemen, zoals diagnostische *review-bias*, hetgeen betekent dat de uiteindelijke diagnose van de patiënten mede is gebaseerd op de beoordeling van de röntgenfoto. Een ander probleem was *test-review-bias*, hetgeen inhoudt dat de röntgenfoto is beoordeeld met kennis over de uiteindelijke diagnose van de patiënt. Een ander mogelijk probleem was het

selectieve gebruik van referentietests. Röntgenfoto's kunnen sensitief zijn bij de detectie van een fractuur, maar kunnen geen goed onderscheid maken tussen een acute of langer bestaande wervelfractuur.

Discushernia
Op röntgenopnamen kan geen discus worden gevisualiseerd. Ze zijn derhalve niet sensitief.

Zenuwwortelcompressie
Op röntgenopnamen kunnen geen zenuwwortels worden afgebeeld. Osteofyten van de facetgewrichten of een ernstige spondylolisthesis kunnen wel worden afgebeeld; deze kunnen geassocieerd zijn met een wortelcompressie, maar dit moet worden bevestigd met meer geavanceerde beeldvormende technieken.

Spinale stenose
Op röntgenopnamen kunnen botafwijkingen van het vertebrale kanaal worden afgebeeld. De sensitiviteit en de specificiteit zijn echter onbekend.

Intermezzo

Gezien de hoge prevalentie van anatomische afwijkingen van de wervelkolom bij personen zonder lage rugpijn (zie ◼ tabel 3.3), stelden Roland en Van Tulder een reeks toevoegingen voor in de rapportage door radiologen bij de beoordeling van radiografische afwijkingen bij patiënten met lage rugpijn (zie ◼ tabel 3.4).[22]

3.6.2 Computertomografie (CT)

Met behulp van röntgenstralen worden cross-sectionele afbeeldingen gemaakt van de wervelkolom. Computertomografie (CT) wordt veelvuldig gebruikt bij beeldvormende diagnostiek van de wervelkolom.

Discushernia
In een onderzoek van Thornbury en collega's werd de waarde van CT vergeleken met die van MRI bij de detectie van een discushernia.[23] De referentiestandaard (gouden standaard) was het oordeel van een panel dat gebruikmaakte van alle initiële radiografische en klinische gegevens, inclusief gegevens over zes maanden follow-up. CT bleek een sensitiviteit van 88 tot 94% en een specificiteit van 57 tot 64% te hebben, hetgeen ongeveer vergelijkbaar was met de MRI-resultaten.[23] In een ander onderzoek, waarbij de bevindingen bij operatie als referentietest werden gebruikt, bleken CT en MRI ook ongeveer vergelijkbaar. CT bleek een sensitiviteit van 60% en een specificiteit van 86% te hebben. MRI had een sensitiviteit van 64% en een specificiteit van 87%.[24] Van Rijn en collega's includeerden in hun systematische review zeven studies naar de waarde van CT bij de diagnostiek van discushernia.[20] Zes van deze studies gebruikten de bevindingen bij operatie als referentiestandaard en waren voldoende vergelijkbaar om statistisch te poolen. De gepoolde sensitiviteit was 77,4% en de gepoolde specificiteit was 73,7%. Het betreft hier dus testgegevens van patiënten die verwezen zijn voor operatieve behandeling. Ook moet men bij gebruik van CT als diagnostische test voor discushernia rekening houden dat een kwart van de testuitslagen fout-positief dan wel fout-negatief is.

◘ Tabel 3.3 Overzicht van onderzoek naar de associatie tussen radiografische afwijkingen en lage rugpijn

radiografische bevinding	aantal onderzoeken (aantal patiënten)	fout-positieven (range)*
degeneratie	11 (5025)	40,3% (16,5–58,3%)
spondylose	3 (1556)	50,4% (45,7–77,4%)
spondylolisthesis	6 (2631)	50,2% (26,1–55,4%)
spina bifida	2 (1643)	45,8% (45,0–58,3%)
verschoven wervel	3 (1515)	48,1% (43,8–54%)
ziekte van Scheuermann	2 (768)	41,2% (21,7–51,1%)
degeneratie	11 (5025)	40,3% (16,5–58,3%)

*Fout-positieven: hier gepresenteerd als het percentage mensen met deze afwijking dat geen lage rugpijn heeft.[22]

◘ Tabel 3.4 Voorstellen voor toevoegingen in de rapportage door radiologen bij de beoordeling van radiografische afwijkingen bij patiënten met lage rugpijn[22]

Lichte degeneratie	'Ongeveer de helft van de patiënten met deze radiografische bevinding heeft geen rugpijn, dus deze bevinding hoeft geen relatie te hebben met de pijn van de patiënt.'
Gevorderde discusdegeneratie	'Ongeveer 40% van de patiënten met deze bevinding heeft geen rugpijn, dus deze bevinding hoeft niet gerelateerd te zijn.'
Spondylose	'Ongeveer de helft van de patiënten met deze bevinding heeft geen rugpijn, dus deze bevinding hoeft niet gerelateerd te zijn.'
Spondylolisthesis	'Ongeveer de helft van de patiënten met deze bevinding heeft geen rugpijn, dus deze bevinding hoeft niet gerelateerd te zijn.'
Spina bifida	'Bijna de helft van de patiënten met deze bevinding heeft geen rugpijn, dus deze bevinding hoeft niet gerelateerd te zijn.'
Verschoven wervel	'Bijna de helft van de patiënten met deze bevinding heeft geen rugpijn, dus deze bevinding hoeft niet gerelateerd te zijn.'
Ziekte van Scheuermann	'Meer dan 40% van de patiënten met deze bevinding heeft geen rugpijn, dus deze bevinding hoeft niet gerelateerd te zijn.'

Stenose

In een meta-analyse van onderzoek naar de waarde van CT bij de diagnose van stenose rapporteerden Kent en collega's een sensitiviteit van 70 tot 100% en een specificiteit van 80 tot 96%.[25] Met behulp van CT (als ook met MRI en myelografie) kan ook een stenose als gevolg van een vernauwing door de weke delen worden aangetoond. Wel moet worden opgemerkt dat een stenose niet zeldzaam is bij asymptomatische personen zonder lage rugklachten (4 tot 28%).

Zenuwwortelcompressie

Met behulp van CT kan de foraminale en extraforaminale zenuwwortel worden gevisualiseerd. Een eventuele wortelcompressie is direct zichtbaar. De intrathecale zenuwwortel is minder goed zichtbaar. Over de waarde van CT bij de diagnostiek van metastasen, infecties, osteoporotische wervelfracturen en de ziekte van Bechterew bij patiënten met lage rugpijn zijn geen goede onderzoeken beschikbaar.

3.6.3 Magnetic resonance imaging (MRI)

Bij MRI wordt gebruikgemaakt van sterke magnetische velden. Deze techniek heeft enkele voordelen in vergelijking met CT. Het contrast in de weke delen is beter zichtbaar; in de discus kunnen bijvoorbeeld de nucleus pulposus en de anulus fibrosus worden onderscheiden. Ook de ligamenten kunnen worden afgebeeld. Daarbij worden geen ioniserende stralen gebruikt. In vergelijking met CT heeft MRI het nadeel dat het corticale bot niet direct zichtbaar kan worden gemaakt. Indien de anatomie van het bot belangrijk is (bijv. bij een acuut trauma), kan men met CT de fracturen beter afbeelden.

Metastasen
In een tweetal onderzoeken zijn aanwijzingen gevonden dat een MRI-scan sensitiever is dan een botscan bij het aantonen van metastasen bij patiënten met een reeds aanwezige primaire tumor. In een onderzoek met patiënten met een reeds bekende spinale metastase bleek de sensitiviteit 83% en de specificiteit 92%.

Infecties
MRI is wellicht de beste optie voor het visualiseren van een spinale infectie. MRI geeft inzicht in de omvang van de infectie, hetgeen van belang kan zijn bij beslissingen voor het therapeutisch beleid. In een goed opgezet onderzoek bleek MRI accurater dan röntgenonderzoek en botscanning. De sensitiviteit was 96% en de specificiteit 92%. Reeds in een zeer vroeg stadium worden bij een infectie afwijkingen zichtbaar op een MRI-scan.

Ziekte van Bechterew
In een klein onderzoek met 31 patiënten bleek MRI een sensitiviteit van 55% te hebben.[21] De specificiteit kon in dit onderzoek niet worden bepaald.

Discushernia
In een onderzoek onder 95 patiënten werd een sensitiviteit van 89 tot 100% voor het aantonen van een discushernia gerapporteerd. De specificiteit was echter slechts 43 tot 57%.[23] In een ander onderzoek onder 180 patiënten werden een sensitiviteit van 96% en een specificiteit van 97% gerapporteerd. In dit onderzoek waren de diagnostische reviewbias en de selectieve toepassing van de referentiestandaard (operatie) mogelijk een probleem.[25] In de systematische review van Wassenaar en collega's werden zes studies geïncludeerd waarin de waarde van MRI bij de diagnostiek van een discushernia werd onderzocht.[19] In alle studies werden de bevindingen bij operatie gebruikt als referentietest. De gegevens van vijf studies konden statistisch worden samengevoegd. De gepoolde sensitiviteit was 75% en de gepoolde specificiteit was 77%. Het betreft ook hier testgegevens over patiënten die verwezen zijn voor operatieve behandeling. Ook bij het gebruik van MRI als diagnostische test voor discushernia moet men er rekening mee houden dat ongeveer een kwart van de testuitslagen fout-positief dan wel fout-negatief is.

Stenose

In een meta-analyse van een aantal onderzoeken bleek de sensitiviteit van MRI bij de diagnostiek van een stenose te variëren van 81 tot 97% en de specificiteit van 72 tot 100%.

Twee studies uit de review van Wassenaar en collega's beschrijven de diagnostische waarde van MRI voor de detectie van spinaal stenose (118 patiënten).[19] Beide studies gebruiken bevindingen bij operatie als referentietest.[27,28] Er was sprake van aanzienlijke klinische heterogeniteit. De kans vooraf (prevalentie) op stenose was 2,7% in de ene studie en 83% in de andere studie. Statistische pooling was dus niet zinvol. Beide studies rapporteren een hoge sensitiviteit van 87% en 96% met corresponderende matige specificiteit van 68% en 75%.

Zenuwwortelcompressie

Net als CT maakt MRI het mogelijk een zenuwwortelcompressie te visualiseren. MRI heeft daarbij het voordeel van een scherper contrast. Ook kunnen met behulp van MRI de intra- en extrathecale zenuwwortels zichtbaar worden gemaakt. In de systematische review van Wassenaar en collega's worden twee studies (128 deelnemers) samengevat naar de waarde van MRI bij zenuwwortelcompressie vanwege discushernia.[23,29] De kans vooraf (prevalentie) op wortelcompressie in deze studies was groot: 77,9% en 93,9%. De studies rapporteren een hoge sensitiviteit van 81% en 92% en variërende specificiteit van 52% en 100%. In de studie van Chalwalparit hebben niet alle patiënten de referentietest (operatie) ondergaan, hetgeen mogelijk geleid heeft tot partiële verificatiebias en een hoge specificiteit.[29]

3.7 Anatomische afwijkingen bij mensen zonder lage rugpijn

Een probleem bij de interpretatie van anatomische afwijkingen die geïdentificeerd worden met beeldvormende technieken is de hoge prevalentie bij personen zonder klachten (◘ tabel 3.5). Daardoor is het vaak niet goed mogelijk deze afwijkingen causaal te relateren aan de aanwezigheid van klachten bij patiënten. Slechts wanneer er klinische gegevens van de patiënt beschikbaar zijn, kan er betekenis worden gegeven aan de anatomische afwijkingen. De vraag of de bij een individuele patiënt gevonden anatomische afwijking verband houdt met zijn klachten, is dus niet altijd direct te beantwoorden en blijft in een aantal gevallen onbeantwoord.[30]

3.8 Psychosociale diagnostiek

Behalve voor de medisch-biologische aspecten van lage rugpijn is er in het afgelopen decennium steeds meer aandacht gekomen voor de psychosociale aspecten. Psychosociale factoren blijken in meer of mindere mate geassocieerd te zijn met de aanwezigheid van chronische lage rugpijn. Ook zijn er aanwijzingen dat psychosociale factoren een rol kunnen spelen bij het ontstaan van chronische pijn. In verschillende richtlijnen voor de behandeling van lage rugpijn wordt dan ook aandacht besteed aan het meten van psychosociale problematiek. Het idee hierbij is dat het door vroege herkenning van patiënten met een verhoogd risico op het ontwikkelen van een chronisch pijnsyndroom, mogelijk wordt vroegtijdig te interveniëren. Daardoor zou het mogelijk moeten worden chroniciteit te voorkómen.

◘ Tabel 3.5 Prevalentie van anatomische afwijkingen (discushernia, degeneratieve discus, stenose, annular tear) bij mensen zonder klachten (naar Jarvik e.a.)[18]

beeldvormende techniek	leeftijd (range of gem./med.) (aantal mensen)	discushernia (%)	degeneratieve discus (%)	stenose (%)	annular tear (%)
röntgenonderzoek	14–25 (n=143)		20		
myelografie	51 (n=300)	31			
CT	< 40 (n=24)	20		0	
	> 40 (n=27)	27		3	
MRI	28 (n=86)	9			
MRI	< 60 (n=53)	22	46	1	
	> 60 (n=14)	36	93	21	
MRI	36 (n=46)	76	85		
MRI	42 (n=36)	33	56		56
MRI	40 (n=54)				24
MRI	54 (n=148)	38	91	10	38
MRI	35 (n=60)	56–60	72		19–20
MRI	42 (n=98)	28		7	14

3.8.1 Welke psychosociale factoren zijn relevant?

Analoog aan de introductie van de rode vlaggen (als risico-indicatoren voor de aanwezigheid van een specifieke medische oorzaak van de klachten) is in 1997 in de Nieuw-Zeelandse richtlijnen voor acute lage rugpijn het begrip 'gele vlaggen' geïntroduceerd.[31] Deze gele vlaggen werden gedefinieerd als factoren die het risico verhogen op het ontwikkelen of voortduren van langdurig disfunctioneren en werkverzuim als gevolg van lage rugpijn. De gele vlaggen zouden aangrijpingspunten moeten bieden voor cognitieve en gedragsmatige behandelingen. De volgende factoren werden bepaald als belangrijk en zijn geassocieerd met een slechte prognose:
- aanwezigheid van het idee dat rugpijn schadelijk of potentieel ernstig beperkend is;
- angstvermijdingsgedrag (het vermijden van bewegingen of activiteiten vanwege misplaatste anticipatie op pijn) en verminderd dagelijks functioneren;
- geneigdheid tot sombere stemming en verminderd sociaal leven;
- verwachting dat passieve behandelingen beter helpen dan actieve participatie.

Hieronder worden in enkele categorieën de factoren genoemd die in een klinische beoordeling van psychosociale factoren meegenomen kunnen worden. Binnen een categorie wordt steeds begonnen met het belangrijkste item.

Attitudes en gedachten over rugpijn
- Overtuiging dat pijn schadelijk of invaliderend is, resulterend in angstvermijdingsgedrag.
- Overtuiging dat alle pijn weg moet zijn voordat het werk of de normale activiteiten hervat kunnen worden.

- Verwachting dat de pijn toeneemt bij werkactiviteiten; de werkcapaciteit niet kunnen inschatten.
- Catastroferen, het ergste denken, misinterpretatie van fysieke symptomen.
- Overtuiging dat de pijn oncontroleerbaar is.
- Passieve attitude met betrekking tot revalidatie.

Gedrag
- Langdurig rust nemen.
- Verminderde activiteitsgraad, met een belangrijke beperking van algemene dagelijkse levensverrichtingen (ADL).
- Onregelmatige participatie of lage therapietrouw aan fysieke oefeningen.
- Mijden van normale activiteiten.
- Rapportage van extreme mate van pijn (bijv. meer dan 10 op een schaal van 0–10).
- Overmatige afhankelijkheid van hulpmiddelen.
- Vermindering van de slaapkwaliteit sinds het begin van de rugpijn.
- Hoge inname van alcohol of andere middelen, met een toename sinds het begin van de rugpijn.
- Roken.

Compensatieaspecten
- Ontbreken van een financiële prikkel voor werkhervatting.
- Vertraging in verkrijgen van vergoeding van behandelkosten/inkomencompensatie.
- Verleden van compensatie rond gezondheids- of pijnklachten.
- Verleden met langdurig verzuim als gevolg van een ongeluk of een andere pijnklacht.
- Verleden met rugpijn, met compensatie en met werkverzuim.
- Eerdere ervaringen met ineffectief casemanagement.

Diagnose en behandeling
- Behandelaar sanctioneert arbeidsverzuim, biedt geen interventies die het functioneren verbeteren.
- Ontvangen van conflicterende diagnosen en verklaringen, resulterend in verwarring.
- Diagnostisch taalgebruik, leidend tot catastroferen en angst.
- Dramatiseren van rugpijn door behandelaar, met als resultaat afhankelijkheid van behandelingen en continueren van passieve behandeling.
- Aantal bezoeken aan behandelaars in het afgelopen jaar.
- Verwachting van een technologische oplossing (verzoek om het lichaam als een machine te zien).
- Ontbreken van satisfactie met eerdere behandeling van rugpijn.
- Advies om te stoppen met werken.

Emoties
- Angst voor verergering van pijn tijdens werk of activiteiten.
- Depressie.
- Meer geïrriteerd dan gewoonlijk.
- Bezorgdheid over en verhoogde oplettendheid op lichaamssensaties.
- Gestrest en niet in staat tot een gevoel van controle.
- Aanwezigheid van sociale angst, of ongeïnteresseerdheid in sociale activiteiten.
- Zich nutteloos en zinloos voelen.

Familie
- Overbeschermende partner, benadrukken angst voor schade of bevorderen catastroferen.
- Bezorgd gedrag van de partner.
- Sociaal straffende respons van de partner.
- Weinig ondersteuning van familieleden voor pogingen tot werkhervatting.
- Ontbreken van een persoon om problemen mee te bespreken.

Werk
- Werkverleden met (zwaar) handmatig werk.
- Werkverleden met patroon van veel wisselingen, ervaren stress, dissatisfactie, slechte relatie met collega's of leiding.
- Overtuiging dat werk schadelijk en gevaarlijk is.
- Geen ondersteunende of prettige huidige werkomgeving.
- Lage scholingsgraad, lage sociaaleconomische status.
- Werk omvat aanmerkelijke biomechanische belasting.
- Werk in ploegendiensten of werk buiten kantooruren.
- Weinig mogelijkheden om het werk geleidelijk te kunnen hervatten.
- Negatieve ervaringen met het management op de werkplek.
- Gebrek aan interesse van de werkgever.

3.8.2 Screening op psychosociale factoren

Gebaseerd op bovenstaande factoren werd in 1997 in Nieuw-Zeeland een checklist gepresenteerd waarmee het risico op chroniciteit kan worden bepaald. De validiteit van dit screeningsinstrument – ontwikkeld door Linton en Haldèn – was destijds nog nauwelijks onderzocht. Inmiddels zijn er enkele onderzoeken gepubliceerd met veelbelovende resultaten. De screeningslijst van Linton en Haldèn, ook bekend onder de naam 'Orebro Screening Questionnaire' en 'Acute low back pain screening questionnaire', is in een onderzoek getest onder 142 Zweedse patiënten met acute en subacute pijnklachten van het bewegingsapparaat, die minder dan vier maanden het werk verzuimden. Met de vragenlijst bleek het mogelijk (bij een afkappunt van 105) 86% van de patiënten die tussen de één tot dertig dagen verzuimden, vooraf juist te identificeren. Van de patiënten die meer dan dertig dagen verzuimden, kon 88% correct worden voorspeld.[35]

In een ander onderzoek, uitgevoerd in Noord-Ierland, is de screeningslijst in de fysiotherapiepraktijk getest bij 118 patiënten met lage rugpijn.[32] In dit geval bleek de screeningslijst goed te kunnen voorspellen welke patiënten na afloop van de behandeling het werk niet hervatten: 80% werd juist geclassificeerd (bij een afkappunt van 112). In een vervolgonderzoek werd vastgesteld dat (bij een afkappunt van 112) ook het werkverzuim in een jaar follow-up voorspeld kon worden: 100% van de patiënten met een score boven de 112 verzuimden in meer of mindere mate, terwijl 62% van degenen met een score onder de 112 geen enkel verzuim had gedurende het jaar van de follow-up.[33]

In een recent onderzoek werd de voorspellende waarde van de screeningslijst bij 107 patiënten afkomstig uit zeven eerstelijnspraktijken in Zweden bestudeerd.[34] Gekeken werd naar pijn, functioneren en werkverzuim door ziekte. Wat betreft werkverzuim kon 68% van de patiënten juist worden geclassificeerd in een van drie onderscheiden groepen (ten opzichte van 33% op basis van evenredige kansen). Wat betreft het functioneren werd 81% correct geclassificeerd en wat betreft pijn 71% van de patiënten (in vergelijking met een toevalskans van 50%).

Nadere analyse toonde aan dat voor werkverzuim bij een afkappunt van 90 punten een sensitiviteit van 89% en een specificiteit van 65% werd gevonden. Voor functioneren werd een sensitiviteit van 74% en een specificiteit van 79% gevonden. Voor de predictie van de uitkomstvariabele pijn werden minder goede resultaten gerapporteerd (sensitiviteit 76% en specificiteit 70%).[34]

Deze resultaten zijn veelbelovend. Verder onderzoek naar de reproduceerbaarheid en de validiteit (in verschillende populaties) is daarom gewenst. Dan kan worden nagegaan of de goede resultaten in bovengenoemde onderzoeken gerepliceerd kunnen worden in andere populaties. Tevens kan nader worden onderzocht wat het optimale afkappunt van deze screeningslijst is voor verschillende doeleinden, wellicht toegespitst op verschillende patiëntenpopulaties (bijv. in de eerstelijnsgezondheidszorg versus bedrijfsgezondheidszorg). Een belangrijk aspect daarbij is in hoeverre wij in staat zijn om de patiëntengroepen die met behulp van de gele vlaggen geclassificeerd zijn op maat gemaakte behandelingen te geven die leiden tot betere therapieresultaten. Over indelingen van patiënten met lage rugpijn in subgroepen en de consequenties daarvan is in dit boek een apart hoofdstuk opgenomen.

Samenvattend kan worden gesteld dat de diagnostiek bij patiënten met lage rugpijn start met triage: het onderscheid maken tussen specifieke en niet-specifieke lage rugpijn op basis van de aanwezigheid van rode vlaggen. Hierna volgt, zo mogelijk in een vroeg stadium, de identificatie van patiënten met een verhoogd risico op chroniciteit (in het bijzonder op basis van gele vlaggen). Voor beide vormen van diagnostiek geldt dat er geen diagnostische test bestaat die het onderscheid kan maken (100% sensitief en 100% specifiek). De diagnostiek zal derhalve worden verricht aan de hand van een reeks tests, in het bijzonder in de vorm van anamnese en lichamelijk onderzoek. Beeldvormende diagnostiek is niet routinematig geïndiceerd voor patiënten met lage rugklachten in de eerstelijnsgezondheidszorg, maar kan zinvol zijn bij patiënten met sterke aanwijzingen op specifieke klachten.

Diagnostiek bij lage rugpijn

- Rugpijn wordt onderverdeeld in specifieke en aspecifieke lage rugpijn.
- Het initiële onderscheid tussen specifieke en aspecifieke rugpijn wordt gebaseerd op een nauwkeurige anamnese en op lichamelijk onderzoek op basis van alarmsignalen (rode vlaggen).
- Bij het ontbreken van rode vlaggen is aanvullend (beeldvormend) onderzoek niet zinvol.
- Er is toenemende aandacht voor de identificatie van risicofactoren (gele vlaggen) voor het ontwikkelen van chronische lage rugpijn.
- CT en MRI zijn ongeveer even accuraat bij de diagnostiek van discushernia en stenose.
- MRI is waarschijnlijk accurater dan andere tests bij de diagnostiek van infecties en maligniteiten als oorzaak van lage rugpijn.
- Anatomische afwijkingen van de wervelkolom komen frequent voor bij mensen zonder lage rugpijn.

Literatuur

1. Deyo RA, Rainville J, Kent DL. What can the history and physical examination tell us about low back pain? JAMA 1992; 268:760–5.
2. Deyo RA, Diehl AK. Cancer as a cause of back pain: frequency, clinical presentation, and diagnostic strategies. J Gen Intern Med 1988; 3:230–9.
3. Olmarker K, Rydevik B, Nordborg C. Autologous nucleus pulposus induces neurophysiologic and histologic changes in porcine cauda equina nerve roots. Spine 1993; 18:1425–32.

4. Diagnostiek en behandeling van het lumbosacraal radiculair syndroom. Publicatie nr. 1999/18. Den Haag: Gezondheidsraad; 1999.
5. Henschke N, Maher CG, Refshauge KM, Herbert RD, Cumming RG, Bleasel J, York J, Das A, McAuley JH. Prevalence of and screening for serious spinal pathology in patients presenting to primary care settings with acute low back pain. Arthritis Rheum. 2009 Oct; 60(10):3072–80.
6. Licata AA. Analysis of the epidemiology and risk factors of vertebral compression fractures. In: Spalski M, Gunzburg R, editors. Vertebral osteoporotic compression fractures. Philadelphia: Lippincott Williams & Wilkins; 2003.
7. Balague F, Schumacher SM, Dudler J. Natural history. In: Spalski M, Gunzburg R, editors. Vertebral osteoporotic compression fractures. Philadelphia: Lippincott Williams & Wilkins; 2003.
8. Andersson GB, Bostrom MP, Eyre DR, et al. Consensus summary on the diagnosis and treatment of osteoporosis. Spine 1997; 22(24 suppl):63S–65S.
9. Kwaliteitsinstituut voor de Gezondheidszorg CBO. Richtlijn aspecifieke lage rugklachten. Alphen a/d Rijn: Van Zuiden Communications; 2003.
10. Koes BW, van Tulder M, Lin CW, Macedo LG, McAuley J, Maher C. An updated overview of clinical guidelines for the management of non-specific low back pain in primary care. Eur Spine J. 2010 Dec; 19(12):2075–94.
11. Faas A, Chavannes AW, Koes BW, Hoogen JMM van den, Mens JMA, Smeele LJM, et al. NHG-Standaard lagerugpijn. Huisarts Wet 1996; 39:18–31.
12. Hoogen JMM van den, Koes BW, Eijck JThM van, Bouter LM. On the accuracy of history, physical examination, and erythrocyte sedimentation rate in diagnosing low back pain in general practice. Spine 1995; 20:318–27.
13. Deville WLJM, Windt DAWM van der, Dzaferagic A, Bezemer PD, Bouter LM. The test of Lasègue: systematic review of the accuracy in diagnosing herniated discs. Spine 2000; 25:1140–7.
14. Windt DAWM van der, Simons E, Riphagen II, Ammendolia C, Verhagen AP, Laslett M, Devillé W, Deyo RA, Bouter LM, de Vet HCW, Aertgeerts B. Physical examination for lumbar radiculopathy due to disc herniation in patients with low-back pain. Cochrane Database of Systematic Reviews 2010, Issue 2. Art. No.: CD007431. DOI: 10.1002/14651858.CD007431.pub2.
15. Mens JMA, Chavannes AW, Koes BW, Lubbers WJ, Ostelo RWJG, Spinnewijn WEM, Kolnaar BGM. NHG-Standaard Lumbosacraal radiculair syndroom. Huisarts Wet 2005; 48(4):171–8.
16. Henschke N, Maher CG, Refshauge KM. Screening for malignancy in low back pain patients: a systematic review. Eur Spine J. 2007 Oct; 16(10):1673–9.
17. Henschke N, Maher CG, Refshauge KM. A systematic review identifies five "red flags" to screen for vertebral fracture in patients with low back pain. J Clin Epidemiol. 2008 Feb;61(2):110–118. doi: 10.1016/j.jclinepi.2007.04.013.
18. Jarvik JG, Deyo RA. Diagnostic evaluation of low back pain with emphasis on imaging. Ann Int Med 2002; 137:586–97.
19. Wassenaar M, van Rijn RM, van Tulder MW, Verhagen AP, van der Windt DA, Koes BW, de Boer MR, Ginai AZ, Ostelo RW. Magnetic resonance imaging for diagnosing lumbar spinal pathology in adult patients with low back pain or sciatica: a diagnostic systematic review. Eur Spine J. 2012 Feb;21(2):220–7. doi: 10.1007/s00586-011-2019-8.
20. Rijn RM van, Wassenaar M, Verhagen AP, Ostelo RW, Ginai AZ, de Boer MR, van Tulder MW, Koes BW. Computed tomography for the diagnosis of lumbar spinal pathology in adult patients with low back pain or sciatica: a diagnostic systematic review. Eur Spine J. 2012 Feb;21(2):228–39. doi: 10.1007/s00586-011-2012-2.
21. Marc V, Dromer C, LeGuennec P, Manelfe C, Fournie B. Magnetic resonance imaging and axial involvement in spondylarthropathies. Delineation of the spinal entheses. Rev Rheum (Engl ed) 1997; 64:465–73.
22. Roland M, Tulder M van. Should radiologists change the way they report plain radiography of the spine? Lancet 1998; 352:348–9.
23. Thornburry JR, Fryback DG, Turski PA, Javid MJ, McDonald JV, Beinlich BR, et al. Disk-caused nerve compression in patients with acute low back pain: diagnosis with MR, CT myelography and plain CT. Radiology 1993; 186:731–8.
24. Jackson RP, Cain JE, Jacobs RR, Cooper BR, McManus GE. The neuroradiographic diagnosis of lumbar herniated nucleus pulposus: II A comparison of computed tomography (CT), myelography, CT-myelography, and magnetic resonance imaging. Spine 1989; 14: 1362–1367.
25. Kent DL, Haynor DR, Larson EB, Deyo RA. Diagnosis of lumbar spinal stenosis in adults: a meta-analysis of the accuracy of CT, MR and myelography. Am J Roentgenol 1992; 158;1135–44.
26. Janssen ME, Bertrand SL, Joe C, Levine MI. Lumbar herniated disc disease: comparison of MRI, myelography, and post-myelographic CT scan with surgical findings. Orthopedics 1994; 17:121–7.

Literatuur

27. Bischoff RJ, Rodriguez RP, Gupta K et al (1993) A comparison of computed tomography-myelography, magnetic resonance imaging, and myelography in the diagnosis of herniated nucleus pulposus and spinal stenosis. J Spinal Disord 6:289–295
28. Aota Y, Niwa T, Yoshikawa K et al (2007) Magnetic resonance imaging and magnetic resonance myelography in the presurgical diagnosis of lumbar foraminal stenosis. Spine (Phila Pa 1976.) 32:896–903
29. Chawalparit O, Churojana A, Chiewvit P et al (2006) The limited protocol MRI in diagnosis of lumbar disc herniation. J Med Assoc Thai 89:182–189.
30. Deyo RA. Diagnostic evaluation of LBP. Reaching a specific diagnosis is often impossible. Arch Intern Med 2002; 162:1444–7.
31. Kendall NAS, Linton SJ, Main CJ. Guide to assessing psychosocial yellow flags in acute low back pain: risk factors for long term disability and work loss. Wellington: Accident Rehabilitation & Compensation Insurance Corporation of New Zealand, National Health Committee; 1997.
32. Hurley DA, Dusoir TE, McDonough SM, et al. Biopsychosocial screening questionnaire for patients with low back pain: preliminary report of the utility in physiotherapy practice in Northern Ireland. Clin J Pain 2000; 16:214–28.
33. Hurley DA, Dusoir TE, McDonough SM, et al. How effective is the acute low back pain screening questionnaire for predicting 1-year follow-up in patients with low back pain? Clin J Pain 2001; 17:256–63.
34. Linton SJ, Boersma KB. Early identification of patients at risk of developing a persistent back problem: the predictive value of the Orebro musculoskeletal pain questionnaire. Clin J Pain 2003; 19:80–6.
35. Linton SJ, Halldén K. Can we screen for problematic back pain? A screening questionnaire for predicting outcome in acute and subacute back pain. Clin J Pain. 1998 Sep; 14(3):209–15.

Effectiviteit van behandelingen bij acute lage rugpijn

4.1 Inleiding

De basis van dit hoofdstuk en van hoofdstuk 5 wordt gevormd door de systematische literatuuronderzoeken die in het kader van de Cochrane Back Review Group zijn uitgevoerd. Deze literatuuronderzoeken zijn aangevuld met gerandomiseerde effectonderzoeken (gerandomiseerde gecontroleerde trials of RCT's) als die niet in de Cochrane-literatuuronderzoeken waren opgenomen. Betrokken werden Cochrane-reviews en aanvullende RCT's die een niet-operatieve interventie evalueerden in een patiëntenpopulatie met acute aspecifieke lage rugklachten met een duur korter dan twaalf weken. Onderzoeken met een gemengde populatie van acute, subacute en chronische lage rugklachten werden meegenomen indien de resultaten voor de groep patiënten met acute lage rugklachten apart werden gepresenteerd. De effecten op de belangrijkste uitkomstmaten op het gebied van lage rugklachten werden geëvalueerd. Deze uitkomsten zijn pijn, algehele verbetering, functionele status, werkstatus en gebruik van medicatie.[1]

In de Cochrane-reviews zijn zo veel mogelijk uniforme methoden toegepast ter beoordeling van de methodologische kwaliteit van de RCT's, de data-extractie en de analyse van de resultaten. In veel gevallen is daarbij gekozen voor een kwalitatieve analyse van de resultaten en worden *levels of evidence* toegepast (zie hieronder). In sommige gevallen is tevens een statistische pooling van resultaten van afzonderlijke RCT's mogelijk gebleken. In dat geval worden ze hier ook weergegeven. Een uitgebreide beschrijving van de methoden die binnen de Cochrane Back Review Group worden gehanteerd, is gepubliceerd in artikelen met methodologische richtlijnen.[2-4] Hieronder volgt een korte samenvatting.

4.1.1 Risico op vertekening ('bias')

Het risico op vertekening van de resultaten van de onderzoeken wordt steeds door twee beoordelaars – onafhankelijk van elkaar – vastgesteld aan de hand van een aantal criteria voor interne validiteit: adequate randomisatieprocedure, geblindeerde toewijzing aan behandelingen, vergelijkbaarheid van groepen aan het begin, uitval veroorzaakt geen vertekening, co-interventies vermeden of gelijk, patiënten, uitkomstmeting en behandelaar geblindeerd, goede therapietrouw en *intention to treat*-analyse uitgevoerd. Het risico op vertekening is laag als ze voldoen aan vijftig procent of meer van deze criteria. Verondersteld wordt dat de resultaten van onderzoeken met een laag risico op vertekening de werkelijkheid beter zullen benaderen.

4.1.2 Data-extractie

Relevante gegevens uit de oorspronkelijke onderzoeken worden door twee beoordelaars – onafhankelijk van elkaar – geëxtraheerd. De gegevens betreffen kenmerken van de onderzoekspopulatie (bijv. leeftijd, geslacht, duur van de klachten), kenmerken van de niet-operatieve behandelingen en van de behandelingen waarmee die werden vergeleken (type, intensiteit/dosis, frequentie en duur van de behandelingen) en de feitelijke resultaten (bijv. gemiddelde en standaarddeviatie of percentage). De uitkomsten worden per effectmaat genoteerd voor de verschillende meetmomenten, zowel op korte als op lange termijn.

4.1.3 Analyse

Indien de studies voldoende vergelijkbaar zijn ten aanzien van kenmerken van de studiepopulatie, interventies en uitkomstmaten, en adequate data presenteren over de uitkomsten worden de resultaten van de afzonderlijke studies statistisch gepoold in een meta-analyse. Hiermee wordt een meer precieze schatting verkregen over het effect van de onderzochte interventie. Wanneer statistische pooling niet mogelijk is, wordt een kwalitatieve analyse uitgevoerd, waarbij een indeling wordt gehanteerd in vier niveaus van sterkte van wetenschappelijk bewijs:
1. sterk bewijs voor effectiviteit wordt geleverd door consistente bevindingen in verscheidene gerandomiseerde onderzoeken van goede kwaliteit;
2. matig bewijs voor effectiviteit wordt geleverd door consistente bevindingen in verscheidene gerandomiseerde onderzoeken van minder goede kwaliteit;
3. beperkt of tegenstrijdig bewijs voor effectiviteit wordt geleverd door slechts één gerandomiseerd onderzoek of door inconsistente bevindingen in verscheidene gerandomiseerde onderzoeken;
4. er is geen bewijs voor effectiviteit als er geen gerandomiseerde onderzoeken worden gevonden.

De bevindingen zijn consistent als de uitkomsten van 75% of meer van de onderzoeken dezelfde zijn. Er is sprake van effectiviteit als de interventie effectiever is dan placebo, geen behandeling of wachtlijstcontroles.

Zijn de onderzoeken naar het oordeel van de onderzoekers klinisch homogeen met betrekking tot de onderzoekspopulaties, de behandelingen en de uitkomstmaten, dan wordt tevens een kwantitatieve analyse uitgevoerd (ook wel statistische pooling of meta-analyse genoemd).

4.1.4 Overzicht van dit hoofdstuk

In het onderstaande overzicht worden de resultaten voor behandelingen bij acute lage rugpijn gepresenteerd. De behandelingen zijn onderverdeeld in:
- de effectiviteit van medicamenteuze behandeling;
- de effectiviteit van niet-medicamenteuze behandeling.

4.2 De effectiviteit van medicamenteuze behandeling

4.2.1 Analgetica/pijnstillers

Er werd geen Cochrane-review gevonden over analgetica/pijnstillers zoals paracetamol bij lage rugpijn. Wel is er een Cochrane-review over de effectiviteit van ontstekingsremmers *(nonsteroidal anti-inflammatory drugs,* NSAID's) bij lage rugpijn waarin ook een vergelijking is opgenomen tussen NSAID's versus paracetamol.[5]

Omschrijving en doel van de interventie
Pijnstillers worden vooral voorgeschreven of ingenomen bij een episode van acute lage rugpijn met het doel de pijnintensiteit te verminderen, maar niet om de duur van een pijnepisode te

bekorten. Veel pijnstillers, zoals paracetamol, behoren tot de zogeheten zelfzorgmedicijnen. Dit zijn medicijnen die zonder recept bij bijvoorbeeld apotheek of drogist kunnen worden verkregen.

Kenmerken van de onderzoeken

Er zijn geen onderzoeken bekend waarin pijnstillers direct werden vergeleken met placebo bij patiënten met acute lage rugpijn. Er zijn vijf onderzoeken – waarvan vier van lage kwaliteit – waarin pijnstillers, al of niet in combinatie met andere medicatie zoals codeïne, werden vergeleken met andere medicatie, voornamelijk ontstekingsremmers (NSAID's). Daarnaast zijn er nog twee kleine onderzoeken waarin pijnstillers werden vergeleken met niet-medicamenteuze behandelingen.

Effectiviteit

Pijnstillers versus andere medicatie inclusief NSAID's

De Cochrane-review over NSAID's rapporteert dat er matig bewijs is dat NSAID's even effectief zijn als paracetamol ten aanzien van pijnreductie en globale verbetering bij patiënten met acute lage rugpijn. Dit oordeel is gebaseerd op vijf studies[5-10], die overigens alle een lage kwaliteitsscore hebben. Het gepoolde effect was smd *(standardized mean difference)* -0,21 (95% BI -0,43 tot 0,02). Dit is een relatief klein verschil, en het was ook niet statistisch significant. Het betrof de volgende vijf studies.

Evans en collega's vergeleken in een onderzoek van lage kwaliteit paracetamol met vier NSAID's en met dextropropoxyphene + paracetamol bij 60 ambulante patiënten met acute lage rugpijn of acute episoden van chronische lage rugpijn.[6] Tussen de groepen werden geen klinisch relevante verschillen in pijnreductie gevonden.

Milgrom vergeleek in een lagekwaliteitsstudie het effect van paracetamol (1000 mg tid), NSAID (ibuprofen 800 mg tid) en geen behandeling bij 70 mannelijke militairen met rugpijn. De herstelpercentages na 10 weken waren 54% in de paracetamolgroep, 67% in de NSAID-groep en 82% in de groep zonder behandeling. De verschillen waren niet statistisch significant.[7]

Muckle vergeleek in een studie met een hoog risico op vertekening het effect van een NSAID (flurbiprofen 200 mg) met paracetamol 4 g gedurende 3 weken bij 50 patiënten met acute lage rugpijn. In beide groepen verbeterden de patiënten (naar het oordeel van een arts). Er werden geen significante verschillen gevonden tussen beide groepen.[8]

Nadler vergeleek het effect van een NSAID, ibuprofen 200 mg, 2 tabletten tid (I) met paracetamol 500 mg, 2 tabletten q.i.d. (II), met een zogeheten *heat wrap* (warme pakking – 40 graden, 8 uur per dag (III), met een onverwarmde *heat wrap*, 8 uur per dag (IV) en met placebo, 2 tabletten q.i.d. (V). De uitkomsten van groepen IV en V werden in het artikel niet gepresenteerd. Groep III bleek effectiever ten aanzien van pijn en functioneren dan groep I. Andere contrasten werden niet getoetst, maar de mate van pijnreductie na 4 dagen op een schaal van 0-5 in de NSAID-groep (-1,7) en de paracetamolgroep (-2,0) ontliepen elkaar nauwelijks.[9]

Wiesel en collega's vergeleken bij 45 patiënten uit het leger paracetamol versus aspirine 625 mg capsules 4 x per dag gedurende twee weken en fenylbutazon 100 mg 4 x per dag (eerste vijf dagen).[10] Het onderzoek had een hoog risico op vertekening; er werd geen verschil gevonden in het gemiddelde aantal dagen tot terugkeer naar volledige activiteit (5 à 6 dagen).[10]

Analgetica versus niet-medicamenteuze behandeling

In een klein onderzoek met 40 patiënten werd vastgesteld dat elektroacupunctuur de pijn iets meer reduceerde dan paracetamol na zes weken.[11] In een onderzoek met 73 patiënten vond men dat na vier weken het percentage pijnvrije mensen aanzienlijk sterker was toegenomen na behandeling met ultrageluid in vergelijking met behandeling met (een niet-gespecificeerd) analgeticum.[12]

Bijwerkingen

Bijwerkingen van pijnstillers (zoals constipatie en slaperigheid) komen vaak voor. In een systematisch literatuuronderzoek, waarin combinaties van paracetamol en zwakke opioïden werden vergeleken met alleen paracetamol, vond men dat de combinatiepreparaten het risico op bijwerkingen verhoogden (onderzoek met enkelvoudige dosering OR 1,1; 95%-BI 0,8–1,5; onderzoek met meervoudige dosering OR 2,5; 95%-BI 1,5–4,2).[13] In de Cochrane-review over NSAID's zijn de resultaten van een drietal studies statistisch gepoold betreffende de proportie patiënten die een bijwerking rapporteerde. In de groep die een NSAID ontving, ging het om 33 van de 152 patiënten. In de groep die paracetamol kreeg, ging het om 19 van de 157 patiënten. NSAID's waren in deze drie kleine studies geassocieerd met een verhoogd risico (RR 1,76 (95% BI 1,12–2,76) op het rapporteren van bijwerkingen.[5]

Conclusie

Er is beperkt bewijs dat pijnstillers niet effectiever zijn dan andere medicatie, inclusief NSAID's. Er is onvoldoende bewijs voor de effectiviteit in vergelijking met niet-medicamenteuze behandelingen.

Uit systematisch literatuuronderzoek bij andere aandoeningen dan rugpijn is echter wel bewijs dat pijnstillers effectiever zijn dan placebo.[11]

4.2.2 Ontstekingsremmers (non-steroidal anti-inflammatory drugs: NSAID's)

De Cochrane-review (zoekdatum oktober 2007) werd gepubliceerd in 2008 en bevatte 37 onderzoeken naar acute lage rugklachten.[5]

Omschrijving en doel van de interventie

NSAID's worden vooral voorgeschreven of ingenomen ter vermindering van de pijnintensiteit. Het veronderstelde werkingsmechanisme ligt in de pijnstillende of ontstekingsremmende werking. Veel NSAID's zijn zelfzorgmedicijnen die in lage doseringen zonder recept verkrijgbaar zijn.

Effectiviteit

NSAID's versus placebo

Er werden elf gerandomiseerde onderzoeken gevonden waarin NSAID's werden vergeleken met een placebo, waarvan zeven met een laag risico op vertekening. In zeven van de elf onderzoeken werd gerapporteerd over door de patiënt ervaren herstel. Behandeling met NSAID's verhoogde significant het aantal patiënten met algehele verbetering in vergelijking met placebo. Het gepoolde relatief risico na een week was 1,19 (95%-BI 1,07–1,33) in het voordeel van NSAID's.

Er waren zes studies met gegevens over pijnintensiteit die geschikt waren voor een meta-analyse. Vanwege heterogeniteit werden twee aparte meta-analyses uitgevoerd: één meta-analyse voor studies met alleen patiënten met sciatica, de tweede meta-analyse voor studies met patiënten zonder sciatica of een mix van patiënten met en zonder sciatica. In deze laatste groep werd een statistisch significant verschil gevonden in pijnreductie in het voordeel van NSAID's

(WMD *(weighted mean difference)* -8,39 (95% BI -12,68 tot -4,10). De eerste meta-analyse, met alleen patiënten met sciatica, vond geen verschil in pijnreductie tussen NSAID's en placebo (WMD -0,16 (95% BI – 11,92 tot 11,52).

Tien van de elf studies rapporteerden gegevens over bijwerkingen. Het gepoolde relatief risico op bijwerkingen was 1,35 (95% BI 1,09 tot 1,68) in het nadeel van NSAID's versus placebo.

COX-2-ontstekingsremmers versus placebo
Er zijn geen onderzoeken gevonden naar acute lage rugpijn.

COX-2 NSAID's versus traditionele NSAID's
Vier studies vergeleken COX-2 NSAID's met traditionele NSAID's (meloxicam versus diclofenac[14]; nimesulide versus diclofenac[15]; nimesulide versus ibuprofen[16]; valdecoxib versus diclofenac[17] bij acute lage rugpijn. Statistische pooling van drie studies[14,16,17] toonde geen statistisch significante verschillen voor pijnvermindering bij acute lage rugpijn. De vierde studie toonde vergelijkbare resultaten. De COX-2 NSAID's hadden significant minder bijwerkingen in vergelijking met de traditionele NSAID's (RR 0,83; 95% BI 0,70 tot 0,99).

NSAID's versus NSAID's
In 21 RCT's maakte men een onderlinge vergelijking van verschillende traditionele NSAID's bij acute lage rugpijn. In zes RCT's rapporteerde men verschillen tussen de NSAID's; in vijftien onderzoeken werden geen verschillen gerapporteerd. Elf RCT's hadden een laag risico op vertekening. In één hiervan vergeleek men twee typen NSAID's toegediend door middel van een intramusculaire injectie en vond men meer effect van dipyrone in vergelijking met diclofenac.[18] In geen van de andere onderzoeken van goede kwaliteit werd echter een verschil in effect van oraal toegediende NSAID's vastgesteld. Er lijkt geen groot verschil te zijn in het aantal en de ernst van gerapporteerde bijwerkingen van de verschillende NSAID's. Slechts drie studies van lage kwaliteit rapporteerden statistisch significante verschillen.[15,19,20]

Hoewel in totaal 21 studies de effecten hebben onderzocht van verschillende NSAID's voor acute lage rugpijn, kan alleen, op basis van twee studies, worden vastgesteld dat er beperkt bewijs is dat meloxicam en diclofenac ongeveer even effectief zijn voor acute lage rugpijn.[14,21] Geen van de andere studies vergeleken dezelfde NSAID's voor acute lage rugpijn.

In drie gerandomiseerde onderzoeken vergeleek men NSAID's versus NSAID's + spierverslappers voor patiënten met acute lage rugpijn. Twee waren van hoge kwaliteit. De auteurs van alle drie studies rapporteerden betere resultaten van de combinatie NSAID-spierverslapper versus alleen een NSAID, maar in geen van de studies werd een statistisch significant verschil gevonden. In twee studies werden in de combinatiegroep meer bijwerkingen gerapporteerd.

Twee gerandomiseerde onderzoeken vergeleken NSAID's met NSAID's + vitamine B en vonden tegenstrijdige resultaten. In één onderzoek werd geen verschil in pijnreductie en algehele verbetering gevonden, terwijl in het andere evenmin een verschil in pijnreductie werd vastgesteld, maar wel een hoger percentage patiënten dat met de combinatietherapie binnen zeven dagen weer aan het werk was (78% versus 35%).

NSAID's versus een ander type medicatie
Zeven onderzoeken vergeleken NSAID's met andere typen medicatie. In vijf onderzoeken – inclusief het enige van goede kwaliteit – werd geen verschil in effectiviteit tussen NSAID's en narcotica en spierverslappers gevonden.[22-26] In één RCT (n=60) vond men een grotere pijnreductie met mefenaminezuur dan met dextropropoxyphene + paracetamol. Het betreft echter veelal kleine trials, met onderzoeksgroepen van 19 tot 44 patiënten, waardoor het moeilijk is

eventueel bestaande verschillen statistisch significant aan te tonen. Er is derhalve matig bewijs dat NSAID's bij acute lage rugpijn niet effectiever zijn dan andere types medicatie.

NSAID's versus niet-medicamenteuze behandeling
Vier studies met een hoog risico op vertekening vergeleken NSAID's met niet-medicamenteuze behandelingen. Er is tegenstrijdig bewijs ten aanzien van de effectiviteit van NSAID's versus bedrust. In één studie[27] was een NSAID effectiever dan bedrust, maar in een tweede studie[28] niet, hoewel de laatste studie mogelijk een te lage statistische power had om significante verschillen te kunnen aantonen. Twee studies vonden geen verschil in effectiviteit van een NSAID versus fysiotherapie of manipulatie (van de wervelkolom) bij acute lage rugpijn.[28,29] Een studie met een hoog risico op vertekening vergeleek een NSAID met een heat-wrap en vond een significant verschil in het voordeel van de *heat wrap* voor acute lage rugpijn.

Bijwerkingen
Het gebruik van NSAID's kan gepaard gaan met gastro-intestinale (maag-darm)complicaties, in het bijzonder bij hoge doseringen en bij ouderen. In een aantal onderzoeken bij mensen met acute en chronische rugklachten werd gevonden dat ibuprofen en diclofenac de minste bijwerkingen hebben, voornamelijk doordat deze middelen in de praktijk in lage doseringen worden voorgeschreven. COX-2-ontstekingsremmers hebben minder gastro-intestinale bijwerkingen dan traditionele NSAID's. De meeste onderzoeken naar bijwerkingen zijn echter uitgevoerd bij patiënten met artrose of reuma, bij wie ontstekingsremmers in hogere doseringen en gedurende langere periodes worden voorgeschreven dan bij aspecifieke lage rugklachten in de eerstelijnsgezondheidszorg.

Conclusie
Samenvattend is er sterk bewijs dat NSAID's effectiever zijn dan placebo bij acute lage rugpijn. Verschillende typen NSAID's lijken even effectief te zijn.

4.2.3 Spierverslappers

De Cochrane-review (zoekdatum oktober 2002) werd gepubliceerd in 2004 en bevatte 24 onderzoeken naar acute lage rugklachten, met in totaal 2067 patiënten.[30]

Omschrijving en doel van de interventie
De groep 'spierverslappers' omvat een breed scala aan medicijnen met verschillende indicaties en werkingsmechanismen. Doorgaans worden twee categorieën spierverslappers onderscheiden: antispasmodische en antispastische medicijnen. Antispasmodica worden gebruikt om spierspanning te reduceren, maar ook bijvoorbeeld vanwege hun sederende en angstverminderende werking. Antispasmodica kunnen worden onderverdeeld in benzodiazepinen (bijv. diazepam en tetrazepam) en niet-benzodiazepinen (bijv. cyclobenzaprine en carisoprodol). Antispastische medicijnen worden gebruikt om spasticiteit te verminderen die de behandeling of het functioneren belemmert, zoals bij cerebrale parese, multiple sclerose en dwarslaesie.

Kenmerken van de onderzoeken
Er zijn 24 onderzoeken naar acute lage rugklachten, waarvan twintig met een laag en vier met een hoog risico op vertekening. Vrijwel alle onderzoeken rapporteerden een relatie met een farmaceutisch bedrijf. Dit houdt in dat de auteurs een aanstelling hadden bij een farmaceutisch

bedrijf, de medicatie beschikbaar was gesteld door de industrie, ondersteuning (statistisch, medisch, wetenschappelijk) werd ontvangen en/of het volledige onderzoek was gefinancierd of uitgevoerd door het betreffende farmaceutische bedrijf.

Effectiviteit
Benzodiazepinen versus placebo
In een onderzoek met een hoog risico op vertekening vond men beperkt bewijs (in totaal 50 patiënten) dat een intramusculaire injectie met diazepam, gevolgd door vijf dagen oraal toegediende diazepam, effectiever is dan placebo wat betreft pijnreductie en meer algehele verbetering op korte termijn.

Niet-benzodiazepinen versus placebo
Er zijn acht studies naar de effectiviteit van niet-benzodiazepinen versus placebo bij acute lage rugpijn. Een studie met een laag risico op vertekening[31] toonde aan dat er matig bewijs is (1 studie, 80 deelnemers) dat een enkele intraveneuze injectie met 60 mg orfenadrine effectiever is dan placebo ten aanzien van directe pijnvermindering en vermindering van spierspasmen in patiënten met acute lage rugpijn. Drie studies met een laag risico op vertekening[32-34] en een studie met een hoog risico op vertekening[35] toonden aan dat er sterk bewijs is (4 studies, 294 deelnemers) dat orale niet-benzodiazepinen effectiever zijn dan placebo bij patiënten met acute lage rugpijn ten aanzien van kortetermijnpijnreductie, globaal herstel en verbetering op fysieke uitkomsten. De gepoolde RR en 95% BI voor pijnintensiteit was 0,80 (0,71 tot 0,89) na 2–4 dagen (4 studies, 294 deelnemers), en 0,58 (0,45 tot 0,76) na 5–7 dagen follow-up (3 studies, 244 deelnemers). Er waren drie studies met een laag risico op vertekening waarvan de resultaten niet gepoold konden worden. Hiervan toonde een grote studie met 267 deelnemers geen verschil aan na 3 en 7 dagen follow-up ten aanzien van pijnvermindering en globaal herstel tussen tizanidine en placebo.[36] Twee kleine studies (met elk 48 deelnemers) rapporteerden dat niet-benzodiazepinen effectiever waren dan placebo ten aanzien van pijnvermindering, globaal herstel en spierspasmen na zeven en veertien dagen[37] en ten aanzien van pijnintensiteit na 4 dagen.[38] Echter, in de laatste studie waren de groepen niet vergelijkbaar bij baseline, zodat de resultaten mogelijk vertekend zijn.

Er is sterk bewijs van acht studies bij acute lage rugpijn (724 deelnemers) dat spierverslappers gepaard gaan met meer bijwerkingen ten aanzien van het totaal aantal bijwerkingen en die van het centraal zenuwstelsel dan placebo. Het aantal gastro-intestinale bijwerkingen verschilt niet: RR en 95% BI zijn respectievelijk 1,50 (1,14 tot 1,98) (totaal aantal bijwerkingen), 2,04 (1,23 tot 3,37) (centraal zenuwstelsel) en 0,95 (0,29 tot 3,19) (gastro-intestinale bijwerkingen). De meest gerapporteerde bijwerkingen van het centrale zenuwstelsel zijn sufheid en duizeligheid. Voor gastro-intestinale klachten betrof dit misselijkheid. De incidentie van andere bijwerkingen van spierverslappers was verwaarloosbaar.

Antispasmodica versus placebo
Twee onderzoeken met een laag risico op vertekening leverden sterk bewijs (twee onderzoeken; 220 patiënten) dat antispastische spierverslappers effectiever zijn dan placebo bij acute lage rugpijn wat betreft pijnreductie op korte termijn en reductie van spierspasmen na vier dagen.[39,40] Dapas rapporteerde tevens een positief effect na tien dagen follow-up.[40]

Spierverslappers versus spierverslappers
Carisoprodol bleek in een onderzoek met een laag risico op vertekening effectiever dan diazepam.[41] In een tweede onderzoek met een laag risico op vertekening werd geen verschil gevonden tussen carisoprodol en cyclobenzaprine-hydrochloride.[42]

Chlorzoxazone versus tizanidine: in een klein onderzoek (27 patiënten) met een laag risico op vertekening werden geen verschillen in effect gevonden bij patiënten met acute lage rugpijn.[43]

Diazepam: in een klein onderzoek (30 patiënten) met een laag risico op vertekening werden geen verschillen gevonden tussen diazepam en tizanidine wat betreft pijn, functionele status en spierspasmen na zeven dagen.[44] In vergelijking met carisoprodol bleek diazepam in een hoge-kwaliteitsstudie minder effectief ten aanzien van spierspasmen, globaal herstel en functionele status bij acute lage rugpijn.[41]

Tizanidine: Deze spierverslapper werd vergeleken met chlorzoxazone en diazepam in twee kleine studies met een laag risico op vertekening.[43,44] Beide studies vonden geen verschillen ten aanzien van pijn, functionele status en spierspasmen na zeven dagen.

Pridinol mesilate: één studie met een hoog risico op vertekening toonde geen verschil aan tussen deze spierverslapper en thiocolchicoside ten aanzien van pijnvermindering en globaal herstel.[45]

Samenvattend is er matig bewijs dat er geen verschil is in effectiviteit tussen de verschillende spierverslappers.

Spierverslappers versus andere behandelingen
Er werden geen onderzoeken gevonden.

Spierverslappers + NSAID's/analgetica versus placebo + NSAID's/analgetica
Drie onderzoeken met een laag risico op vertekening leverden sterk bewijs (drie onderzoeken; 560 patiënten) dat tizanidine plus analgetica of NSAID's effectiever zijn dan placebo plus analgetica of NSAID's wat betreft pijnreductie op korte termijn en vermindering van spierspasmen na drie tot vier dagen en na zeven tot acht dagen. In twee andere RCT's, één met een laag en één met een hoog risico op vertekening, vond men geen verschil wat betreft globaal effect[46] en/of pijnintensiteit[47]. Wel werden effecten gevonden op het aantal dagen met functionele beperkingen[46] en spierspasmen[47] in het voordeel van de gecombineerde spierverslapper.

Een studie met een laag risico op vertekening toonde geen verschil aan ten aanzien van subjectieve en objectieve uitkomsten tussen diazepam plus calcium-aspirine versus placebo plus calcium-aspirine.[48]

Bijwerkingen
Spierverslappers worden geassocieerd met bijwerkingen, vooral op het centrale zenuwstelsel, met slaperigheid en duizeligheid als de meest voorkomende. Deze effecten worden zowel bij het gebruik van benzodiazepinen als bij het gebruik van non-benzodiazepinen gerapporteerd bij ongeveer zeventig procent van de patiënten. De incidentie van andere bijwerkingen op het centrale zenuwstelsel is laag. De meest voorkomende gastro-intestinale complicatie is misselijkheid, maar het verschil met placebo in de onderzoeken was niet statistisch significant. Vanwege deze bijwerkingen wordt geadviseerd spierverslappers voorzichtig te gebruiken. Er lijkt al risico op afhankelijkheid te zijn na één week behandeling. Het gebruik van chlorzoxazone en chlormezanone kan gepaard gaan met ernstige complicaties. Chlormezanone werd vanwege de ernstige bijwerkingen in 1996 wereldwijd van de markt gehaald.

Recente studies
Enkele recente studies naar de werkzaamheid van spierverslappers ondersteunen de conclusies van de Cochrane-review.

Lahoti (2012) vergeleek in een kleine studie (35 deelnemers) het effect van thiocolchicoside (acenac-mr) in combinatie met aceclofenac (NSAID) en paracetamol versus placebo bij acute lage rugpijn. De combinatiebehandeling was na zeven dagen effectiever dan placebo ten aanzien van pijn en mobiliteit.[49]

Tüzün en collega's vergeleken het effect van intramusculaire injecties met thiocolchicoside (4 mg, 2 ml) twee keer per dag gedurende vijf dagen versus placebo in 149 patiënten met acute lage rugpijn. De interventiegroep vertoonde na vijf dagen betere resultaten ten aanzien van pijn en herstel dan de placebogroep.[50]

Ralph en collega's (2008) vergeleken het effect van carisoprodol 250 mg, driemaal daags gedurende zeven dagen met placebo bij patiënten met acute lage rugpijn. Patiënten in de interventiegroep rapporteerden meer herstel en pijnvermindering dan in de placebogroep.[51]

Chandanwale en collega's (2011) vergeleken het effect van eperisone hydrochloride, een centraal werkende spierverslapper, 150 mg per dag versus placebo gedurende veertien dagen bij 240 patiënten met acute lage rugpijn (met spierspasmen) met significant betere resultaten ten aanzien van globaal herstel in de interventiegroep.[52]

Een andere studie (Cabitza, 2008) vergeleek het effect van eperisone hydrochloride 100 mg driemaal daags met een andere spierverslapper, thiocolchicoside 8 mg tweemaal daags gedurende 12 dagen bij patiënten met acute lage rugpijn. Beide groepen patiënten verbeterde ten aanzien van pijn en beweeglijkheid. Er waren geen significante verschillen.[53]

Conclusie

Er is sterk bewijs dat spierverslappers (niet-benzodiazepinen) effectief zijn wat betreft pijnreductie bij patiënten met acute lage rugpijn. Het bewijs voor de effectiviteit van benzodiazepinen voor acute lage rugpijn is minder overtuigend. Bijwerkingen op het centrale zenuwstelsel, zoals slaperigheid en duizeligheid, worden frequent gerapporteerd, zowel bij gebruik van benzodiazepinen als bij gebruik van non-benzodiazepinen, bij ongeveer zeventig procent van de patiënten.

4.3 De effectiviteit van niet-medicamenteuze behandeling

4.3.1 Acupunctuur

De Cochrane-review (zoekdatum 2003) werd gepubliceerd in 2005 en bevatte 35 onderzoeken.[54] Slechts enkele onderzoeken waren specifiek gericht op acute lage rugpijn. Tevens is meer recent een systematische review verschenen van onderzoek naar het effect van alternatieve behandelingen bij rugpijn, waaronder acupunctuur.[55]

Er is geen studie waarin het effect van acupunctuur vergeleken is met geen behandeling voor acute lage rugpijn.

In één studie (40 deelnemers) met een laag risico op vertekening werd het effect vergeleken van één behandelsessie met bilaterale acupunctuur (SI3 acupunctuurpunt) met een nep-(sham) acupunctuurbehandeling van hetzelfde acupunctuurpunt. Direct na de behandelsessie bleek er geen verschil in effectiviteit ten aanzien van pijn en functie.[56] In één studie (57 deelnemers) met een laag risico op vertekening werd het effect vergeleken tussen acupunctuur en Naproxen 500 mg, 2 keer per dag gedurende 10 dagen. Er werden geen verschillen gevonden ten aanzien van pijn direct na de behandeling, en na korte- en middellangetermijnfollow-up.[57]

In één studie (100 deelnemers) met een hoog risico op vertekening bleek dat de toevoeging van acupunctuur en moxibustion bij Chinese kruidengeneeskunde effectiever was dan Chinese kruidengeneeskunde alleen ten aanzien van pijn en functie bij langetermijnfollow-up.[58]

4.3 · De effectiviteit van niet-medicamenteuze behandeling

De recente review van Furlan en collega's bevat nog twee RCT's bij acute lage rugpijn. De studie van Kennedy en collega's vergeleek acupunctuur met placebo bij acute lage rugpijn en vond geen verschillen ten aanzien van pijn en functioneren.[59] De tweede aanvullende RCT van Eisenberg toonde aan dat er geen verschil was in resultaat van acupunctuur toegevoegd aan standaardzorg versus alleen standaardzorg.[60]

Samenvattend zijn er slechts enkele studies gedaan ter evaluatie van acupunctuur bij acute lage rugpijn. Er is vooralsnog geen duidelijk bewijs voor of tegen de effectiviteit van acupunctuur in vergelijking met nep-acupunctuur of andere behandelingen.

4.3.2 Advies om actief te blijven versus het advies om te rusten in bed

Voor deze interventies waren voorheen twee aparte Cochrane-reviews relevant. Eén review behandelde het advies om actief te blijven en de tweede review behandelde het advies om te rusten in bed. Beide reviews betroffen echter vrijwel dezelfde studies. Immers, de tegengestelde adviezen werden vaak in dezelfde studies onderzocht. Inmiddels is een samengestelde Cochrane-review verschenen waarin de evidence voor beide adviezen wordt samengevat.[61]

Omschrijving en doel van het advies om actief te blijven

Het doel van het advies is het gedrag van de patiënt te veranderen. Patiënten die vanwege de pijnervaring angstig zijn en/of denken dat door beweging of activiteit schade aan de weefsels kan ontstaan, kunnen daardoor inactief worden en overgaan tot een periode van bedrust. Het advies actief te blijven past in de voorlichting aan patiënten over het te verwachten beloop van de klachten en de geruststelling dat er van een specifieke oorzaak van de klachten geen sprake is. Het is derhalve lastig dit advies los te zien van een algemene strategie in het beleid bij acute lage rugpijn. Tevens is de vraag of het advies actief te blijven wel als mono-interventie moet en kan worden onderzocht, omdat het advies in de praktijk vaak deel uitmaakt van uitgebreidere adviezen en informatie, en wordt gecombineerd met bijvoorbeeld het voorschrijven of gebruik pijnstillers.

Omschrijving en doel van bedrust

Bedrust is een traditionele behandeling bij lage rugpijn. Veel patiënten met acute lage rugpijn ervaren (tijdelijk) verlichting van hun klachten wanneer zij op hun rug liggen. Bij een acute hevige pijnepisode is bedrust dan ook veel toegepast als initiële behandeling om pijn te bestrijden. Daarnaast is er op basis van wetenschappelijk onderzoek lange tijd belangstelling geweest voor de intradiscale druk in relatie tot lichaamshoudingen. Hierbij werd gevonden dat er – afhankelijk van de houding van het lichaam (staan, zitten, liggen) – verschillen aantoonbaar zijn in de druk die wordt uitgeoefend op de tussenwervelschijven in de lage rug. Hoewel het niet onomstotelijk is aangetoond, werd daarbij verondersteld dat een verlaagde axiale druk op de tussenwervelschijven gunstig zou zijn bij de behandeling van lage rugpijn.

Intermezzo

Het onderzoek van Malmivaara en collega's is zeer belangrijk geweest voor het inzicht in de effectiviteit van frequent toegepaste behandelingen bij patiënten met acute lage rugpijn.[62]

Het betrof een gerandomiseerde klinische trial die werd uitgevoerd bij 186 werknemers van de gemeente Helsinki (Finland) met acute aspecifieke lage rugpijn. De patiënten werden naar drie groepen gerandomiseerd:

- een bedrustgroep, bestaande uit 67 patiënten, die twee dagen bedrust kregen voorgeschreven;
- een rugoefeningengroep, bestaande uit 52 patiënten, die in een eenmalige sessie een programma met extensie- en laterale oefeningen kregen voorgeschreven door een fysiotherapeut, die daarnaast schriftelijk werden toegelicht;
- een controlegroep, bestaande uit 67 patiënten, die het advies kregen de dagelijkse activiteiten zo veel mogelijk te handhaven.

De klinische uitkomsten en de kosten werden gemeten na drie en twaalf weken.

Na drie en twaalf weken zag men bij de patiënten in de controlegroep een beter herstel dan in de bedrustgroep en in de rugoefeningengroep. Er waren statistisch significante verschillen in het voordeel van de controlegroep wat betreft de duur van de pijn, de intensiteit van de pijn, flexie van de lumbale wervelkolom, subjectief gemeten geschiktheid om te werken, ziektespecifieke functionele status gemeten met de Oswestry Disability Questionnaire en het aantal dagen werkverzuim. Het herstel was het minst snel in de groep die bedrust kreeg voorgeschreven. De kosten bleken niet significant te verschillen tussen de drie groepen.

De conclusie van dit onderzoek was dat bij patiënten met acute lage rugpijn het advies de dagelijkse activiteiten zo veel mogelijk te handhaven, tot een sneller herstel leidt dan het voorschrijven van bedrust of een oefenprogramma.

Effectiviteit

Advies om te rusten in bed versus advies om actief te blijven bij patiënten met acute lage rugpijn

Er waren drie studies beschikbaar voor dit contrast en deze omvatten in totaal 481 patiënten met acute lage rugpijn.[10,62,63]

Pijnintensiteit: kortetermijnverbetering in pijnintensiteit werd gerapporteerd in alle drie studies, maar er werden geen significante verschillen gevonden ten aanzien van pijnvermindering in de meta-analyse van de drie studies (SMD 0,02 (95% BI: -0,16 tot 0,20). Wanneer de studie van Wiesel uit de meta-analyse werd weggelaten (vanwege een hoog risico op vertekening in deze studie en omdat de onderzoekspopulatie uitsluitend uit jonge mannelijke militairen bestond, hetgeen de generaliseerbaarheid bemoeilijkt) werd een statistisch significant verschil gevonden ten gunste van het advies om actief te blijven. Het verschil is echter klein (SMD 0,22 (95% BI: 0,02 tot 0,41) en niet klinisch relevant. Ook na twaalf weken follow-up is er een klein effect in het voordeel van het advies om actief te blijven (SMD 0,25 (95% BI: 0,05 tot 0,45).[62,63]

Functionele status: Wiesel rapporteerde geen veranderingen in functionele status.[10] Pooling van de resultaten van Malmivaara[62] en Rozenberg[63] resulteerde in statistisch significante verschillen ten gunste van actief blijven na vier weken follow-up (SMD 0,29 (95% BI: 0,09 tot 0,49)) en na twaalf weken follow-up (SMD 0,25 (95% BI: 0,02 tot 0,48)). Derhalve is er matig bewijs dat het advies om actief te blijven effectiever is dan het advies om in bed te rusten ten aanzien van verbetering in functionele status.[62,63]

Advies om te rusten in bed versus andere behandelingen

Drie studies (931 deelnemers) waren beschikbaar.[28,62,64] Een van de studies had een hoog risico op vertekening[28] en rapporteerde geen verschil ten aanzien van een samengestelde score voor pijn, beperkingen en een lichamelijk onderzoek tussen bedrust, manipulaties, pijnmedicatie, een rugschool of een placebo. De andere studies hadden een laag risico op vertekening en vergeleken het advies tot bedrust met oefeningen voor acute lage rugpijn.[62,64] Gilbert vond geen significante verschillen ten aanzien van pijn en beperkingen in het dagelijks leven na zes weken, twaalf weken en één jaar follow-up.[64] Malmivaara vond geen verschil in pijn, functionele status of werkverzuim na drie en twaalf weken follow-up.[62] Er is beperkt bewijs dat er geen tot weinig verschil is ten aanzien van pijn, functionele status en werkverzuim tussen het advies om te rusten in bed en oefeningen voor acute lage rugpijn.

Korte versus langere bedrustkuren
Er is één onderzoek met een laag risico op vertekening beschikbaar naar het effect van korte versus langere bedrustkuren bij patiënten met acute lage rugpijn.[65] De onderzoekers rapporteerden geen significant verschil in pijnintensiteit tussen drie dagen bedrust en zeven dagen bedrust.

In een tweede onderzoek met een laag risico op vertekening vond men geen verschil in pijnintensiteit, functionele status en herstel na drie en twaalf weken follow-up bij twee versus zeven dagen bedrust in een gemengde populatie van patiënten met acute lage rugpijn en een radiculair syndroom.[66] In de subgroep van patiënten met betaald werk stelde men vast dat twee dagen bedrust het aantal dagen werkverzuim significant beperkte in vergelijking met zeven dagen bedrust (gemiddeld 3,1 versus gemiddeld 5,6 dagen).

Advies om actief te blijven versus andere behandelingen (dan bedrust)
Een studie met een laag risico op vertekening vergeleek het advies om actief te blijven met oefeningen en vond geen verschil in pijn na drie weken (WMD 0,0 punten (op een elfpuntsschaal) (95% BI: -0,91 tot 0,91)) en twaalf weken (WMD 0,5 punten (95% BI: -0,28 tot 1,28)) follow-up.[62] Er werden wel statistisch significante verschillen in functionele status gevonden in het voordeel van het advies om actief te blijven na vier weken follow-up (WMD 8,6 punten (op een schaal van 0 tot 100) (95% CI: 3,32 tot 13,88)). Maar het verschil was niet meer significant na twaalf weken follow-up (WMD 3,4 punten (95% BI: -1,12 tot 7,92)). Er waren geen significante verschillen ten aanzien van werkverzuim. Er is beperkt bewijs dat oefeningen geen meerwaarde hebben voor patiënten met acute lage rugpijn in vergelijking met het advies om actief te blijven.

Bijwerkingen
In de onderzoeken naar het advies om actief te blijven werden geen bijwerkingen gerapporteerd, en het lijkt niet waarschijnlijk dat een dergelijk advies gepaard gaat met bijwerkingen. Er werden ook geen bijwerkingen gevonden in de onderzoeken naar bedrust. Potentiële bijwerkingen van bedrust in het algemeen zijn gewrichtsstijfheid, verlies van spierkracht, afname van botdichtheid, decubitus en veneuze trombo-embolie. Langdurige bedrust kan leiden tot chronisch disfunctioneren en het herstel bemoeilijken en vertragen.

Conclusie
Er is matig bewijs dat het advies actief te blijven effectiever is dan bedrust bij patiënten met acute lage rugpijn.

4.3.3 Fysische modaliteiten (ultrageluid, elektrotherapie en lasertherapie)

Er is geen Cochrane-review over dit onderwerp voor patiënten met acute lage rugpijn beschikbaar. Er is wel een Cochrane-review over low-level-lasertherapie, maar die blijkt maar één studie te bevatten die (mogelijk) acute lage rugpijn betreft.[67] Hierdoor worden er in de Cochrane-review geen conclusies getrokken over effectiviteit van lasertherapie bij acute lage rugpijn. Wel zijn er systematische reviews gepubliceerd over de toepassing van ultrageluid bij aandoeningen van het bewegingsapparaat[68], elektrotherapie bij aandoeningen van het bewegingsapparaat[69] en lasertherapie bij aandoeningen van het bewegingsapparaat.[70]

Omschrijving en doel van de interventie
Er bestaat een groot aantal interventies, zoals elektrotherapie, ultrageluid en lasertherapie, dat wordt toegepast bij klachten van het bewegingsapparaat, inclusief acute lage rugpijn. De interventies vallen onder de passieve behandelvormen: de therapeut past de interventie toe, de patient ontvangt de behandeling. De behandeling is gericht op de weefsels en heeft bijvoorbeeld als doel het bevorderen van de doorbloeding, het beïnvloeden van zenuwgeleiding en pijnreductie.

Effectiviteit
Van der Windt en collega's beschreven 38 onderzoeken naar de effectiviteit van ultrageluid bij diverse aandoeningen van het bewegingsapparaat.[68] Eén onderzoek had betrekking op patiënten met degeneratieve afwijkingen, inclusief afwijkingen van de lage rug. De reviewers concludeerden dat er weinig bewijs is voor de effectiviteit van ultrageluid bij klachten van het bewegingsapparaat.[68]

Van der Heijden en collega's includeerden elf onderzoeken naar de effectiviteit van elektrotherapie (diadynamisch en ultrareiz, TENS en interferentie) bij lage rugpijn.[69] De reviewers concludeerden dat er onvoldoende bewijs is voor de effectiviteit van elektrotherapie in vergelijking met placebobehandeling, maar ook in vergelijking met andere behandelingen.

De Bie en collega's includeerden 25 onderzoeken, waarvan twee bij patiënten met lage rugpijn (één met een laag en één met een hoog risico op vertekening).[70] In beide onderzoeken kon het effect van lasertherapie niet worden aangetoond.

Bijwerkingen
Bijwerkingen werden niet gerapporteerd. Vanwege het passieve karakter worden deze behandelvormen doorgaans niet aanbevolen.

Conclusie
Er is beperkt onderzoek verricht naar de effectiviteit van ultrageluid, elektrotherapie en lasertherapie bij patiënten met acute lage rugpijn. Bij andere aandoeningen van het bewegingsapparaat konden de effecten van deze behandelingen echter niet worden aangetoond.

4.3.4 Massage

De Cochrane-review (zoekdatum juli 2008) werd gepubliceerd in 2010[71] en bevatte één onderzoek naar acute lage rugklachten, met in totaal 61 patiënten.[72] Daarnaast is er nog een RCT beschikbaar waarin massage als controlegroep is gebruikt ter vergelijking met manipulatie.[73]

Omschrijving en doel van de interventie
Massage wordt veel toegepast als methode voor pijnreductie en als hulp bij ontspanning. Bovendien zorgt massage in het algemeen voor 'een goed gevoel' en verhoogt de behandeling het gevoel goede zorg te ontvangen. Daarnaast zijn er theorieën dat door middel van massage endorfine wordt vrijgemaakt, waardoor de pijndrempel van patiënten wordt verhoogd.

Kenmerken van het onderzoek

De Cochrane-review bevat een studie naar massage (elektrische stimulatie van acupunctuurpunten gevolgd door acupressuur met aromatische lavendelolie) versus standaardzorg bij patiënten (97% vrouwen) met subacute lage rugpijn in Hong Kong.[72]

Er is zoals gezegd nog één onderzoek beschikbaar waarin massage bij acute lage rug pijn is onderzocht.[73] In dit onderzoek werd de massagegroep gebruikt als controlegroep bij de evaluatie van het effect van manipulatie.

Effectiviteit

Massage versus manipulatie: het onderzoek van Godfrey en collega's – met een hoog risico op vertekening – toonde geen verschil tussen de massagegroep en de manipulatiegroep na afloop van de interventieperiode. In beide groepen was er een snel herstel na twee tot drie weken.[73]

In een studie[72] met een hoog risico op vertekening bleek een behandeling met acupressuurmassage toegevoegd aan standaardzorg (niet nader omschreven) effectiever voor pijnvermindering op de korte termijn dan alleen standaardzorg (39% meer pijnreductie na 1 week). Ten aanzien van functioneren en werkverzuim werden geen verschillen gevonden.

Bijwerkingen

Bijwerkingen werden niet gerapporteerd.

4.3.5 Manuele therapie (manipulatie van de wervelkolom)

De Cochrane-review (zoekdatum maart 2011) werd gepubliceerd in 2012 en bevat twintig onderzoeken (2674 deelnemers) naar acute aspecifieke lage rugklachten.[74]

Omschrijving en doel van de interventie

Manuele therapie is specifiek gericht op het herstellen en verbeteren van de beweeglijkheid van de gewrichten, in het bijzonder in de lumbale wervelkolom. In de literatuur wordt onderscheid gemaakt tussen zachtere mobilisatietechnieken en hardere manipulatietechnieken. Bij deze laatste vorm (de zogenoemde *high velocity thrust*) is doorgaans een knappend geluid hoorbaar in het gewricht. In Nederland wordt manipulatie toegepast door manueel therapeuten en chiropractors en door orthomanueel geneeskundigen. In deze paragraaf wordt niet naar de effectiviteit van de verschillende beroepsgroepen gekeken, maar naar de effectiviteit van de interventie zelf, ongeacht door wie die wordt toegepast.

Kenmerken van de onderzoeken

Er werden twintig gerandomiseerde onderzoeken gevonden. Zes studies (30% van alle geïncludeerde studies) hadden een laag risico op vertekening. De effectiviteit van manipulaties werd beoordeeld voor de volgende contrastenmanipulatie versus 1) inerte (niet-werkzame) interventies 2) nep-(*sham*) manipulatie, 3) andere behandelingen, en 4) manipulatie als aanvullende behandeling,
1. Zeven studies vergeleken manipulatie met inerte interventies (voorlichtingsfolder[75], niet-werkend ultrageluid en koude pakkingen[76], niet-werkend ultrageluid[77], niet-werkende ultrakortegolfbehandeling[78], anti oedeem-gel over de lumbale regio[28], bedrust[28], en ultrakortegolfbehandeling.[79,80]
2. Een studie vergeleek manipulatie met nepmanipulatie.[81]

3. Acht studies vergeleken manipulatie met andere interventies (oefeningen[82,83], fysiotherapie[28,75,79,84,85], massage[86], huisartsenzorg inclusief voorschrijven van NSAID's of paracetamol[28,83], en rugschool[28,79]).
4. Vier studies vergeleken het effect van manipulatie als toevoeging aan andere behandelingen (huisartsenzorg inclusief advies over houding, oefeningen en vermijding van werkstress[78], medicatie naar behoefte[88], oefeningen[89] en fysiotherapie[90]).
5. Drie studies vergeleken verschillende manipulatietechnieken onderling.[91,92,93]

Effectiviteit
Manipulatie versus inerte (niet-werkzame) interventies

Gegevens werden gepoold van twee studies met een laag risico op vertekening[75,77] en drie studies met een hoog risico op vertekening[76,79,80]. Ten aanzien van pijn was er geen significant verschil tussen manipulatie en de inerte behandelingen na één week follow-up (MD 0,14, 95% CI -0,69 tot 0,96). Eén studie toonde aan dat manipulatie significant betere resultaten had na één en drie maanden follow-up (MD -1,20, 95% BI -2,01 tot -0,39; MD -1,20, 95% BI -2,11 tot -0,29, respectievelijk).[75]

Ten aanzien van de functionele status toonden twee studies[75,76] aan dat manipulatie niet significant beter was dan inerte behandelingen na één week follow-up (SMD -0,08, 95% BI -0,37 tot 0,21), en één studie toonde aan dat manipulatie niet significant beter was na één en drie maanden follow-up (SMD -0,27, 95% BI -0,58 tot 0,04; SMD -0,28, 95% BI -0,59 tot 0,02, respectievelijk).[75]

Ten aanzien van herstel waren er twee studies[77,80] met wisselende uitkomsten na één week follow-up. De relatief grote, studie[77] met een laag risico op vertekening suggereerde betere resultaten van de inerte behandeling (RR 0,74, 95% BI 0,50 tot 1,09) terwijl de kleine studie van Rasmussen betere resultaten van manipulatie suggereerde (RR 3,50, 95% BI 0,91 tot 13,53).[80] De studie van Hancock toonde aan dat manipulatie niet beter was na één en drie maanden follow-up (RR 0,98, 95% BI 0,86 tot 1,11; RR 1,00, 95% BI 0,98 tot 1,02).[77]

Manipulatie versus nepmanipulatie

Een studie met een hoog risico op vertekening vergeleek manipulatie met een nepmanipulatiebehandeling en vond geen verschil na één maand follow-up voor pijn en functionele status, respectievelijk (MD -0,50, 95% BI -1,39 tot 0,39; SMD -0,35, 95% BI -0,76 tot 0,06).[81]

Manipulatie versus andere interventies

Er waren gegevens beschikbaar van één studie met een laag[75] en zes studies met een hoog risico op vertekening.[79,80,82,84-86] Ten aanzien van pijn bleek manipulatie niet beter (drie studies) dan andere behandelingen na één week follow-up (MD 0,06, 95% BI -0,53 tot 0,65), niet na één maand follow-up (drie studies) (MD -0,15, 95% CI -0,49 tot 0,18) en ook niet na drie tot zes maanden follow-up (twee studies) (MD -0,20, 95% CI -1,13 tot 0,73). Voor de uitkomsten functionele status, herstel, werkverzuim zijn vergelijkbare resultaten gevonden als voor de uitkomstmaat pijn, namelijk geen verschil in effect op de korte en lange termijn.

Manipulatie plus een andere interventie versus alleen de andere interventie

Er zijn gegevens beschikbaar van een studie met een laag[88] en twee studies met een hoog risico op vertekening.[87,89] Ten aanzien van pijn was er geen verschil na één week en na drie tot zes maanden follow-up (MD 0,84, 95% BI -0,04 tot 1,72; MD 0,65, 95% BI -0,32 tot 1,62, respectievelijk).

Voor de uitkomst functionele status tonen twee studies aan dat de combinatie van manipulatie met een andere behandeling beter is dan alleen de andere behandeling na één week follow-up (SMD -0,41, 95% BI -0,73 tot -0,10). Na één maand en drie maanden is er geen significant verschil meer.[87,89]

Ten aanzien van herstel worden er conflicterende resultaten gerapporteerd. De studie met een laag risico op vertekening vond geen verschil na één week en na drie tot zes maanden follow-up.[88] Twee studies met een hoog risico op vertekening rapporteerden een significant effect in het voordeel van manipulatie na één maand[89] en conflicterende en niet-significante verschillen na drie tot zes maanden.[87] Ten aanzien van werkverzuim toonde één studie met een hoog risico op vertekening geen significante verschillen (RR 1,21, 95% BI 0,99 tot 1,47).[89]

Bijwerkingen
Het risico op ernstige complicaties is laag, mits de manipulatie door een ervaren therapeut wordt uitgevoerd (geschat risico op cauda-equinasyndroom minder dan 1 op 1.000.000). Ernstige of progressieve neurologische uitval wordt gezien als contra-indicatie voor manipulatie van de wervelkolom.[94]

Conclusie
Manipulatie is op korte termijn niet effectiever dan inerte behandelingen, nepmanipulatie, of als aanvullende behandeling wat betreft pijnreductie of verbetering van de functionele status bij patiënten met acute lage rugpijn. Er zijn ook geen verschillen gevonden in vergelijking met andere gangbare behandelingen wat betreft pijn en functioneren op korte en lange termijn.

4.3.6 Multidisciplinaire behandeling

De Cochrane-review (zoekdatum januari 2003) werd gepubliceerd in 2008 en bevatte twee onderzoeken naar subacute aspecifieke lage rugklachten, met in totaal 233 patiënten.[95]

Omschrijving en doel van de interventie
De behandeling heeft als doel chroniciteit en blijvend disfunctioneren te voorkomen. Naast de fysieke interventies worden ook psychologische, gedragsmatige en educatieve interventies toegepast. Belangrijk aandachtspunt is het functioneren van de patiënt. Daarom wordt ook veel aandacht besteed aan het werk en aan eventuele barrières die terugkeer naar het werk of normale activiteiten in de weg staan. De multidisciplinaire interventie sluit nauw aan bij het biopsychosociale model van chronische lage rugpijn.

Kenmerken van de onderzoeken
Er zijn slechts twee onderzoeken met een hoog risico op vertekening waarin de effectiviteit van multidisciplinaire interventies bij patiënten met subacute lage rugpijn is bestudeerd.[96,97] In beide onderzoeken betrof het werknemerspopulaties met een aantal weken ziekteverzuim vanwege lage rugpijn.

Effectiviteit
Beide onderzoeken met een hoog risico op vertekening rapporteerden een positief resultaat van de multidisciplinaire interventie voor werknemers met subacute lage rugpijn. Er werden effecten gevonden wat betreft eerdere werkhervatting, minder ziekteverzuim en verlichting van ervaren beperkingen.

Bijwerkingen
In de onderzoeken werden geen bijwerkingen gerapporteerd.

> **Intermezzo**
>
> Een onderzoek dat een grote impact heeft gehad op de huidige behandeling van patiënten met subacute lage rugpijn is dat van Lindstrom en collega's.[96] Het betrof een gerandomiseerde klinische trial die werd uitgevoerd bij 103 industriële werknemers in Zweden met subacute aspecifieke lage rugpijn, die er inmiddels acht weken werkverzuim op hadden zitten.
> De patiënten werden gerandomiseerd naar twee groepen: een graded-activity-groep (51 patiënten) en een controlegroep die de gebruikelijke zorg ontving (52 patiënten).
> Het graded-activity-programma bestond uit vier onderdelen:
> - meting van de functionele capaciteit;
> - een bezoek aan de werkplek;
> - voorlichting middels een rugschool;
> - een individueel, submaximaal, stapsgewijs toenemend oefenprogramma met een operant-geconditioneerd gedragsmatige benadering, gebaseerd op de testresultaten en de werkbelasting van de patiënt.
>
> De patiënten uit de graded-activity-groep gingen significant eerder aan het werk dan de patiënten uit de controlegroep. In de follow-upperiode was het verzuim wegens rugklachten in de graded-activity-groep gemiddeld 12,1 weken, terwijl dit in de controlegroep gemiddeld 19,6 weken was. De auteurs concludeerden dat men patiënten met subacute lage rugpijn met het graded-activity-programma weer sneller functioneel aan het werk krijgt en dat ook het langdurig verzuim vermindert.
> Het is nog niet precies bekend bij welke patiëntengroepen graded activity werkzaam is. Ook zijn er nog vele vragen over de werkzame componenten van het graded-activity-programma. Het onderzoek naar deze vragen is nog in volle gang. Vanwege de veelbelovende resultaten en omdat graded activity in het huidige breed geaccepteerde biopsychosociale model past, heeft het programma inmiddels een plaats gekregen in de dagelijkse praktijk.

4.3.7 Oefentherapie

De Cochrane-review (zoekdatum oktober 2004) werd gepubliceerd in 2005 en bevatte zeventien (elf acute, zes subacute) onderzoeken naar acute aspecifieke lage rugklachten.[98]

Omschrijving en doel van de interventie

Met oefentherapie worden verschillende behandeldoelen nagestreefd, zoals versterking van rug- en/of buikspieren of verhoging van de algehele fitheid. Ook het verbeteren van coördinatie en balans kan een behandeldoel zijn. Er zijn ook oefentherapieën die zich specifiek richten op werkomstandigheden (*work hardening*), maar ook op de uitvoering van algemeen dagelijkse activiteiten. Van recenter datum is de aandacht voor zogenoemde graded-activity-oefenprogramma's. Het doel hiervan is het stapsgewijs opbouwen van activiteiten van de patiënt. Deze programma's hebben een belangrijke gedragsmatige component, en informatie en advies spelen een belangrijke rol.

Kenmerken van de onderzoeken

In totaal zijn er zeventien onderzoeken, waarvan er elf (1192 patiënten) betrekking hebben op acute lage rugpijn met een duur van korter dan zes weken. De andere zes onderzoeken betreffen patiënten met subacute lage rugklachten met een duur tussen zes en twaalf weken.

Effectiviteit

Oefentherapie versus andere behandelingen bij acute lage rugpijn

Tien van de elf studies (1192 deelnemers) hadden andere behandelingen als controle. De studies toonden conflicterende resultaten. Eén studie met een laag risico op vertekening uitgevoerd in een bedrijfssetting rapporteerde dat mobiliserende thuisoefeningen minder effectief waren dan standaardzorg. Eén studie met een hoog risico op vertekening vond dat een door een therapeut begeleid uithoudingsprogramma het kortetermijnfunctioneren verbeterde ten opzicht van geen behandeling. Van de overige acht studies met een hoog risico op vertekening vonden zes studies geen verschil in effect of klinisch relevante verschillen tussen oefentherapie en standaardzorg of geen behandeling. De resultaten van twee andere studies waren onduidelijk.

De gepoolde analyse van studies met adequate numerieke data toonde geen verschil in kortetermijnpijnvermindering tussen oefentherapie en geen behandeling (drie studies) met een effect van −0,59 punten (BI, −12,69 tot 11,51 points) op een schaal van 0 tot 100 punten. Er was ook geen verschil in kortetermijneffect ten aanzien van pijnvermindering tussen oefentherapie versus andere conservatieve behandelingen (7 studies) (0,31 punten; BI, -0,10 tot 0,72 punten). Ook ten aanzien van functionele uitkomsten bleek oefentherapie niet tot statistisch significante verbeteringen te leiden.

Oefentherapie versus andere behandelingen bij subacute lage rugpijn

Zes studies (881 deelnemers) vergeleken oefentherapie met andere behandelingen bij patiënten met subacute lage rugpijn. Eén studie met een laag en één studie met een hoog risico op vertekening vonden minder werkverzuim bij patiënten behandeld met een graded activity-behandeling op de werkplek in vergelijking met standaardzorg. Een studie met een hoog risico op vertekening vond verbeterd functioneren na een behandeling met oefentherapie gecombineerd met een gedragsmatige behandeling in vergelijking met standaardzorg.[47]

Meta-analyse van pijn bij korttermijnfollow-up (vijf studies) toonde een gepoold (gewogen) gemiddeld verschil in pijnscore van 1,89 punten (BI, −1,13 tot 4,91 punten) in vergelijking met andere behandelingen. De gepoolde analyse van vier studies ten aanzien van functionele uitkomsten toonde een gemiddeld verschil van 1,07 punten (BI, −3,18 tot 5,32 punten) in vergelijking met andere behandelingen.

Bijwerkingen

Bijwerkingen werden niet gerapporteerd.

Conclusie

Er is matig bewijs dat specifieke oefeningen (bijv. flexie-, extensie-, aerobe of spierversterkende oefeningen) niet zinvol zijn bij de behandeling van acute lage rugpijn. Er is beperkt bewijs dat graded-activity-oefenprogramma's effectief zijn voor patiënten met subacute lage rugpijn in een bedrijfssetting.

4.3.8 Ruggordels

De Cochrane-review (zoekdatum december 2006) werd gepubliceerd in 2010 en bevatte zeven studies naar het therapeutisch effect van ruggordels, maar geen enkel onderzoek naar acute aspecifieke lage rugpijn.[99] Drie studies betroffen uitsluitend patiënten met chronische rugpijn, vier studies betroffen een mix van acuut, subacuut en chronische rugpijn en in één studie was de duur van de klachten onbekend.

Omschrijving en doel van de interventie
Ruggordels worden verondersteld houdingsafwijkingen te corrigeren, beweging te beperken, de wervelkolom te stabiliseren, mechanische overbelasting van de wervelkolom te voorkomen en warmte te verzorgen. Er is echter weinig wetenschappelijke onderbouwing van deze potentiële werkingsmechanismen.

Effectiviteit
Er werd geen enkele RCT gevonden waarin ruggordels werden vergeleken met placebo, geen behandeling of een andere behandeling. De effectiviteit van ruggordels bij de behandeling van acute lage rugpijn is derhalve onbekend.

Bijwerkingen
De review rapporteerde geen bijwerkingen.

4.3.9 Rugscholen

De Cochrane-review (zoekdatum oktober 2004) werd gepubliceerd in 2004 en bevatte vier onderzoeken naar acute en subacute aspecifieke lage rugpijn.[100] Eén onderzoek is toegevoegd.[102,103]

Omschrijving en doel van de interventie
De oorspronkelijke 'Zweedse rugschool' werd in 1969 geïntroduceerd door Zachrisson-Forsell. Het oorspronkelijke doel van de Zweedse rugschool was rugklachten te verminderen en recidieven te voorkomen.[101] De Zweedse rugschool bestond uit informatie over de anatomie van de rug, biomechanica, optimale houding, ergonomie en oefeningen voor de rug, en werd gegeven in vier groepssessies van 45 minuten gedurende een periode van twee weken. Sinds de introductie van dit concept zijn er vele varianten verschenen. De inhoud en de duur van de huidige rugscholen in Nederland variëren enorm.

Kenmerken van de onderzoeken
In vijf onderzoeken werden patiënten met acute en subacute lage rugpijn geïncludeerd.[79,102-106] De rugschoolinterventie varieerde aanzienlijk in deze onderzoeken. Leclaire en collega's onderzochten een rugschool met voorlichtingsvideo's, leefstijladviezen en flexie-oefeningen tot acht weken na de baseline.[106] Stankovic en Johnell onderzochten een minirugschool, die slechts bestond uit een sessie van 45 minuten zonder oefeningen.[104] Dit onderzoek wordt hier buiten beschouwing gelaten. De vier overige onderzoeken worden besproken.

Effectiviteit
Rugscholen versus wachtlijstcontroles of 'placebo'-interventies
Slechts in één onderzoek bij patiënten met acute lage rugpijn werd de rugschool vergeleken met een 'placebo', namelijk ultrakortegolftherapie in de laagste intensiteit.[79] De onderzoekers rapporteerden voor de rugschoolinterventie een beter herstel op korte termijn en een snellere werkhervatting. Derhalve is er beperkt bewijs wat betreft het kortetermijneffect van rugscholen bij acute lage rugpijn. Er werden geen verschillen gevonden in effecten op de lange termijn.

Rugschool versus andere behandelingen
In twee onderzoeken met een laag risico op vertekening vergeleek men een rugschoolinterventie met andere behandelingen bij acute en subacute lage rugpijn.[102,103,105] De resultaten waren

tegenstrijdig. In een onderzoek met een laag risico op vertekening werden positieve resultaten op de middellange termijn gerapporteerd.[102,103] In het andere onderzoek met een laag risico op vertekening bij 170 patiënten werden geen significante verschillen gerapporteerd tussen de standaardinterventie + NSAID's + rugschoolinterventie versus een groep die alleen de standaardinterventie + NSAID's kreeg.[106]

In een onderzoek met een hoog risico op vertekening rapporteerde men geen verschil in korte- en langetermijnresultaten tussen rugschool en fysiotherapie.[79] In een tweede onderzoek met een hoog risico op vertekening (56 patiënten) rapporteerde men geen verschil op korte termijn tussen een groep die een rugschoolinterventie kreeg en een groep die advies en analgetica kreeg.[105]

Er is tegenstrijdig bewijs over de effectiviteit van rugscholen in vergelijking met andere behandelingen bij acute lage rugpijn.

Bijwerkingen
Bijwerkingen werden niet gerapporteerd.

4.3.10 Transcutane elektrische zenuwstimulatie (TENS)

De Cochrane-review (zoekdatum juli 2007) werd gepubliceerd in 2008 en bevatte alleen placebogecontroleerde onderzoeken bij patiënten met chronische lage rugklachten.[107] Er zijn twee aanvullende onderzoeken gevonden.

Omschrijving en doel van de interventie
TENS is een therapeutische, niet-invasieve modaliteit die voornamelijk wordt gebruikt voor pijnreductie door elektrische stimulatie van perifere zenuwen via elektroden die op de huid worden bevestigd. TENS bestaat al ongeveer dertig jaar. De ontwikkeling en de toepassing van TENS waren gebaseerd op de *gate-control*-theorie. Volgens deze theorie genereert het TENS-mechanisme neuroregulatoire perifere en centrale effecten die transmissie van pijnsignalen moduleren. Verondersteld werd dat hoge-intensiteit-TENS effectiever is in het faciliteren van deze mechanismen. In de dagelijkse praktijk wordt TENS echter in verschillende vormen toegepast: hoge frequentie, lage frequentie, *burst*-frequentie en hyperstimulatie.

Effectiviteit
Er werden twee gerandomiseerde onderzoeken gevonden. In één klein onderzoek (n=58) vergeleek men een behandelprogramma + TENS met alleen het behandelprogramma.[108] Daarbij werden geen verschillen in pijn en functionele status gevonden. In het andere kleine onderzoek vergeleek men TENS met paracetamol.[11] In dit onderzoek werd in de TENS-groep na zes weken een significant grotere afname van pijn en een toename van mobiliteit gevonden.

Bijwerkingen
In deze onderzoeken werden geen bijwerkingen gerapporteerd.

Conclusie
Er is tegenstrijdig bewijs wat betreft de effectiviteit van TENS bij de behandeling van acute lage rugpijn.

4.3.11 Tractie

De Cochrane-review over de effectiviteit van tractie (zoekdatum januari 2007) werd in 2007 gepubliceerd.[109] Er werden 25 studies (2206 deelnemers) geïncludeerd in de review, maar slechts één studie betrof patiënten met subacute lage rugpijn.[110] Alle andere studies betroffen ofwel chronische lage rugpijn of een mix van acuut, subacuut en chronisch. Tevens bestonden de onderzoekspopulaties uit een mix van patiënten met en zonder sciatica.

Omschrijving en doel van de interventie
Door het uitoefenen van tractiekracht op de lage wervelkolom wordt getracht de beweeglijkheid van de gewrichten te verbeteren. Veelgebruikte vormen van tractie zijn mechanische tractie (waarbij de trekkracht elektrisch wordt gestuurd), manuele tractie (waarbij de trekkracht handmatig wordt toegepast) en autotractie (waarbij de patiënt zelf de trekkracht controleert). De kracht kan continu of intermitterend worden toegepast.

Acute lage rugpijn
De studie van Konrad met een hoog risico op vertekening vergeleek onderwatertractie met twee andere onderwaterbehandelingen (massage en balneotherapie) en een controlegroep zonder behandeling in een gemengde groep van subacute lage rugpijn met en zonder sciatica. De drie groepen met de onderwaterbehandeling verbeterden significant ten aanzien van pijn en analgeticaconsumptie, en de controlegroep niet. De auteurs concludeerden dat er geen significante verschillen waren tussen de drie behandelingen maar dat na één jaar follow-up de analgeticaconsumptie significant lager was dan in de controlegroep. Echter, omdat er geen verschillen tussen de groepen worden gepresenteerd en ook de naamgeving van de groepen in het artikel inconsistent is, kunnen op basis van deze studie geen valide conclusies worden getrokken.[110]

Bijwerkingen
In deze onderzoeken werden geen bijwerkingen gerapporteerd.

Conclusie
Er is tegenstrijdig bewijs over de effectiviteit van tractie bij de behandeling van acute lage rugpijn. In de onderzoeken in gemengde populaties van patiënten met acute en chronische lage rugpijn is er echter vrijwel geen verschil in effect tussen de tractie- en de controlegroepen.

4.4 Discussie

4.4.1 Selectie van de onderzoeken

Cruciaal voor de validiteit van een systematisch literatuuronderzoek is de identificatie van alle relevante onderzoeken. Het opnemen van slechts een deel van alle beschikbare onderzoeken kan leiden tot vertekening van de resultaten (bias). In het duidelijkste geval zal het betrekken van uitsluitend de onderzoeken met een positief effect van een bepaalde behandeling bij lage rugpijn en het negeren van alle onderzoeken met een negatief effect, kunnen leiden tot onjuiste conclusies en aanbevelingen.

Selectieve opname van onderzoek met positieve of negatieve resultaten kan zich bijvoorbeeld voordoen in een systematisch literatuuronderzoek waarbij alleen onderzoeken worden betrokken die in het Engels zijn gepubliceerd. Hoewel er door ons, maar ook in de Cochranereviews gezocht is naar onderzoek dat, afhankelijk van de internationale samenwerking bij een bepaald literatuuronderzoek, in het Duits, Frans, Zweeds, Fins of Nederlands was gepubliceerd, werden er voornamelijk Engelstalige publicaties gevonden. Omdat veel niet-Engelstalige wetenschappelijke tijdschriften niet geïndexeerd zijn in Medline en Embase, zijn waarschijnlijk aanvullende stappen nodig om niet-Engelstalig onderzoek te achterhalen, zoals zoeken in nationale databestanden (indien die beschikbaar zijn), aanschrijven van nationale experts of handmatig doorzoeken van anderstalige tijdschriften en congresverslagen. De verwachting is dat aanvulling met niet-Engelstalige gerandomiseerde onderzoeken, indien beschikbaar, niet zal leiden tot grote veranderingen in de conclusies over de effectiviteit van niet-operatieve behandelingen.

4.4.2 Methodologische kwaliteit

Ongeveer tweederde van de gerandomiseerde onderzoeken naar niet-operatieve behandelingen van lage rugpijn zijn van matige of slechte methodologische kwaliteit. De kwaliteit van de onderzoeken naar medicamenteuze behandelingen is in het algemeen beter dan die van de onderzoeken naar niet-medicamenteuze behandelingen, zoals oefentherapie, manipulatie, rugscholing, gedragstherapie of acupunctuur. De meest voorkomende methodologische tekortkomingen zijn een inadequate randomisatieprocedure, het ontbreken van blindering van patiënten, behandelaars en uitkomstmetingen, en een inadequate beschrijving van uitvallers met de reden van uitval. Er is een duidelijke trend dat de methodologische kwaliteit van onderzoek dat gepubliceerd is na 1990, aanzienlijk hoger is dan van eerder onderzoek. Deze positieve ontwikkeling zou deels kunnen samenhangen met het feit dat er in de afgelopen decennia veel systematische literatuuronderzoeken gepubliceerd zijn op het gebied van lage rugpijn, waarin de methodologische tekortkomingen van eerdere onderzoeken uitvoerig zijn besproken. Recent zijn er ook richtlijnen ontwikkeld voor de rapportage van gerandomiseerd onderzoek, die door verschillende vooraanstaande medische tijdschriften (zoals *The Lancet*, *British Medical Journal* en *New England Journal of Medicine*) zijn overgenomen en die zijn opgenomen in de instructies voor auteurs. Mogelijk kan dit ook een bijdrage leveren aan het verbeteren van de methodologische kwaliteit van toekomstig gerandomiseerd onderzoek.

Een probleem bij de beoordeling van het risico op vertekening van de trials in een systematisch literatuuronderzoek is dat de kwaliteit van een publicatie van een onderzoek niet altijd gelijk is aan de kwaliteit van het onderzoek zelf. Hoewel het niet altijd eenvoudig en zeker tijdrovend is als onderzoek al een aantal jaren geleden gepubliceerd is, lijkt het aanschrijven van auteurs met het verzoek om aanvullende informatie een goede manier om vertekening van de resultaten van een systematisch literatuuronderzoek te reduceren.

4.5 Conclusies

Ondanks de grote verscheidenheid aan niet-operatieve behandelingen die veelvuldig worden toegepast en voorgeschreven bij acute lage rugpijn, is er slechts voor een gering aantal interventies sterk bewijs voor de effectiviteit: het advies actief te blijven, NSAID's en spierverslappers.

4.6 Aanbevelingen voor de praktijk

In het kader van *evidence-based medicine* lijkt het raadzaam beslissingen in de dagelijkse praktijk te baseren op wetenschappelijk bewijs, klinische ervaring en verwachtingen en voorkeuren van patiënten. Bij de behandeling van patiënten met acute lage rugpijn lijkt het advies actief te blijven het zinvolst. Pijnmedicatie kan, indien nodig, worden voorgeschreven.

Effectiviteit van behandelingen bij acute lage rugpijn
- Er worden bij acute lage rugpijn vele soorten behandeling gebruikt.
- Er is sterk bewijs dat het advies actief te blijven, ontstekingsremmers en spierverslappers effectieve behandelingen zijn.
- Effecten zijn vaak gering en van korte duur.
- Er is sterk bewijs dat bedrust geen effectieve behandeling is.
- Van veel behandelingen is nog niet bekend of ze effectief of ineffectief zijn bij acute lage rugpijn.

- Bijlage 4.1 Resultaten van systematisch onderzoek naar de effectiviteit van niet-operatieve behandelingen bij acute lage rugpijn (tabel 4.1)

Tabel 4.1 Resultaten van systematisch onderzoek naar de effectiviteit van niet-operatieve behandelingen bij acute lage rugpijn

interventie	aantal onderzoeken	controle-interventie	resultaten
acupunctuur (Furlan 2005,2012)[54,55]	2	placebo/nep-acupunctuur	geen verschil
	3	gebruikelijke zorg, NSAID's, kruidengeneeskunde	geen tot nauwelijks verschil
advies actief te blijven (Dahm 2010)[61]	3	bedrust	sneller herstel t.a.v. functionele status
	1	oefeningen	geen verschil in pijn, betere functionele status
bedrust (Dahm 2010)[61]	3	andere behandelingen	geen tot weinig verschil
	2	kort (2/3d) versus lang (7d)	geen verschil pijn en functioneren, minder werkverzuim bij korte bedrust
analgetica (Roelofs 2008)[5]	0	placebo's	
	5	NSAID's	geen verschil in pijnintensiteit of herstel
fysische modaliteiten:			
ultrageluid (van der Windt 1999)[68]	1	andere behandelingen	geen verschil

4.6 · Aanbevelingen voor de praktijk

Tabel 4.1 Vervolg

interventie	aantal onderzoeken	controle-interventie	resultaten
elektrotherapie (Van der Heijden 1999)[69]	11	andere behandelingen	geen verschil
lasertherapie (De Bie 1998)[70]	2	andere behandelingen	geen verschil
TENS (Khadilkar 2008)[107]	2	paracetamol/andere behandeling	tegenstrijdige resultaten
oefentherapie (Hayden 2005)[98]	11	andere (inclusief geen) behandeling (acute rugpijn)	geen verschil in pijnintensiteit; functionele status en algehele verbetering
	6	standaardzorg (subacute rugpijn)	graded activity minder verzuim in bedrijfsetting
rugschool (Heymans 2004)[100]	1	'placebo'/ geen behandeling	sneller herstel; geen verschil in pijnreductie; betere fysieke uitkomsten
	4	andere behandeling	tegenstrijdige resultaten
Ruggordel	geen		geen bewijs beschikbaar
massage (Furlan 2008)[71]	1	manipulatie	geen verschil in pijnintensiteit
	1	gebruikelijke zorg	meer pijnreductie, geen verschil functioneren, werkverzuim
multidisciplinaire behandeling (Karjalainen 2001)[95]	2	gebruikelijke zorg (subacuut)	snellere werkhervatting; minder verzuim
spierverslappers (Van Tulder 2004)[30]	1	benzodiazepinen versus placebo	betere pijnreductie en algehele verbetering op korte termijn; meer bijwerkingen op het centrale zenuwstelsel
	8	niet-benzodiazepinen versus placebo	betere pijnreductie en algehele verbetering op korte termijn; meer bijwerkingen op het centrale zenuwstelsel
	2	antispasmodica versus placebo	betere pijnreductie op korte termijn
NSAID's (Roelofs 2008)[5]	11	placebo	meer algehele verbetering; minder analgeticagebruik; inconsistente bevindingen voor pijnreductie
	7	andere medicatie	geen verschil
	5	paracetamol / acetaminophen	geen verschil in pijnintensiteit of herstel

● **Tabel 4.1** Vervolg

interventie	aantal onderzoeken	controle-interventie	resultaten
manuele therapie (Rubinstein 2012)[74]	1	nep-manipulatie	geen verschil in pijn en functionele status
	8	andere behandelingen	geen verschil in pijn en functionele status
	7	niet-werkzame behandelingen	geen verschil in pijn en functionele status
Tractie (Clarke 2007)[109]	2	andere behandelingen, inclusief geen behandeling	tegenstrijdige resultaten

- **Bijlage 4.2 Schematisch overzicht van het bewijs van effectiviteit van niet-operatieve behandelingen bij acute lage rugpijn** (● tabel 4.2)

● **Tabel 4.2** Schematisch overzicht van het bewijs van effectiviteit van niet-operatieve behandelingen bij acute lage rugpijn

sterk bewijs voor effectiviteit	– advies actief te blijven
	– ontstekingsremmers (NSAID's)
	– spierverslappers
matig bewijs voor effectiviteit	– analgetica
	– graded activity (subacuut)
effectiviteit onduidelijk (geen, beperkt of tegenstrijdig bewijs voor effectiviteit)	– acupunctuur
	– manipulatie
	– fysische modaliteiten
	– massage
	– multidisciplinaire programma's
	– ruggordel
	– rugscholen
	– TENS
	– tilgordels
	– tractie
matig bewijs voor ineffectiviteit	– oefentherapie (acuut)
	– bedrust
sterk bewijs voor ineffectiviteit	– geen

Literatuur

1. Deyo RA, Battie M, Beurskens AJHM, Bombardier C, Croft P, Koes B, et al. Outcome measures for low back pain research: a proposal for standardized use. Spine 1998;23:2003–13.
2. Tulder MW van, Assendelft WJJ, Koes BW, et al. Method guidelines for systematic reviews in the Cochrane Collaboration Back Review Group for spinal disorders. Spine 1997;22:2323–30.
3. Tulder MW van, Furlan A, Bouter LM, Bombardier C, and the Editorial Board of the Cochrane Back Review Group. Updated method guidelines for systematic reviews in the Cochrane Collaboration Back Review Group. Spine 2003;28:1290–9.
4. Furlan AD, Pennick V, Bombardier C, van Tulder M; Editorial Board, Cochrane Back Review Group. 2009 updated method guidelines for systematic reviews in the Cochrane Back Review Group. Spine (Phila Pa 1976). 2009 Aug 15;34(18):1929–41.
5. Roelofs PDDM, Deyo RA, Koes BW, Scholten RJPM, van Tulder MW. Non-steroidal anti-inflammatory drugs for low back pain. Cochrane Database of Systematic Reviews 2008, Issue 1. Art. No.: CD000396. DOI: 10.1002/14651858.CD000396.pub3.
6. Evans DP, Burke MS, Newcombe RG. Medicines of choice in low back pain. Cur Med Res Opin 1980;6:540–7.
7. Milgrom C, Finestone A, Lev B, Wiener M, Floman Y. Overexertional lumbar and thoracic back pain among recruits: a prospective study of risk factors and treatment regimens. J Spinal Dis 1993;6:187–93.
8. Muckle DS. Flurbiprofen for the treatment of soft tissue trauma. Am J Med 1986;80:76–80.
9. Nadler SF, Steiner DJ, Erasala GN, Hengehold DA, Hinkle RT, Beth Goodale M, et al. Continuous low-level heat wrap therapy provides more efficacy than Ibuprofen and acetaminophen for acute low back pain. Spine 2002;27(10):1012–7.
10. Wiesel SW, Cuckler JM, Deluca F, Jones F, Zeide MS, Rothman RH. Acute low back pain: an objective analysis of conservative therapy. Spine 1980;5:324–30.
11. Hackett GI, Seddon D, Kaminski D. Electroacupuncture compared with paracetamol for acute low back pain. Practitioner 1988;232:163–4.
12. Nwuga VCB. Relative therapeutic efficacy of vertebral manipulation and conventional treatment in back pain management. Am J Phys Med 1982;61:273–8.
13. Craen AJM de, DiGiulio G, Lampe-Schoenmaeckers AJEM, et al. Analgesic efficacy and safety of paracetamol-codeine combinations versus paracetamol alone: a systematic review. BMJ 1996;313:321–5.
14. Dreiser RL, Le Parc JM, Velicitat P, Lleu PL. Oral meloxicam is effective in acute sciatica: two randomised, double-blind trials versus placebo or diclofenac. Inflamm Res 2001;50(1):S17–23.
15. Famaey JP, Bruhwyler J, Geczy J, Vandekerckhove K, Appelboom T. Open controlled randomized multicenter comparison of nimesulide and diclofenac in the treatment of subacute and chronic low back pain. Journal of Clinical Research 1998;1:219–38.
16. Pohjolainen T, Jekunen A, Autio L, Vuorela H. Treatment of acute low back pain with the COX-2-selective anti-inflammatory drug nimesulide: results of a randomized, double-blind comparative trial versus ibuprofen. Spine 2000;25(12):1579–85.
17. Ximenes A, Robles M, Sands G, Vinueza R. Valdecoxib is as efficacious as diclofenac in the treatment of acute low back pain. Clinical Journal of Pain 2007;23(3):244-50.14
18. Babej-Dolle R, Freytag S, Eckmeyer J, Zerle G, Schinzel S, Schmeider G, et al. Parenteral dipyrone versus diclofenac and placebo in patients with acute lumbago or sciatic pain: randomized observer blind multicenter study. Int J Clin Pharmacol Ther 1994;32:204–9.
19. Agrifoglio E, Benvenutti M, Gatto P, Albanese L, Chrubino P, Marinoni EC, et al. Aceclofenac: a new NSAID in the treatment of acute lumbago. Multicentre single blind study vs. diclofenac. Acta Therapeutica 1994;20:33–43.
20. Hingorani K, Templeton JS. A comparative trial of azapropazone and ketoprofen in the treatment of acute backache. Curr Med Res Opin 1975;3:407–12.
21. Colberg K, Hettich M, Sigmund R, Degner FL. The efficacy and tolerability of an 8-day administration of intravenous and oral meloxicam: a comparison with intramuscular and oral diclofenac in patients with acute lumbago. German Meloxicam Ampoule Study Group. Curr Med Res Opin 1996;13:363–77.
22. Basmajian JV. Acute back pain and spasm: a controlled multicenter trial of combined analgesic and antispasm agents. Spine 1989;14:438–9.
23. Braun H, Huberty R. Therapy of lumbar sciatica. A comparative clinical study of a corticoid-free monosubstance and a corticoid containing combination drug. Medizinische Welt 1982;33:490–1.
24. Brown FL, Bodison S, Dixon J, Davis W, Nowoslawski J. Comparison of diflunisal and acetaminophen with codeine in the treatment of initial or recurrent acute low back pain. Clin Ther 1986;9(Suppl. c):52–58.

25. Sweetman BJ, Baig A, Parsons DL, Mefenamic acid, chlormezanone-paracetamol, ethoheptazine-aspirin-meprobamate: a comparitive study in acute low back pain. Br J Clin Pract 1987;41:619–24.
26. Videman T, Heikkila J, Partanen T. Double-blind parallel study of meptazinol versus diflunisal in the treatment of lumbago. Curr Med Res Opinion 1984;9:246–52.
27. Spalski M, Poty S, Hayez JP, Debaize JP. Objective assessment of trunk function in patients with acute low back pain treated with tenoxicam. A prospective controlled study. Neuro Orthop 1990;10:41–7.
28. Postacchini F, Facchini M, Palieri P. Efficacy of various forms of conservative treatment in low back pain: a comparative study. Neuro Orthop 1988;6:28–35.
29. Waterworth RF, Hunter IA. An open study of diflunisal, conservative and manipulative therapy in the management of acute mechanical low back pain. NZ Med J 1985;May:372–5.
30. Tulder MW van, Touray T, Furlan AD, Solway S, Bouter LM. Muscle relaxants for non-specific low back pain: a systematic review within the framework of the Cochrane Collaboration. In: The Cochrane Library, Issue 2, 2004. Oxford: Update Software.
31. Klinger N, Wilson R, Kanniainen C, Wagenknecht K, Re O, Gold R. Intravenous orphenadrine for the treatment of lumbar paravertebral muscle strain. Curr Ther Res 1988;43:247–54.
32. Barrata RA. A double blind study of cyclobenzaprine and placebo in the treatment of acute musculoskeletal conditions of the low back. Curr Ther Res 1982;32:646–52.
33. Berry H, Hutchinson D. A multicentre placebo controlled study in general practice to evaluate the efficacy and safety of tizanidine in acute low back pain. J Int Med Res 1988;16:75–82.
34. Lepisto P. A comparative trial of DS 103-282 and placebo in the treatment of acute skeletal muscle spasms due to disorders of the back. Ther Res 1979;26:454–9.
35. Gold R. Orphenadrine citrate: sedative or muscle relaxant? Clin Ther 1978;1:451–3.
36. Baptista R, Brizzi J, Dutra F, Josef H, Keisermann M, de Lucca R. [Terapeutica da lombalgia com a tizanidina (DS 103-282), un novo agente mioespasmolitico. Estudo multicentrico, duplo-cego e comparativo]. Folha Medica 1988.
37. Bianchi M. Evaluation of cyclobenzaprine for skeletal muscle spasm of local origin. Clinical evaluation of Flexeril (Cyclobenzaprine HCL/MSD). Minneapolis: Postgraduate Medicine Communications, 1978:25–9.
38. Hindle T. Comparison of carisoprodol, butabarbital, and placebo in treatment of the low back syndrome. California Medicine 1972;117:7–11.
39. Casale R. Acute low back pain: symptomatic treatment with a muscle relaxant drug. Clin J Pain 1988; 4:81–8.
40. Dapas F. Baclofen for the treatment of acute low back syndrome. Spine 1985;10:345–9.
41. Boyles W, Glassman J, Soyka J. Management of acute musculoskeletal conditions: thorocolumbar strain or sprain. A double blind evaluation comparing the efficacy and safety of carisoprodol with diazepam. Todays Therapeutic Trends 1983;1:1–16.
42. Rollings H. Management of acute musculoskeletal conditions – thoracolumbar strain or sprain: a double blind evaluation comparing the efficacy and safety of carisoprodol with cyclobenzaprine hydrochloride. Curr Ther Res 1983;34:917–28.
43. Bragstad A, Blikra G. Evaluation of a new skeletal muscle relaxant in the treatment of low back pain (a comparison of DS 103-282 with chlorzoxazone). Curr Ther Res 1979;26:39–43.
44. Hennies O. A new skeletal muscle relaxant (DS 103-282) compared to diazepam in the treatment of muscle spasm of local origin. J Int Med Res 1981;9:62–8.
45. Pipino F, Menarini C, Lombardi G, Guerzoni P, Ferrini A, Pizzoli A, Grangie A, Beltrame A, Sorbilli G, Gottardo R, Cilento F. A direct myotonolytic (Pridinol Mesilate) for the management of chronic low back pain: A multicentre, comparative clinical evaluation. European Journal of Clinical Research 1991;1:55–70.
46. Tervo T, Petaja L, Lepisto P. A controlled clinical trial of a muscle relaxant analgesic combination in the treatment of acute lumbago. Br J Clin Pract 1976;30:62–4.
47. Borenstein D, Lacks S, Wiesel S. Cyclobenzaprine and naproxen versus naproxen alone in the treatment of acute low back pain and muscle spasm. Clin Ther 1990;12:125–31.
48. Hingorani K. Diazepam in backache: A double-blind controlled trial. Annals of Physical Medicine 1966;8(8):303–306.
49. Lahoti G. To evaluate efficacy and safety of fixed dose combination of aceclofenac + paracetomol + thiocolchicoside (acenac-MR) in the treatment of acute low back pain. J Indian Med Assoc 2012;110: 56–8.
50. Tüzün F, Unalan H, Oner N, Ozgüzel H, Kirazli Y, Içağasioğlu A, Kuran B, Tüzün S, Başar G. Multicenter, randomized, double-blinded, placebo-controlled trial of thiocolchicoside in acute low back pain. Joint Bone Spine. 2003 Sep; 70(5):356–61.

Literatuur

51. Ralph L, Look M, Wheeler W, Sacks H. Double-blind, placebo-controlled trial of carisoprodol 250-mg tablets in the treatment of acute lower-back spasm. Curr Med Res Opin. 2008 Feb;24(2):551-8. doi: 10.1185/030079908×261014.
52. Chandanwale AS, Chopra A, Goregaonkar A, Medhi B, Shah V, Gaikwad S, Langade DG, Maroli S, Mehta SC, Naikwadi A, Pawar DR. Evaluation of eperisone hydrochloride in the treatment of acute musculoskeletal spasm associated with low back pain: a randomized, double-blind, placebo-controlled trial. J Postgrad Med. 2011 Oct-Dec;57(4):278–85. doi: 10.4103/0022-3859.90076.
53. Cabitza P, Randelli P. Efficacy and safety of eperisone in patients with low back pain: a double blind randomized study. Eur Rev Med Pharmacol Sci. 2008 Jul-Aug; 12(4):229–35.
54. Furlan AD, van Tulder M, Cherkin D, Tsukayama H, Lao L, Koes B, Berman B Acupuncture and dry-needling for low back pain: an updated systematic review within the framework of the Cochrane collaboration. Spine (Phila Pa 1976). 2005 Apr 15;30(8):944–63.
55. Furlan Andrea D, Fatemeh Yazdi, Alexander Tsertsvadze, Anita Gross, Maurits Van Tulder, Lina Santaguida, Joel Gagnier, Carlo Ammendolia, Trish Dryden, Steve Doucette, Becky Skidmore, Raymond Daniel, Thomas Ostermann, and Sophia Tsouros. A systematic review and meta-analysis of efficacy, cost-effectiveness, and safety of selected complementary and alternative medicine for neck and low-back pain. Hindawi Publishing Corporation, Evidence-Based Complementary and Alternative Medicine, Volume 2012, Article ID 953139, 61 pages, doi:10.1155/2012/953139.
56. Araki S, Kawamura O, Mataka T, Fujioka H, et al. Randomized controlled trial comparing the effect of manual acupuncture with sham acupuncture for acute low back pain [RCT ni yoru kyusei yotsu–sho ni taisuru shishin–gun to gishin–gun no tiryou koka]. Journal of the Japan Society of Acupuncture and Moxibustion 2001;51(3):382.
57. Kittang G, Melvaer T, Baerheim A. [Acupuncture contra antiphlogistics in acute lumbago]. Tidsskr Nor Laegeforen 2001;121(10):1207–1210.
58. He RY. Clinical observation on treatment of lumbago due to cold-dampness by warm-acupuncture plus Chinese medicine. Chinese Acupuncture & Moxibustion 1997;17(5):279–80.
59. Kennedy S, GD Baxter, DP Kerr, I Bradbury, J Park, & SM McDonough. Acupuncture for acute non-specific low back pain: a pilot randomised non-penetrating sham controlled trial. Complementary Therapies in Medicine, vol. 16, no. 3, pp. 139–146, 2008.
60. Eisenberg DM, DE Post, RB Davis et al., Addition of choice of complementary therapies to usual care for acute low back pain: a randomized controlled trial. Spine, vol. 32, no. 2, pp. 151–158, 2007.
61. Dahm KT, Brurberg KG, Jamtvedt G, Hagen KB. Advice to rest in bed versus advice to stay active for acute low-back pain and sciatica. Cochrane Database of Systematic Reviews 2010, Issue 6. Art.No.: CD007612. DOI: 10.1002/14651858.CD007612.pub2.
62. Malmivaara A, Hakkinen U, Aro T, Heinrichs ML, Koskenniemi L, Kuosma E, et al. The treatment of acute low back pain – bed rest, exercises or ordinary activity. N Engl J Med 1995;332:351–5.
63. Rozenberg S, Delval C, Rezvani Y, et al. Bed rest or normal activity for patients with acute low back pain: a randomized controlled trial. Spine 2002;27:1487–93.
64. Gilbert JR, Taylor DW, Hildebrand A, Evans C. Clinical trial of common treatments for low back pain in family practice. Br Med J Clin Res Ed 1985;291:791–4.
65. Spalski M, Hayez JP. How many days of bed rest for acute low back pain? Objective assessment of trunk function. Eur Spine J 1992;1:29–31.
66. Deyo RA, Diehl AK, Rosenthal M. How many days of bed rest for acute low back pain? A randomized clinical trial. N Engl J Med 1986;315:1064–70.
67. Yousefi-Nooraie R, Schonstein E, Heidari K, Rashidian A, Pennick V, Akbari-Kamrani M, Irani S, Shakiba B, Mortaz Hejri S, Jonaidi AR, Mortaz-Hedjri S. Low level laser therapy for nonspecific low-back pain. Cochrane Database of Systematic Reviews 2008, Issue 2. Art. No.: CD005107. DOI: 10.1002/14651858.CD005107.pub4.
68. Windt DAWM van der, Heijden GJMG van der, Berg SGM. Effectiviteit van ultrageluidbehandeling voor aandoeningen van het bewegingsapparaat: een systematische review. Ned T Fysiother 1999;109:14–23.
69. Heijden GJMG van der, Torenbeek M, Windt DAWM van der, Hidding A, Dekker J, Bouter LM. Transcutaneous electrotherapy for musculoskeletal disorders: a systematic review. Den Haag: Gezondheidsraad; 1999.
70. Bie RA de, Verhagen AP, Lenssen AF, Vet HCW de, Wildenberg FAJM van de, Kootstra G, et al. Efficacy of 904 nm laser therapy in the management of musculoskeletal disorders: a systematic review. Phys Ther Rev 1998;3:59–72.
71. Furlan AD, Imamura M, Dryden T, Irvin E. Massage for low-back pain. Cochrane Database of Systematic Reviews 2008, Issue 4. Art. No.: CD001929. DOI: 10.1002/14651858.CD001929.pub2.

72. Yip YB, Tse SHM. The effectiveness of relaxation acupoint stimulation and acupressure with aromatic lavender essential oil for non-specific low back pain in Hong Kong: a randomised controlled trial. Complementary Therapies in Medicine 2004;12:28–37.
73. Godfrey CM, Morgan PP, Schatzker J. A randomized trial of manipulation for low back pain in a medical setting. Spine 1984;9:301–4.
74. Rubinstein SM, Terwee CB, Assendelft WJJ, de Boer MR, van Tulder MW. Spinal manipulative therapy for acute low-back pain. Cochrane Database of Systematic Reviews 2012, Issue 9. Art. No.: CD008880. DOI: 10.1002/14651858.CD008880.pub2.
75. Cherkin DC, Deyo RA, Battie M, Street J, Barlow W. A comparison of physical therapy, chiropractic manipulation, and provision of an educational booklet for the treatment of patients with low back pain. New England Journal of Medicine 1998;339:1021–9.
76. Cramer GD, Humphreys CR, Hondras MA, McGregor M, Triano JJ. The Hmax/Mmax ratio as an outcome measure for acute low back pain. Journal of Manipulative and Physiological Therapeutics 1993;16:7–13.
77. Hancock MJ, Maher CG, Latimer J, McLachlan AJ, Cooper CW, Day RO, et al. Assessment of diclofenac or spinal manipulative therapy, or both, in addition to recommended first-line treatment for acute low back pain: a randomised controlled trial. Lancet 2007;370:1638–43.
78. Glover Glover JR. A clinical trial of rotational manipulation of the spine in back pain cases occurring in a factory. Proceedings of the Royal Society of Medicine 1966;59:847.
79. Bergquist-Ullman M, Larsson U. Acute low back pain in industry: a controlled prospective study with special reference to therapy and confounding factors. Acta Orthopaedica Scandinavica 1977;170 Suppl:1–117.
80. Rasmussen GG. Manipulation in treatment of low back pain: a randomized clinical trial. Manuelle Medizin 1979;1: 8–10.
81. Hoiriis KT, Pfleger B, McDuffie FC, Cotsonis G, Elsangak O, Hinson R, Verzosa GT. A randomized clinical trial comparing chiropractic adjustments to muscle relaxants for subacute low back pain. Journal of Manipulative and Physiological Therapeutics 2004;27:388–98.
82. Brennan GP, Fritz JM, Hunter SJ, Thackeray A, Delitto A, Erhard RE. Identifying subgroups of patients with acute/subacute "nonspecific" low back pain. Spine 2006;31(6):623–31.
83. Seferlis T, Nemeth G, Carlsson AM, Gillstrom P. Conservative treatment in patients sick-listed for acute low-back pain: a prospective randomised study with 12 months' follow-up. European Spine Journal 1998;7:461–70.
84. Farrell JP, Twomey LT. Acute low back pain: comparison of two conservative treatment approaches. The Medical Journal of Australia 1982;1:160–4.
85. Skargren EI, Carlsson PG, Oberg BE. One year follow-up comparison of the cost and effectiveness of chiropractic and physiotherapy as primary management for back pain. Subgroup analysis, recurrence, and additional health care utilization. Spine 1998;23(17):1875–83.
86. Hoehler GK, Tobis JS, Buerger AA. Spinal manipulation for low back pain. JAMA 1981;245:1835–8.
87. MacDonald RS, Bell CMJ. An open controlled assessment of osteopathic manipulation in nonspecific low-back pain. Spine 1990;15:364–70.
88. Juni P, Battaglia M, Nuesch E, Hammerle G, Eser P, van Beers R, et al. A randomised controlled trial of spinal manipulative therapy in acute low back pain. Annals of the Rheumatic Diseases 2009;68:1420–7.
89. Childs JD, Fritz JM, Flynn TW, Irrgang JJ, Johnson KK, Majkowski GR, Delitto A. A clinical prediction rule to identify patients with low back pain most likely to benefit from spinal manipulation: A validation study. Annals of Internal Medicine 2004;141:920–8.
90. Hallegraeff H, de Greef M, Winters JC, Lucas C. Manipulative therapy and clinical prediction criteria in treatment of acute nonspecific low back pain. Perceptual and Motor Skills 2009;108(1):196–208.
91. Cleland JA, Fritz JM, Kulig K, Davenport TE, Eberhart S, Magel J, Childs JD. Comparison of the effectiveness of three manual physical therapy techniques in a subgroup of patients with low back pain who satisfy a clinical prediction rule. Spine 2009;34(25):2720–9.
92. Hadler NM, Curtis P, Gillings DB, Stinnett S. A benefit of spinal manipulation as adjunctive therapy for acute low back pain: a stratified controlled trial. Spine 1987;12: 703–5.
93. Sutlive TG, Mabry LM, Easterling EJ, Durbin JD, Hanson SL, Wainner RS, Childs JD. Comparison of short-term response to two spinal manipulation techniques for patients with low back pain in a military beneficiary population. Military Medicine 2009;174(7):750–6.
94. Assendelft WJJ, Morton SC, Yu EI, Suttorp MJ, Shekelle PG. Spinal manipulative therapy for low back pain: a meta-analysis of effectiveness relative to other therapies. In: The Cochrane Library, Issue 2, 2004. Oxford: Update Software.

Literatuur

95. Karjalainen K, Malmivaara A, van Tulder M, Roine R, Jauhiainen M, Hurri H, Koes B. Multidisciplinary biopsychosocial rehabilitation for subacute low back pain in working-age adults: a systematic review within the framework of the Cochrane Collaboration Back Review Group. Spine (Phila Pa 1976). 2001 Feb 1; 26(3):262–9.
96. Lindstrom I, Ohlund C, Eek C, Wallin L, Peterson L, Fordyce W, et al. The effect of graded activity on patients with subacute low back pain: a randomized clinical study with an operant-conditioning behavioral approach. Phys Ther 1992;72:279–93.
97. Loisel P, Abenhaim L, Durand P, Esdaille J, Suissa S, Gosselin L, et al. A population-based randomized clinical trial on back pain management. Spine 1997;22:2911–8.
98. Hayden JA, van Tulder MW, Malmivaara AV, Koes BW. Meta-analysis: exercise therapy for nonspecific low back pain. Ann Intern Med. 2005 May 3;142(9):765–75.
99. Duijvenbode I van, Jellema P, van Poppel M, van Tulder MW. Lumbar supports for prevention and treatment of low back pain. Cochrane Database of Systematic Reviews 2008, Issue 2. Art. No.: CD001823. DOI: 10.1002/14651858.CD001823.pub3.
100. Heymans MW, van Tulder MW, Esmail R, Bombardier C, Koes BW. Back schools for non-specific low-back pain. Cochrane Database Syst Rev. 2004 Oct 18;(4):CD000261.]
101. Zachrisson-Forssell M. The Swedish back school. Physiotherapy 1980;66:112–4.
102. Indahl A, Velund L, Reikeras O. Good prognosis for low back pain when left untampered. A randomized clinical trial. Spine 1995;20:473–7.
103. Indahl A, Haldorsen EH, Holm S, Reikeras O, Ursin H. Five-year follow-up of a controlled clinical trial using light mobilization and an informative approach to low back pain. Spine 1998;23:2625–30.
104. Stankovic R, Johnell O. Conservative treatment of acute low back pain. A prospective randomized trial: McKenzie method versus patient education in 'mini-backschool'. Spine 1990;15:120–3.
105. Lindequist SL, Lundberg B, Wikmark R, Bergstad B, Loof G, Ottermark AC. Information and regime at low back pain. Scand J Rehab Med 1984;16:113–6.
106. Leclaire R, Esdaile JM, Suissa S, Rossignol M, Proulx R, Dupuis M. Back school in a first episode of compensated acute low back pain: a clinical trial to assess efficacy and prevent relapse. Arch Phys Med Rehabil 1996;77:673–9.
107. Khadilkar A, Odebiyi DO, Brosseau L, Wells GA. Transcutaneous electrical nerve stimulation (TENS) versus placebo for chronic low-back pain. Cochrane Database Syst Rev. 2008 Oct 8;(4):CD003008].
108. Herman E, Williams R, Stratford P, Fargas-Babjak A, Trott M. A randomized controlled trial of transcutaneous electrical nerve stimulation (CODETRON) to determine its benefits in a rehabilitation program for acute occupational low back pain. Spine 1994;19:561–8.
109. Clarke JA, van Tulder MW, Blomberg SE, de Vet HC, van der Heijden GJ, Bronfort G, Bouter LM. Traction for low-back pain with or without sciatica. Cochrane Database Syst Rev. 2007 Apr 18;(2):CD003010.
110. Konrad K, Tatrai T, Hunka A, Vereckei E, Korondi I. Controlled trial of balneotherapy in treatment of low back pain. Ann Rheum Dis. 1992 Jun; 51(6):820–2.

Effectiviteit van behandelingen bij chronische lage rugpijn

5.1 Inleiding

De basis van dit hoofdstuk wordt gevormd door de systematische literatuuronderzoeken die in het kader van de Cochrane Back Review Group[1] zijn uitgevoerd, een viertal reviews die in opdracht van het College van Zorgverzekeringen zijn uitgevoerd naar behandelingen voor chronische lage rugklachten[2,5] en een recente systematische review naar alternatieve en complementaire behandelingen voor rugklachten[6]. Deze literatuuronderzoeken zijn aangevuld met gerandomiseerde effectonderzoeken (gerandomiseerde gecontroleerde trials of RCT's) als die niet in deze literatuuronderzoeken waren opgenomen. Aanvullende RCT's werden geïdentificeerd met behulp van het register met effectonderzoeken van de Cochrane Back Review Group (back.cochrane.org), dat gebaseerd is op maandelijkse zoektochten in verschillende databanken zoals Medline, Embase en PsycInfo en door een uiteindelijke zoektocht in Pubmed.

Betrokken werden die Cochrane-reviews en aanvullende RCT's die een niet-operatieve (conservatieve) interventie evalueerden in een patiëntenpopulatie met chronische aspecifieke lage rugpijn langer dan twaalf weken. Onderzoeken met een gemengde populatie van acute, subacute en chronische lage rugpijn werden meegenomen indien de resultaten voor de groep patiënten met chronische lage rugpijn apart werden gepresenteerd. Onderzoeken waarin ook patiënten werden opgenomen met andere chronische aandoeningen van het bewegingsapparaat (bijv. nek-schouderklachten of fibromyalgie), werden in dit hoofdstuk alleen meegenomen als meer dan vijftig procent van de populatie chronische lage rugpijn had.

De effecten op de belangrijkste uitkomstmaten op het gebied van lage rugpijn werden geëvalueerd (zie ook ▶ H. 1). Deze uitkomsten zijn pijn, algehele verbetering, functionele status, werkstatus en gebruik van medicatie.[7]

In de Cochrane-reviews zijn zo veel mogelijk uniforme methoden toegepast ter beoordeling van de methodologische kwaliteit van de RCT's, de data-extractie en de analyse van de resultaten. Een uitgebreide beschrijving van de methoden die binnen de Cochrane Back Review Group worden gehanteerd, zijn gepubliceerd in een artikel met methodologische richtlijnen.[8] Hieronder volgt een korte samenvatting.

5.1.1 Risico op vertekening (bias)

Het risico op vertekening van de resultaten van de onderzoeken werd steeds door twee beoordelaars – onafhankelijk van elkaar – vastgesteld aan de hand van een aantal criteria voor interne validiteit: adequate randomisatieprocedure; geblindeerde toewijzing aan behandelingen; patiënten, uitkomstmeting en behandelaar geblindeerd; uitval veroorzaakt geen vertekening; *intention-to-treat*-analyse uitgevoerd; geen selectieve rapportage van uitkomsten; vergelijkbaarheid van groepen aan het begin; co-interventies vermeden of gelijk; goede therapietrouw; en vergelijkbare momenten van uitkomstmeting. Het risico op bias was goed als ze voldeden aan de helft of meer van deze criteria en geen dramatische tekortkomingen (zogeheten *fatal flaws*) vertoonden. Verondersteld wordt dat de resultaten van onderzoeken met een laag risico op vertekening van de resultaten de werkelijkheid beter zullen benaderen.

5.1.2 Data-extractie

Relevante gegevens uit de oorspronkelijke onderzoeken werden door twee beoordelaars – onafhankelijk van elkaar – geëxtraheerd. De gegevens betroffen kenmerken van de onderzoekspopulatie (bijv. leeftijd, geslacht, duur van de klachten), kenmerken van de niet-operatieve behandelingen en van de behandelingen waarmee die werden vergeleken (type, intensiteit/dosis, frequentie en duur van de behandelingen) en de feitelijke resultaten (bijv. gemiddelde en standaarddeviatie of percentage). De uitkomsten werden per effectmaat genoteerd voor de verschillende meetmomenten: korte (3 maanden), middellange (6 maanden) en lange termijn (12 maanden).

5.1.3 Analyse

Indien de onderzoeken klinisch homogeen waren met betrekking tot de onderzoekspopulaties, behandelingen, uitkomstmaten en meetmomenten, dan werd een kwantitatieve analyse (meta-analyse) uitgevoerd met behulp van statistische pooling.

In sommige gevallen bleek dat niet mogelijk omdat studies de gegevens niet op een adequate wijze hadden gepresenteerd of omdat de studies klinisch heterogeen waren. In dat geval is een beschrijvende analyse van de resultaten uitgevoerd.

De kwaliteit van het wetenschappelijk bewijs ('evidence') voor een bepaalde uitkomstmaat werd vastgesteld volgens het GRADE-systeem[9] en bestond uit vier niveaus: hoge, matige, lage en zeer lage kwaliteit. Het niveau van het bewijs werd beoordeeld als hoog, tenzij het naar beneden moest worden bijgesteld op basis van tekortkomingen in vijf domeinen:
1. beperkingen in de studieopzet (het niveau werd naar beneden bijgesteld indien > 25% van de deelnemers in studies zaten met een hoog risico op vertekening van resultaten (bias);
2. inconsistente resultaten (het niveau werd naar beneden bijgesteld indien er sprake was van significante heterogeniteit ($I^2 > 40\%$) of inconsistente bevindingen (indien de effectschattingen tussen studies aanzienlijk verschilden, dat wil zeggen sommige studies lieten een groter effect zien in de interventiegroep en andere studies een groter effect in de controlegroep));
3. indirecte bevindingen of generaliseerbaarheid van de resultaten (het niveau werd naar beneden bijgesteld indien > 50% van de deelnemers niet tot de doelgroep behoorde);
4. geen nauwkeurige bevindingen (het niveau werd naar beneden bijgesteld indien het totaal aantal deelnemers lager was dan 400 voor continue uitkomstmaten en lager dan 300 voor dichotome uitkomstmaten);
5. overige redenen (het niveau werd naar beneden bijgesteld indien er overige tekortkomingen waren, zoals bijvoorbeeld publicatiebias).

Uiteindelijk werd de kwaliteit van het wetenschappelijk bewijs geclassificeerd als:
- *Hoge kwaliteit*: Het is zeer onwaarschijnlijk dat verder onderzoek het niveau zal veranderen. Er zijn voldoende gegevens met smalle betrouwbaarheidsintervallen. Er is geen rapportagebias.
- *Matige kwaliteit*: Verder onderzoek heeft waarschijnlijk een belangrijke impact op de betrouwbaarheid van de effectschatting en kan het resultaat veranderen; aan een van de domeinen is niet voldaan.
- *Lage kwaliteit*: Verder onderzoek heeft zeer waarschijnlijk een belangrijke impact op de betrouwbaarheid van de effectschatting en zal waarschijnlijk het resultaat veranderen; aan twee van de domeinen is niet voldaan.
- *Zeer lage kwaliteit*: Grote onzekerheid over de effectschatting; aan drie van de domeinen is niet voldaan.

5.1.4 Overzicht van dit hoofdstuk

In het onderstaande overzicht worden de resultaten voor behandelingen bij chronische lage rugpijn gepresenteerd. De bespreking is onderverdeeld in:
- de effectiviteit van medicamenteuze behandeling;
- de effectiviteit van niet-medicamenteuze behandeling;
- de effectiviteit van complementaire en alternatieve behandeling.

5.2 De effectiviteit van medicamenteuze behandeling

5.2.1 Analgetica/pijnstillers

Er werd geen Cochrane-review gevonden, maar er werden wel zeven RCT's[10-16] gevonden in het systematische literatuuroverzicht van Kuijpers en collega's.[3]

Omschrijving en doel van de interventie
Pijnstillers worden vooral voorgeschreven of ingenomen ter vermindering van de pijnintensiteit. Veel eenvoudige pijnstillers, zoals paracetamol en aspirine, behoren tot de zogeheten zelfzorgmedicijnen. Dit zijn medicijnen die zonder recept bij bijvoorbeeld apotheek of drogist kunnen worden verkregen. Sterkere pijnstillers (opioïden/opiaten) zijn alleen op recept verkrijgbaar.

Kenmerken van de onderzoeken
Zeven dubbelblinde RCT's werden gevonden naar opioïden in vergelijking met placebo.[10-16] Drie van de trials waren gefinancierd door Ortho-McNeil Pharmaceutical[10-12] en twee trials door Endo Pharmaceuticals[13-14]. Vier studies onderzochten tramadol[10-12,16], waarvan twee in combinatie met paracetamol[11,12]. Vorsanger en collega's vergeleken twee verschillende doseringen (200 mg versus 300 mg)[16], de gemiddelde dagelijkse dosering in de andere studies was 150 mg[11,12] en 242 mg[10]. Twee studies onderzochten oxymorfine met vertraagde vrijstelling[13,14] en één studie oxytrex (oxycodon plus zeer lage dosering naltrexon).[15]

In vijf van de zeven studies werd een zogeheten *flare design* gebruikt, waarbij patiënten die al goed reageerden op opioïden alleen werden opgenomen indien zij een aanzienlijke toename in pijn hadden tijdens een *wash out*-periode.

Vijf van de zeven onderzoeken hadden een laag risico op bias; twee studies hadden een hoog risico op bias.[14,16]

Effectiviteit
Analgetica versus placebo
Er werd een meta-analyse uitgevoerd waarin alle zeven studies werden meegenomen die pijnintensiteit hadden gerapporteerd.[10-16] De resultaten lieten zien dat er bewijs van lage kwaliteit is (n=2350; beperkingen in studieopzet; indirecte bevindingen) dat de pijnafname met opioïden groter was dan met placebo (gestandaardiseerd gemiddeld verschil -0,57; 95% BI -0,66 tot -0,48). Wat betreft functionele status was er bewijs van lage kwaliteit (vier RCT's; n=1258; beperkingen in studieopzet; indirecte bevindingen) dat opioïden (tramadol) niet statistisch significant effectiever zijn dan placebo (gestandaardiseerd gemiddeld verschil op de Roland Morris-vragenlijst -0,19; 95% BI -0,31 tot 0,08) en dat het effect heel klein is (-0,19 op een schaal van 0–24).

5.2 · De effectiviteit van medicamenteuze behandeling

Sommige studies hadden patiënten meegenomen die eerder chirurgie vanwege rugklachten hadden gehad. Een sensitiviteitsanalyse liet geen verschillen zien met studies waarin patienten niet eerder geopereerd waren aan hun rug.

Analgetica versus NSAID's
Zie ▶ par. 5.2.3.

Bijwerkingen
Bijwerkingen van pijnstillers (zoals misselijkheid, hoofdpijn, constipatie en slaperigheid) komen vaak voor. Vier studies rapporteerden bijwerkingen en de resultaten lieten zien dat er bewijs van lage kwaliteit is (vier RCT's; n=1176; beperkingen in studieopzet; indirecte bevindingen) dat er statistisch significant meer bijwerkingen waren in de opioïdengroepen dan in de placebogroepen (relatief risico 1,28; 95% BI 1,14 tot 1,44).[3]

5.2.2 Antidepressiva

Er werd een Cochrane-review gevonden[17] en een recent systematisch literatuuronderzoek naar medicatie bij chronische lage rugklachten[3], met daarin een samenvatting van vijf RCT's naar antidepressiva bij chronische lage rugpijn.[18-22] Er werden vier aanvullende studies gevonden.[23-26]

Omschrijving en doel van de interventie
Er zijn drie redenen waarom antidepressiva worden voorgeschreven bij de behandeling van chronische lage rugpijn. De eerste reden is dat mensen met chronische lage rugpijn vaak ook last hebben van depressieve klachten; behandeling met antidepressiva kan de stemming en pijntolerantiedrempel verhogen. Ten tweede hebben veel antidepressiva een sederende werking. Gesuggereerd wordt dat een deel van het effect bij chronische lage rugpijn het resultaat is van een betere nachtrust. De derde reden is de veronderstelde pijnstillende werking, die al bij lagere doseringen optreedt dan de antidepressieve werking.

Er bestaan verschillende typen antidepressiva: tricyclische antidepressiva (TCA's), monoamino-oxidaseremmers, selectieve serotonineheropnameremmers (SSRI's) en 'atypische' antidepressiva die niet in een van deze categorieën vallen.

Kenmerken van de onderzoeken
In de meeste onderzoeken werden de patiënten geselecteerd omdat ze rugpijn hadden en niet vanwege depressieve klachten. Eén studie selecteerde patiënten met depressieve klachten[21]; in drie onderzoeken werden patiënten met ernstige depressie uitgesloten[18,19,24,25]; in één studie was het onduidelijk of patiënten depressieve klachten hadden of niet.[22] In alle onderzoeken mochten de patiënten doorgaan met hun reguliere medicatie (bijv. aspirine of andere NSAID's).

Twee studies[19,20] bevatten meerdere vergelijkingen van antidepressiva met placebo, waaronder maprotiline[19], paroxetine[19], desipramine <60 ng/ml[20], desipramine >60 ng/ml[20] en fluoxetine[20].

In de onderzoeken evalueerde men de effectiviteit van TCA's met noradrenergische (maprotiline nortriptyline, desipramine) effecten.[18-20] In drie onderzoeken evalueerde men een SSRI (paroxetine, fluoxetine)[19-21] en in één onderzoek een atypisch antidepressivum (bupropion).[22]

Effectiviteit
Antidepressiva versus placebo
Van de vijf studies met een laag risico op vertekening vonden drie geen verschillen in pijnreductie[19,21,22]; een vergelijking binnen een studie en twee andere studies vonden wel een grotere pijnreductie met antidepressiva.[18-20] Een meta-analyse van vier kleine RCT's[19-22] vond bewijs van matige kwaliteit (n=292; beperkingen in studieopzet) dat er geen verschil in pijnreductie is tussen antidepressiva en placebo (gemiddeld verschil -0,02; 95% BI -0,26 tot 0,22).

Er werden drie aanvullende studies gevonden naar duloxetine die waren uitgevoerd door de fabrikant (en dus met een potentiële belangenverstrengeling). Een aanvullende studie vond dat 20, 60 en 120 mg duloxetine na dertien weken niet statistisch significant verschilde van placebo wat betreft pijnreductie.[23] Opgemerkt moet worden dat van de 404 patiënten die begonnen aan de trial, slechts 267 de behandeling volhielden. Een aanvullende studie (n=401) vergeleek duloxetine (60 mg) gedurende twaalf weken met placebo bij patiënten met non-neuropathische chronische lage rugklachten en vond na twaalf weken statistisch significant meer pijnreductie met duloxetine, maar het verschil was minder dan één punt op een elfpunts numerieke schaal.[24] Een aanvullende studie (n=236) uitgevoerd door de fabrikant vergeleek duloxetine (60/120 mg) gedurende twaalf weken met placebo bij patiënten met non-neuropathische chronische lage rugklachten en vond na twaalf weken statistisch significant meer pijnreductie met duloxetine, maar het verschil was minder dan één punt op een elfpunts numerieke schaal.[25]

Vier studies met een laag risico op vertekening vonden geen statistisch significante verschillen bij depressie.[18,19,21,22] Vanwege onvolledige rapportage van de resultaten kon geen meta-analyse worden uitgevoerd. Slechts een kleine studie vond bewijs van lage kwaliteit (n=92; inconsistentie; gebrek aan precisie) dat er geen verschil is in functioneren.

Een meta-analyse liet bewijs van matige kwaliteit zien dat er geen statistisch significante verschillen waren voor selectieve serotonineheropnameremmers (SSRI's) (3 RCT's; n=199; beperkingen in studieopzet; verschil in effect 0,11; 95% BI -0,17 tot 0,39) en tricyclische antidepressiva (TCA's) (2 RCT's; n=104; beperkingen in studieopzet; verschil in effect -0,11; 95% BI -0,72 tot 0,51).

Antidepressiva versus antidepressiva
In één klein onderzoek (n=85) werd escitalopram 20 mg vergeleken met duloxetine 60 mg één keer daags.[26] De studie vond geen verschil in pijnreductie tussen de twee antidepressiva.

Antidepressiva versus andere behandelingen
Er werden geen onderzoeken gevonden.

Bijwerkingen
Potentiële bijwerkingen van antidepressiva zijn droge mond, slaperigheid, constipatie, incontinentie, orthostatische hypotensie en manie.[17] Slechts twee studies rapporteerden bijwerkingen. De gepoolde effecten lieten zien dat er bewijs van matige kwaliteit is (2 RCT's; n=157; beperkingen in studieopzet) dat er geen statistisch significant verschil bestaat tussen antidepressiva en placebo (relatief risico 0,93; 95% BI 0,84 tot 1,04). Drie aanvullende studies rapporteerden dat de uitval vanwege bijwerkingen in de duloxetinegroep (14–24%) statistisch significant hoger was dan in de placebogroep (6–9%).[23-25]

5.2.3 Ontstekingsremmers (non-steroidal anti-inflammatory drugs: NSAID's)

De laatste update van de Cochrane-review werd gepubliceerd in 2008.[27] Ook in het systematisch literatuuronderzoek naar medicatie bij chronische lage rugklachten[3] werd de effectiviteit van NSAID's samengevat. In totaal werden negen studies gevonden die uitsluitend patiënten met chronische rugklachten hadden meegenomen[28-36], waarvan er drie selectieve COX-2-remmers hadden onderzocht in vergelijking met placebo[29,31,34] en één in vergelijking met traditionele NSAID's[36].

Omschrijving en doel van de interventie
Ontstekingsremmers worden vooral voorgeschreven of ingenomen ter vermindering van de pijnintensiteit. Het veronderstelde werkingsmechanisme is gelegen in de pijnstillende of ontstekingsremmende werking. Veel ontstekingsremmers (in lage doseringen) zijn zelfzorgmedicijnen.

Recent zijn COX-2-ontstekingsremmers ontwikkeld en op de markt gebracht. Verondersteld wordt dat COX-2-ontstekingsremmers vooral minder gastro-intestinale bijwerkingen hebben.[37]

Kenmerken van de onderzoeken
Zeven onderzoeken hadden een laag risico op vertekening[28-31,33,34,36], waarbij twee onderzoeken van minder goede kwaliteit waren.[32,35] In de onderzoeken werd niet gerapporteerd of de patiënten uitstralende pijn hadden of niet, of er was een mix van patiënten met en zonder uitstraling onderzocht. Drie studies evalueerden de effectiviteit van de COX-2-remmers rofecoxib[34], etoricoxib[29] en valdecoxib[31].

Effectiviteit
NSAID's versus placebo
Alle vier de studies die NSAID's vergeleken met placebo[28,29,31,34] rapporteerden voldoende data voor pijnintensiteit om een meta-analyse mogelijk te maken. Er was bewijs van matige kwaliteit dat NSAID's meer pijnreductie opleveren dan placebo. Het verschil in pijnintensiteit op een schaal van 0–100 was -12,40 (fixed-effect model; 95% BI -15,53 tot -9,26), een statistisch significant effect in het voordeel van NSAID's ten opzichte van placebo. Maar de effecten waren klein. Opgemerkt moet worden dat de patiënten in de COX-2-studies langdurig analgetica of ontstekingsremmers gebruikten, dat er patiënten werden meegenomen bij wie de symptomen verergerden tijdens een wash-out-periode voordat met de COX-2-ontstekingsremmers werd begonnen, en dat de uiteindelijke pijnintensiteit na behandeling met COX-2-ontstekingsremmers vergelijkbaar was met die in het onderzoek naar analgetica of gewone ontstekingsremmers.

NSAID's versus NSAID's
In drie studies (261 patiënten) werd sterk bewijs gevonden dat er tussen verscheidene ontstekingsremmers geen statistisch significante verschillen bestaan wat betreft de pijnintensiteit en het functioneren.[28,35,36]

NSAID's versus analgetica
Eén kleine RCT (30 patiënten) vond bewijs van lage kwaliteit dat bij behandeling met diflunisal of paracetamol het percentage mensen dat hun therapie na vier weken als 'goed' of 'uitstekend' beoordeelde, statistisch niet significant verschilde (10/16 versus 4/12).[33] Dit onderzoek was mogelijk te klein om een verschil te kunnen aantonen.

NSAID's versus andere behandeling

Eén studie (88 patiënten) met een laag risico op vertekening rapporteerde een vergelijkbaar effect met een NSAID (doloteffin) als met Harpagophytum procumbens, een geneesmiddel op basis van kruiden.[30]

Bijwerkingen

Het gebruik van ontstekingsremmers kan gepaard gaan met gastro-intestinale complicaties. In een aantal RCT's bij mensen met acute en chronische rugpijn werd vastgesteld dat ibuprofen en diclofenac de minste bijwerkingen hebben, voornamelijk doordat deze middelen in de praktijk in lage doseringen worden voorgeschreven. Het gepoolde RR voor bijwerkingen was 1,24 (fixed-effect model; 95% BI 1,07 tot 1,43), wat aangeeft dat er statistisch significant minder bijwerkingen waren in de placebogroep.[27] COX-2-ontstekingsremmers hebben minder gastro-intestinale bijwerkingen dan traditionele NSAID's.[37] De meeste onderzoeken naar bijwerkingen zijn echter uitgevoerd bij patiënten met artrose of reuma, waarbij ontstekingsremmers in hogere doseringen (bijv. ibuprofen 2400 mg) en gedurende langere periodes worden voorgeschreven dan voor aspecifieke lage rugpijn in de eerstelijnsgezondheidszorg.

5.2.4 Spierverslappers

De Cochrane-review (zoekdatum oktober 2001) werd gepubliceerd in 2003 en bevatte zes onderzoeken naar chronische lage rugpijn, met in totaal 617 patiënten.[38] In het systematische literatuuronderzoek naar medicatie bij chronische lage rugklachten werden dezelfde zes studies geïdentificeerd.[3] Er werd één aanvullende studie gevonden.[39]

Omschrijving en doel van de interventie

De groep 'spierverslappers' omvat een breed scala aan medicijnen met verschillende indicaties en werkingsmechanismen. Doorgaans worden twee categorieën spierverslappers onderscheiden: antispasmodische en antispastische medicijnen. Antispasmodica worden gebruikt om spierspanning te reduceren, maar ook bijvoorbeeld vanwege hun sederende en angstverminderende werking. Antispasmodica kunnen worden onderverdeeld in benzodiazepinen (bijv. diazepam en tetrazepam) en niet-benzodiazepinen (bijv. cyclobenzaprine en carisoprodol). Antispastische medicijnen worden gebruikt om spasticiteit te verminderen die de behandeling of het functioneren belemmeren, zoals bij cerebrale parese, multiple sclerose en dwarslaesie.[40]

Kenmerken van de onderzoeken

Er zijn zes onderzoeken gedaan naar chronische lage rugpijn, waarvan vier met een laag[41-44] en twee met een hoog risico op vertekening[45,46]. In drie onderzoeken evalueerde men de effectiviteit van benzodiazepinen[41,43,45] en in drie onderzoeken die van non-benzodiazepinen[42,44,46] bij chronische lage rugpijn. In geen enkel onderzoek werd de effectiviteit geëvalueerd van antispasmodica bij chronische lage rugpijn. Drie onderzoeken hadden patiënten meegenomen met chronische lage rugpijn en aantoonbare spierspanning[42,45,46], maar deze onderzoeken gaven geen informatie over de betrouwbaarheid van deze diagnose.

Effectiviteit
Benzodiazepinen versus placebo

In twee onderzoeken met een laag risico op vertekening[41,43] vond men matig bewijs (in totaal 222 patiënten; onnauwkeurigheid) dat tetrazepam 50 mg driemaal daags effectiever was dan placebo wat betreft de pijnreductie en algehele verbetering op korte termijn. De gecombineerde RR's en 95%-BI voor de pijnintensiteit waren 0,82 (0,72 tot 0,94) na vijf tot zeven dagen en 0,71 (0,54 tot 0,93) na tien tot veertien dagen in het voordeel van de benzodiazepinen. De gecombineerde RR en 95%-BI voor algehele verbetering na tien tot veertien dagen was 0,63 (0,42 tot 0,97) in het voordeel van de benzodiazepinen. Twee onderzoeken rapporteerden tegenstrijdig bewijs wat betreft de reductie van spierspanning op korte termijn.[41,45]

Non-benzodiazepinen versus placebo
Twee onderzoeken van goede kwaliteit (in totaal 219 patiënten; onnauwkeurigheid) vonden bewijs van matige kwaliteit dat non-benzodiazepinen effectiever waren dan placebo wat betreft de algehele verbetering op korte termijn.[42,44] Er was tegenstrijdig bewijs wat betreft de pijnreductie. In de twee onderzoeken van goede kwaliteit en in één onderzoek van minder goede kwaliteit (in totaal 295 patiënten) stelde men vast dat er tussen non-benzodiazepinen en placebo geen verschil was in afname van spierspanning.[42,44,45]

Spierverslappers versus spierverslappers
Eén onderzoek met een hoog risico op vertekening (76 patiënten) rapporteerde beperkt bewijs dat er tussen cyclobenzaprine en diazepam geen verschil was in afname van spierspanning.[45] In een ander onderzoek met een hoog risico op vertekening (120 patiënten) werd beperkt bewijs gevonden dat er bij behandeling met pridinol mesilate of thiocolchicoside geen verschil was in de pijnreductie en algehele verbetering.[46]

Een kleine studie (n=60) vond geen verschil na dertig dagen in pijnreductie in rust en pijn tijdens inspanning tussen eperisone en tizanidine.[39] De eperisonegroep had een lagere incidentie van slapeloosheid dan de tizanidinegroep (17% vs. 43%).

Spierverslappers versus andere behandelingen
Een kleine studie vergeleek eperisone (n=24) met fysiotherapie (n=25) en McKenzie-therapie (n=25).[47] Er waren geen statistisch significante verschillen in pijnintensiteit na twee en vier weken tussen eperisone en de andere twee groepen.

Bijwerkingen
Spierverslappers worden geassocieerd met bijwerkingen, vooral op het centrale zenuwstelsel, met slaperigheid en duizeligheid als de meest voorkomende. Deze effecten worden zowel bij het gebruik van benzodiazepinen als bij het gebruik van non-benzodiazepinen gerapporteerd. De incidentie van andere bijwerkingen op het centrale zenuwstelsel is laag. De meest voorkomende gastro-intestinale complicatie is misselijkheid, maar het verschil met placebo in de onderzoeken was statistisch niet significant. Vanwege de bijwerkingen wordt geadviseerd voorzichtig te zijn met het gebruik van spierverslappers. Het gebruik van chlorzoxazone en chlormezanone kan gepaard gaan met ernstige complicaties. Chlormezanone werd vanwege de ernstige bijwerkingen in 1996 wereldwijd van de markt gehaald.[48]

5.3 De effectiviteit van niet-medicamenteuze behandeling

5.3.1 Acupunctuur

De Cochrane-review werd gepubliceerd in 1999 en geactualiseerd in 2005.[49] In 2010 werd een systematisch literatuuronderzoek gepubliceerd naar alternatieve zorg voor chronische rugklachten, waarin de effectiviteit van acupunctuur werd samengevat.[5] In 2012 werd ook een groot systematisch literatuuronderzoek gepubliceerd naar alternatieve en complementaire behandelingen voor rugklachten, dat volgens dezelfde methoden als de Cochrane-reviews werd uitgevoerd.[6] Dit onderzoek bevatte dertig gerandomiseerde trials.

Omschrijving en doel van de interventie

Acupunctuur bestaat uit verschillende technieken; de meest toegepaste techniek is die waarbij men gebruikmaakt van naalden. In de klassieke acupunctuurtheorie wordt verondersteld dat alle aandoeningen worden weergegeven door specifieke punten op de huid of net daaronder. Vitale energie stroomt door het lichaam langs de zogeheten meridianen. De juiste keuze van klassieke acupunctuurpunten die op deze meridianen liggen, kan de balans in het lichaam herstellen. Wanneer de naalden correct geplaatst zijn, kan een sensatie optreden (een tintelend en warm gevoel) die *Teh Chi* wordt genoemd. Niet alleen deze traditionele acupunctuurpunten worden gebruikt, maar ook punten die niet met meridianen worden geassocieerd, zoals *trigger points*.

Bij acupunctuur worden de naalden meestal handmatig gestimuleerd, maar er bestaat ook elektrische acupunctuur (waarbij de naalden zijn verbonden met een elektrische stimulator), injectie-acupunctuur (waarbij kruidenextracten in acupunctuurpunten worden geïnjecteerd) en acupunctuur met moxibustion (waarbij een bepaald kruid, *Artemisia vulgaris*, op het puntje van de naald wordt verbrand).

Kenmerken van de onderzoeken

In zestien onderzoeken vergeleek men acupunctuur met placebo of nep-acupunctuur[50-65], in vijf onderzoeken werd acupunctuur vergeleken met geen behandeling[52,66-69] en in vier onderzoeken werd acupunctuur vergeleken met andere behandelingen.[6,65,70,71]

Effectiviteit

Acupunctuur versus placebo

Er werden zestien studies gevonden waarin acupunctuur werd vergeleken met placebo.[50-65]

In een meta-analyse werd matig bewijs gevonden dat acupunctuur gepaard gaat met statistisch significante pijnreductie op een schaal van 0 tot 10 in vergelijking met placebo, maar alleen direct na behandeling (10 RCT's; gemiddeld verschil -0,59; 95% BI -0,93 tot -0,25). Er waren geen verschillen op korte (4 RCT's; −1,11, 95% CI: −2,33, 0,11), middellange (3 RCT's; −0,18, 95% CI: −0,85, 0,49) en lange termijn (4 RCT's; −0,21, 95% CI: −0,64, 0,22). Er waren ook geen verschillen in functioneren (2 RCT's; gemiddeld verschil 0,81; 95% BI -0,27 tot 1,9).[6]

Acupunctuur versus geen behandeling

Er werden drie onderzoeken gevonden met een hoog[66-68] en twee met een laag risico op vertekening[52,69]. In twee onderzoeken bestond de controlegroep uit patiënten op een wachtlijst[67,68] en in één onderzoek werd de toegevoegde waarde van acupunctuur vergeleken met een standaard klinische behandeling[66]. Een meta-analyse[6] liet matig bewijs zien dat patiënten met acupunctuur op korte termijn na behandeling statistisch significant meer pijnreductie hadden (3 RCT's; gemiddeld verschil -1,19; 95% BI -2,17 tot -0,21) op een schaal van 0 tot 10. In één onderzoek met een laag risico op vertekening (131 patiënten) werd vastgesteld dat acupunctuur resulteerde in statistisch significant beter functioneren na drie en negen maanden in vergelijking met geen behandeling.[61]

Acupunctuur versus andere behandelingen

Een meta-analyse liet bewijs van lage kwaliteit zien dat acupunctuur statistisch niet significant verschilde van pijnmedicatie voor wat betreft afname van pijn (4 RCT's; gemiddeld verschil 0,11; 95% BI -1,42 tot 1,65) en disfunctioneren (2 RCT's; -2,40; 95% BI -12,20 tot 7,40) direct na behandeling. Een andere meta-analyse liet bewijs van lage kwaliteit zien dat manipulatie van de wervelkolom leidde tot grotere pijnreductie na behandeling dan acupunctuur (2 RCT's; gemiddeld verschil 3,70; 95% BI 1,50 tot 5,80).[6]

Eén studie vond dat massage in vergelijking met acupunctuur resulteerde in minder last *(bothersomeness)* na een jaar en in beter functioneren na vier weken en een jaar.[70] Twee studies vonden dat massage gepaard ging met minder pijn en beter functioneren op korte en middellange termijn.[65,71]

Bijwerkingen

Ernstige en zeldzame complicaties die in de literatuur worden beschreven zijn infecties (HIV, hepatitis, bacteriële endocarditis) en viscerale traumata (pneumothorax, cardiale tamponnade). Maar de bijwerkingen die in de meeste studies gerapporteerd werden, waren mild en kortdurend. Meest voorkomende bijwerkingen zijn pijn op de plek van de naalden, duizeligheid en hoofdpijn.[6]

5.3.2 Gedragsmatige behandeling

De Cochrane-review (zoekdatum september 1999) werd gepubliceerd in 2000, en herzien in 2005[72] en 2010[73]. De laatste versie bevat dertig onderzoeken naar chronische aspecifieke lage rugpijn.

Omschrijving en doel van de interventie

Bij gedragsmatige behandeling gaat men ervan uit dat pijn en disfunctioneren niet alleen worden beïnvloed door somatische factoren, maar ook door psychologische en sociale factoren.[74] Gedragsmatige behandeling van chronische lage rugpijn is derhalve niet alleen gericht op het herstel van een onderliggende organische pathologie, maar ook op de reductie van chronische klachten en disfunctioneren en onderliggend gedrag. Er worden drie vormen van gedragsmatige behandeling onderscheiden: operante, cognitieve en respondente behandeling.[75,76] Deze drie behandelingsvormen richten zich alle op verandering van een van de drie responssystemen die aan emotionele ervaringen ten grondslag liggen, te weten gedrag, cognities en fysiologische reacties.

Operante behandeling is gebaseerd op de principes van operante conditionering.[77] Deze principes zijn toegepast op pijn en bevatten positieve bekrachtiging van gezond gedrag, het consequent negeren van pijngedrag, een tijdcontingente in plaats van pijncontingente aanpak, en betrokkenheid van de partner bij de behandeling.[78] De operante principes kunnen worden toegepast door alle disciplines die betrokken zijn bij de zorg voor chronische lage rugpijn.

Cognitieve behandeling richt zich op de identificatie en verandering van cognities van patiënten wat betreft pijn en disfunctioneren. Cognities (de betekenis van pijn voor de patiënt en verwachtingen wat betreft controle over de pijn) kunnen direct worden veranderd door cognitieve herstructurering (bijv. door 'inbeeldingstechnieken') of indirect door wijziging van onjuiste gedachten, gevoelens en overtuigingen.[79]

Respondente behandeling is gericht op het direct wijzigen van het fysiologische responssysteem, bijvoorbeeld door reductie van spierspanning. Hierbij is het belangrijk om de patiënt een model te bieden voor de relatie tussen spierspanning en pijn, en hem aan te leren spierspanning te vervangen door een reactie die geen spierspanning oproept; ontspanning dus. Elektromyografische (EMG) biofeedback, progressieve spierontspanning en toegepaste ontspanningstechnieken zijn voorbeelden van behandelingen die regelmatig worden toegepast bij patiënten met chronische lage rugpijn.[75,76]

Gedragsmatige behandeling wordt vaak toegepast als onderdeel van een uitgebreid programma. Deze zogenoemde cognitief-gedragsmatige benadering is gebaseerd op een multidimensionaal pijnmodel. De behandeling bestaat dan uit een combinatie van gedragsmatige componenten of uit een combinatie van gedragsmatige componenten met andere behandelingen, zoals medicatie of oefentherapie.

Kenmerken van de onderzoeken
De meeste onderzoeken vergeleken gedragsmatige behandeling met wachtlijstcontroles. In andere onderzoeken werd een gedragsmatige behandeling vergeleken met een andere conservatieve behandeling, of werd een gedragsmatige behandeling als aanvulling op een andere behandeling vergeleken met alleen die behandeling. Een aantal onderzoeken vergeleek verschillende typen gedragsmatige behandeling met elkaar. Eén onderzoek vergeleek individuele en groepsbehandeling, en evalueerde de effecten van de duur van de behandeling. In de meeste onderzoeken werd expliciet vermeld wat de kwalificatie van de therapeuten was die de gedragsmatige behandeling toepasten.

Effectiviteit
Gedragsmatige behandeling versus wachtlijstcontrole
Er werden twaalf onderzoeken geïdentificeerd, waarvan zeven met een laag risico op vertekening[80-86], die een bepaalde vorm van gedragsmatige behandeling (cognitieve, respondente, operante of cognitief-gedragsmatige behandeling) vergeleken met wachtlijstcontroles. Voor deze vergelijking zijn alleen resultaten na de behandelperiode beschikbaar, omdat de patiënten die op de wachtlijst werden geplaatst na de wachtlijstperiode ook behandeld werden. Er is bewijs van lage kwaliteit dat respondente behandeling (3 RCT's; gewogen gemiddeld verschil -19,77; 95% BI -34,34 tot -5,20)[79,87,88] of een combinatie van gedragsmatige behandelingen (5 RCT's; gestandaardiseerd gemiddeld verschil -0,60; 95% BI -0,97 tot -0,22)[79,83,85,86,88] effectiever is dan wachtlijstcontroles wat betreft pijnvermindering (schaal 0-100) op de korte termijn. Er is matig bewijs dat operante behandeling resulteert in meer pijnreductie op korte termijn dan wachtlijstcontroles. Operante behandeling bleek niet effectiever in het verbeteren van het functioneren dan wachtlijstcontroles, en cognitieve behandeling bleek noch pijn noch functioneren te verbeteren.

Gedragsmatige behandeling versus andere behandelingen
Er werden negen RCT's gevonden die gedragsmatige behandeling vergeleken met standaardzorg[89-91], oefentherapie in groepen[85,92], chirurgie[93,94], educatie[95], en hypnose[96]. Een meta-analyse liet zien dat er matig bewijs is dat gedragsmatige behandeling resulteert in grotere pijnreductie op de korte termijn dan standaardzorg (-5,18; 95% BI -9,79 tot -0,57)[79,83], maar het effect was heel klein (0-100-schaal). Er waren geen verschillen in functioneren en geen verschillen op middellange termijn. Er is matig bewijs dat er geen verschillen in korte (-2,31; 95% BI -6,33 tot 1,70), middellange (1,18; -3,16 tot 5,53) en langetermijneffecten (0,14; (-4,40 tot 4,67) zijn tussen gedragsmatige behandeling en oefentherapie in groepen[85,92] en bewijs van lage kwaliteit voor de afwezigheid van een verschil in effect tussen gedragsmatige behandeling en chirurgie.

Gedragsmatige behandeling als aanvulling op een andere behandeling versus alleen die behandeling

Er werden tien onderzoeken geïdentificeerd naar gedragsmatige behandeling in combinatie met fysiotherapie en educatie[97,98], een educatieve brochure en audiocassette[99], een intern pijnbehandelprogramma[100-102], verschillende vormen van medische behandeling (pijnmedicatie, zenuwblokkades, fysiotherapie)[103], en oefentherapie[85,92,104]. Deze laatstgenoemde studies naar oefentherapie waren klinisch heterogeen en zijn daarom niet statistisch samengevoegd. Er werd bewijs van lage kwaliteit gevonden dat gedragsmatige behandeling gecombineerd met fysiotherapie (2 RCT's; verschil in pijnscore op korte termijn -0,13 (-1,01 tot 0,75) en op de middellange termijn -0,11; -0,67 tot 0,44) of educatie niet resulteerde in betere effecten op pijn en functioneren. Er werd matig bewijs gevonden dat de effecten ook niet beter waren als gedragsmatige behandeling werd toegevoegd aan een intern pijnbehandelprogramma (2 RCT's; pijn op de korte termijn -0,14; -0,34 tot 0,05).

Bijwerkingen
Er werden geen bijwerkingen gerapporteerd.

5.3.3 Massage

De Cochrane-review (zoekdatum mei 2001) werd voor het eerst gepubliceerd in 2002 en de herziene versie in 2009. Massage was ook onderdeel van de systematische literatuuronderzoeken van Van Middelkoop en collega's[2] en Furlan en collega's[6]. Er werden in totaal negen studies naar chronische lage rugklachten betrokken in deze literatuuronderzoeken.[89,105-112]

Omschrijving en doel van de interventie
Massage wordt veel toegepast als methode voor pijnreductie en als hulp bij ontspanning. Bovendien zorgt massage in het algemeen voor 'een goed gevoel' en verhoogt de behandeling het gevoel goede zorg te ontvangen. Daarnaast zijn er theorieën dat door middel van massage endorfine worden vrijgemaakt, waardoor de pijndrempel van patiënten wordt verhoogd.

Kenmerken van de onderzoeken
Het type, de duur en de frequentie van massage varieerden per onderzoek. In één onderzoek werd massage met behulp van een elektrisch apparaat toegepast[106,111], in de overige onderzoeken werd met de hand gemasseerd. In één onderzoek werden twee typen massage vergeleken: acupunctuurmassage versus klassieke massage.[106]

Effectiviteit
De studies lieten zien dat er op korte en middellange termijn geen verschil in effect was tussen massage en geen behandeling of placebo wat betreft pijnintensiteit en functioneren.[89,112]. Een meta-analyse vond geen statistisch significant verschil in pijnintensiteit (schaal 0–10) direct na behandeling tussen massage en relaxatie (bewijs van lage kwaliteit; 2 RCT's, −1,27, 95% CI: −2,46 tot −0,08)[105,106] of fysiotherapie (bewijs van matige kwaliteit; 2 RCT's; −2,11, 95% CI: −3,15 tot −1,07)[108,109].

Eén studie vond geen verschil tussen massage en standaardzorg wat betreft pijnvermindering of verbeterd functioneren na behandeling.[110]

Eén studie vond geen verschillen tussen acupunctuurmassage en klassieke massage.[106]

Bijwerkingen
Bijwerkingen werden niet gerapporteerd.

5.3.4 Manuele therapie

De Cochrane-review (zoekdatum januari 2000) werd voor het eerst gepubliceerd in 2004 en de herziene versie in 2011.[113] Deze omvatte 26 onderzoeken naar chronische aspecifieke lage rugpijn, met in totaal 6070 patiënten.

Doel van de interventie
Manuele therapie is specifiek gericht op het herstellen en verbeteren van de beweeglijkheid van de gewrichten, in het bijzonder in de lumbale wervelkolom. In de literatuur wordt onderscheid gemaakt tussen zachtere mobilisatietechnieken en hardere manipulatietechnieken. Bij deze laatste vorm (de zogenoemde *high velocity thrust*) is doorgaans een knappend geluid hoorbaar in het gewricht (het zogeheten 'kraken'). In Nederland wordt manipulatie toegepast door manueel therapeuten, chiropractors en orthomanueel geneeskundigen. In deze paragraaf wordt niet naar de effectiviteit van de verschillende beroepsgroepen gekeken, maar naar de effectiviteit van de interventie zelf, ongeacht door wie die wordt toegepast.

Kenmerken van de onderzoeken
Negen onderzoeken hadden een laag risico op vertekening.[114-122] De onderzoekspopulaties varieerden in grootte van 29 tot 1334. De controle-interventies verschilden sterk, van analgetica tot rugscholen en fysiotherapie.

Effectiviteit
Uit de Cochrane-review bleek dat er bewijs van lage kwaliteit is, op grond van drie studies met een hoog risico op vertekening, dat er geen verschil in effect is tussen manipulatie en nep-manipulatie wat betreft pijn en functioneren op korte en middellange termijn.[123-125] In vergelijking met ineffectieve interventies bleek manipulatie ook niet te resulteren in een betere pijnreductie, beter herstel of snellere terugkeer naar het werk.[115,126-128]

Een meta-analyse van studies met een laag risico op vertekening liet bewijs van hoge kwaliteit zien dat manipulatie van de wervelkolom statistisch significant meer pijnvermindering geeft dan andere behandelingen na één maand (6 RCT's; -2,76; 95% BI -5,19 tot -0,32)[116-122], na drie maanden (5 RCT's; -4,55; 95% BI -8,68 tot -0,43)[114,119-122] en na zes maanden (4 RCT's; -3,07; 95% BI -5,42 tot -0,71)[114,117,118,122]. Maar de verschillen in effect waren heel klein (op een schaal van 0-100) en worden niet klinisch relevant geacht. Er is ook bewijs van hoge kwaliteit dat er na twaalf maanden geen verschil in pijnvermindering is tussen manipulatie en andere behandelingen (3 RCT's; -0,76; 95% BI -3,19 tot 1,66).[114,118,120]

Een andere meta-analyse liet bewijs van hoge kwaliteit zien dat manipulatie statistisch significant meer verbetering van het functioneren geeft dan andere behandelingen na één maand (6 RCT's; -0,17; 95% BI -0,29 tot -0,06)[116-119,121,122], maar geen verschil in functioneren na drie, zes en twaalf maanden.

Bijwerkingen
De kans op ernstige complicaties is klein, mits manipulatie door een ervaren therapeut wordt uitgevoerd (geschat risico op cauda-equinasyndroom minder dan 1 op 1.000.000). Ernstige of progressieve neurologische uitval wordt gezien als contra-indicatie voor manipulatie van de wervelkolom.

5.3.5 Multidisciplinaire behandeling

De Cochrane-review (zoekdatum juni 1998) werd gepubliceerd in 2001 en bevatte tien onderzoeken naar chronische aspecifieke lage rugpijn, met in totaal 1964 patiënten.[129] Een multidisciplinaire behandeling was ook onderdeel van het systematische literatuuronderzoek van Van Middelkoop en collega's.[2]

Omschrijving en doel van de interventie
Multidisciplinaire behandelprogramma's bestaan uit een combinatie van biomedische, gedragsmatige, ergonomische en arbeidsgerelateerde interventies die worden uitgevoerd door verschillende disciplines. Vaak zijn bij de behandeling een arts, een psycholoog en een fysiotherapeut of ergotherapeut betrokken. Bij de behandeling wordt uitgegaan van het biopsychosociale model, waarbij het ontstaan en in stand houden van chronische lage rugpijn wordt toegeschreven aan een samenspel van biomedische (bijv. fitheid, spierkracht), psychologische (bijv. angst, stress, coping) en sociale factoren (bijv. werk). De behandeling is voornamelijk gericht op het verbeteren van het functioneren van de patiënt en het beter leren omgaan met de rugpijn. Daartoe wordt ook veel aandacht besteed aan de werkomstandigheden en eventuele barrières die terugkeer naar het werk of naar normale activiteiten in de weg staan.

Kenmerken van de onderzoeken
In de meeste onderzoeken waren de deelnemers werknemers met ziekteverzuim[130,132] of patiënten die waren verwezen naar een pijncentrum[97,98,103,133-136]. De follow-up varieerde van onmiddellijk na behandeling[103,136] tot vijf jaar na behandeling[134,135]. De behandelprogramma's varieerden in setting (poliklinisch, dagopname of drie weken intern) en in duur, en in intensiteit van de drie componenten (biomedisch, psychologisch, sociaal). Sommige behandelingen bestonden uit intensieve dagprogramma's bestaande uit in totaal meer dan honderd uur behandeling[130-132,134-136], terwijl andere een of twee keer per week plaatsvonden, met in totaal niet meer dan dertig uur behandeling[97,98,103,131,134]. Drie van de intensieve programma's vonden plaats in poliklinieken[132,134,135]; twee programma's werden intern uitgevoerd[130,131]. De meeste programma's hadden een standaardduur en bestonden uit standaardinterventies, waarbij weinig ruimte was voor een individuele aanpak. Ook groepseducatie over anatomie, diagnose, medicatiegebruik en houdings- en ergonomische adviezen waren onderdeel van de meeste programma's. De controlegroepen kregen meestal een monodisciplinaire behandeling, standaardzorg of geen behandeling (wachtlijst).

Effectiviteit
Een meta-analyse liet zien dat er matig bewijs is dat multidisciplinaire behandeling zorgt voor meer pijnvermindering op de korte termijn dan een wachtlijst (2 RCT's; -9,47; 95% BI -13,87 tot -5,07).[131,134] Er waren geen statistisch significante verschillen voor functioneren op de korte termijn en uitkomsten op de lange termijn. Bendix en collega's[134] vonden een statistisch significant verschil in werkverzuim na vier maanden (10 dagen in de interventiegroep versus 122 dagen in de controlegroep).

Er is bewijs van hoge kwaliteit (vier onderzoeken; 951 patiënten) dat intensieve multidisciplinaire behandelprogramma's met een aanpak gericht op functioneel herstel, het functioneren van de patiënt meer verbeteren dan een monodisciplinaire behandeling.[130,132,134,135] Er is bewijs van hoge kwaliteit (drie onderzoeken; 531 patiënten) dat intensieve multidisciplinaire behandelprogramma's met een aanpak gericht op functioneel herstel, de pijn meer verminderen (gewogen gemiddeld verschil -11,55; 95% BI -19,68; -3,43) dan een monodisciplinaire behandeling en standaardzorg.[130,134,135] Er is tegenstrijdig bewijs wat betreft het effect van intensieve multidisciplinaire behandelprogramma's op ziekteverzuim.

Er is bewijs van hoge kwaliteit (zeven onderzoeken; 1063 patiënten) dat er geen verschil is wat betreft pijn, functioneren en werkverzuim tussen minder intensieve multidisciplinaire behandelprogramma's en een monodisciplinaire behandeling of standaardzorg.[97,98,103,131,134,137,138]

Bijwerkingen
Er zijn geen bijwerkingen gerapporteerd.

Intermezzo

Een goed voorbeeld van een onderzoek naar een multidisciplinair behandelprogramma is de trial van Alaranta en collega's.[130] Vanwege de veelbelovende resultaten van eerder niet-gecontroleerd Amerikaans onderzoek naar een multidisciplinaire interventie waarin fysieke en psychosociale componenten werden gecombineerd, wilden de auteurs ditzelfde programma evalueren in een gerandomiseerd, gecontroleerd onderzoek in Finland. De onderzoekspopulatie bestond uit 293 patiënten in de leeftijd van 30 tot 47 jaar, die langer dan zes maanden chronische lage rugpijn hadden en voor wie het Finse Instituut voor Sociale Verzekeringen had besloten een opname in een revalidatiekliniek te vergoeden. Uitgesloten werden patiënten met specifieke rugpijn, een ontsteking of een contra-indicatie voor zware fysieke inspanning.

Het multidisciplinaire programma bestond uit een opname van drie weken in een revalidatiekliniek. De patiënten kregen een individueel oefenprogramma, gebaseerd op de resultaten van lichamelijk onderzoek. Het programma bestond uit 37 uur oefentherapie, zelfstandig of onder supervisie, zonder passieve fysische therapie. Ook waren er gedurende vijf uur per week discussiegroepen en individuele consultaties in verband met problemen op het werk. Het behandelteam bestond uit een arts, een psycholoog, een maatschappelijk werker, een fysiotherapeut, een ergotherapeut en een bedrijfstrainer. Het programma bestond uit cardiovasculaire fitness, spierversterkende oefeningen, ontspanningsoefeningen en rust, stretching en cognitief-gedragsmatige behandeling. De belangrijkste doelen van het programma waren verbetering van de fysieke capaciteiten, toename van zware fysieke inspanning in de vrije tijd, het wegnemen van angst voor lage rugpijn, en verbetering van vaardigheden om met de pijn om te gaan.

Het controleprogramma was een standaard revalidatiebehandeling met een opname van drie weken, dat in vijf verschillende instellingen werd uitgevoerd. Dit programma bestond voor een belangrijk deel uit passieve interventies, zoals massage, elektrotherapie en tractie. Maar ook krachttraining, zwemmen en activiteiten binnen en buiten maakten deel uit van de behandeling. De intensiteit was ongeveer de helft van het multidisciplinaire programma.

Uitkomstmaten in dit onderzoek waren een gecombineerde maat voor pijn en disfunctioneren, ziekteverzuim, gedragsmatige uitkomsten, fysieke uitkomsten, zorggebruik en vrijetijdsbesteding. De uitkomsten werden drie en twaalf maanden na de eerste meting bepaald. De behandelingen startten drie weken na deze eerste meting.

De resultaten laten zien dat het multidisciplinaire programma een groter effect had op de reductie van pijn en disfunctioneren dan de controlebehandeling: na drie en twaalf maanden 12% reductie in de multidisciplinaire groep en 7% reductie in de controlegroep. Deze verschillen waren klein, maar statistisch significant. Op andere uitkomstmaten was er geen verschil tussen de groepen.

> De auteurs concludeerden dat het multidisciplinaire programma een gunstige invloed heeft op disfunctioneren, maar dat er meer nodig is (bijv. sociale wetgeving en beleidsverandering op de arbeidsmarkt) om ook arbeidsgerelateerde uitkomsten te verbeteren.

5.3.6 Oefentherapie

De Cochrane-review (zoekdatum april 1999) werd gepubliceerd in 2000 en de herziene versie in 2005.[139] Een recenter systematisch literatuuronderzoek naar niet-medicamenteuze behandeling voor chronische lage rugklachten identificeerde in totaal 37 RCT's naar oefentherapie.[2] Daarna werden nog 38 aanvullende RCT's gepubliceerd.

Omschrijving en doel van de interventie
Oefentherapie omvat een heterogene groep interventies, variërend van algemene fitheid of aerobe oefeningen tot spierversterkende en mobiliteitsoefeningen. Daarnaast bestaan er specifieke vormen van oefentherapie, zoals mensendieck-, cesar- en mckenzietherapie en recenter worden ook yoga, tai chi en pilates gebruikt in de behandeling van lage rugklachten. Met oefentherapie worden verschillende behandeldoelen nagestreefd, zoals versterking van buik- en/of rugspieren, verhoging van de algehele fitheid en verbetering van coördinatie en balans. De veronderstelde werkingsmechanismen verschillen uiteraard ook. Recent zijn oefenprogramma's gecombineerd met een belangrijke gedragsmatige component, de zogenoemde graded-activity-benadering.

Kenmerken van de onderzoeken
De studies verschilden wat betreft de populaties die meegenomen werden. Zo waren er onderzoeken die patiënten rekruteerden in de gezondheidszorg, de bedrijfssetting en de algemene bevolking. De oefentherapie-interventies waren heterogeen en bestonden uit spierversterkende aerobe stretching; mobiliserende, coördinatie-, mckenzie-, cesar- en mensendieckoefeningen; yoga, pilates en tai chi; en een mix van verschillende typen oefeningen. Sommige oefenprogramma's waren intensief, met meer dan twintig uur training, andere waren laagintensief (minder dan twintig uur) en van twee onderzoeken was de intensiteit onduidelijk. De oefentherapie werd individueel of in groepsverband gegeven. In ongeveer de helft van de studies was de oefentherapie gestandaardiseerd, terwijl zij in de andere helft individueel werd aangepast. De controlegroepen verschilden ook aanzienlijk: sommige onderzoeken vergeleken oefentherapie met geen behandeling of met een andere behandeling, maar in veel onderzoeken werden verschillende vormen van oefentherapie vergeleken.

Effectiviteit
Oefentherapie versus geen behandeling
In veertien onderzoeken vergeleek men oefentherapie met geen behandeling.[85,92,140-151] Een meta-analyse resulteerde in een gepoolde effectmaat voor pijnintensiteit op korte termijn van -4,51 (95%-BI -9,49 tot 0,47). Dit betekent dat er op een visueel analoge schaal van 0 tot 100 een zeer klein verschil is, en dat het verschil niet statistisch significant is. Het gepoolde effect voor functionele uitkomstmaten op korte termijn was -3,63 (95%-BI -8,89 tot 1,63). De resultaten waren vergelijkbaar bij follow-up op middellange termijn. Er is bewijs van lage kwaliteit dat oefentherapie niet effectiever is wat betreft pijnreductie en verbetering van functionele

status op korte en middellange termijn dan geen behandeling. Vier van de vijf aanvullende studies vonden beter functioneren na oefentherapie (tai chi[147], stabilisatieoefeningen[149,150] en een combinatie van oefeningen gericht op spierversterking, flexibiliteit en uithoudingsvermogen[146]), maar alleen tai-chioefeningen resulteerden in meer pijnreductie na tien weken dan een wachtlijstcontrolegroep[147]. Een studie in een werksetting vond geen verschillen tussen oefentherapie of geen oefentherapie tot twee jaar follow-up.[148] Een kleine aanvullende studie vond dat oefentherapie gecombineerd met educatie resulteerde in meer pijnvermindering en beter functioneren direct na behandeling, maar niet na drie maanden.[151]

Oefentherapie versus andere conservatieve behandelingen

Zeven publicaties over zes studies vergeleken oefentherapie met standaardzorg *(usual care)*.[152-158] Een meta-analyse liet bewijs van lage kwaliteit zien dat oefentherapie op korte termijn resulteert in statistisch significant meer pijnvermindering (3 RCT's; -9,23; 95% BI -16,02 tot -2,43) en verbetering van functionele status (3 RCT's; -12,35; 95% BI -23,00 tot -1,69). Drie RCT's rapporteerden langetermijneffecten en vonden een statistisch significant verschil wat betreft functioneren ten gunste van oefentherapie (-3,17; 95% BI -5,96 tot -0,38), maar niet voor pijnreductie.[152,155,156]

Drie studies lieten bewijs van zeer lage kwaliteit zien dat oefentherapie resulteerde in beter functioneren direct na behandeling (–11,20; 95% BI –16,78 tot -5,62), maar dat er geen statistisch significante verschillen waren in pijn en functioneren op korte en middellange termijn tussen oefentherapie en educatie.[159-161] Een aanvullende studie vond ook geen verschillen in pijn en functioneren na twee, zes en twaalf maanden.[162]

Drie studies lieten bewijs van zeer lage kwaliteit zien dat er geen verschillen in effectiviteit zijn tussen oefentherapie en gedragsmatige behandeling wat betreft pijn en functioneren op korte (1,21; 95% BI –5,42 tot 7,84 en 0,34; –2,64 tot 3,31, respectievelijk) en lange termijn (-0,88; 95% BI –6,34 tot 4,58 en 2,77; –3,43 tot 8,96, respectievelijk).[85,92,163]

Acht studies vergeleken oefentherapie met passieve behandelingen, zoals een zelfzorgboekje, NSAID's, transcutane elektrische zenuwstimulatie (TENS), low-level-lasertherapie, ultrageluid, en warmte/koudebehandelingen.[157,164-170] Een meta-analyse liet bewijs van zeer lage kwaliteit zien dat er na behandeling geen statistisch significante verschillen waren wat betreft pijn (–9,33; 95% BI –18,80 tot 0,13) en functioneren (–2,59; –8,03 tot 2,85), en ook niet op korte termijn. Een aanvullende studie bij 101 werknemers vond dat oefentherapie effectiever was wat betreft pijnvermindering en verbeterd functioneren na twaalf weken.[168] Een andere aanvullende studie vond geen verschillen tussen oefentherapie en NSAID's wat betreft pijn en functioneren na acht weken en twaalf maanden.[169] Een aanvullende studie vond dat yoga resulteerde in beter functioneren en minder pijn na 6, 12 en 26 weken in vergelijking met een zelfzorgboekje.[170]

Twee aanvullende studies vergeleken oefentherapie met een revalidatieprogramma.[171,172] Een van deze studies vond geen verschillen in pijn en functioneren na 6, 12 en 24 maanden.[171] De andere studie rapporteerde wel meer pijnreductie na 3, 6 en 12 maanden met oefentherapie die vooral bestond uit thuisoefeningen, maar geen verschillen in functioneren.[172]

Zeven studies vergeleken oefentherapie met manipulatie van de wervelkolom[114,160,173-177] Twee van deze studies rapporteerden kortetermijneffecten voor pijn en functioneren, en vonden geen statistisch significante verschillen (-1,33; 95% BI -10,11 tot 7,79 en 0,29; -3,15 tot 3,72, respectievelijk). Alle studies rapporteerden langetermijnresultaten en vonden bewijs van lage kwaliteit dat er geen statistisch significant verschil is in functioneren (-0,70; -3,14 tot 1,74) en pijnintensiteit (2,09; -2,94 tot 7,13). Er waren ook geen verschillen op middellange termijn. Een aanvullende studie vond ook geen verschillen in pijn en functioneren na 12 en 52 weken.[176] Een andere aanvullende studie vond dat mckenzietherapie resulteerde in beter functioneren dan manipulatie van de wervelkolom na twee en twaalf maanden, maar er waren geen verschillen in pijnreductie.[177]

Vergelijking van verschillende vormen van oefentherapie

Zesentwintig studies vergeleken verschillende vormen van oefentherapie met elkaar.[114,145,150,170,176,178-198] Vanwege de heterogeniteit kon er geen meta-analyse uitgevoerd worden.

Tien studies vonden statistisch significante verschillen tussen de verschillende typen oefentherapie. Eén studie vond dat aerobe oefeningen resulteerden in meer pijnreductie na drie maanden in vergelijking met lumbale flexie.[185] Eén studie vond dat oefeningen in water resulteerden in beter functioneren na vier en twaalf weken dan thuisoefeningen, maar er was geen verschil in pijnreductie.[196]

Eén studie vond dat *motor control*- (stabilisatie) oefeningen resulteerden in beter functioneren na twee, zes en twaalf maanden in vergelijking met algemene oefeningen (spierversterkende oefeningen en stretching).[114] Een kleine studie (n=30) vond dat stabilisatieoefeningen na zes weken resulteerden in beter functioneren en minder pijn dan stretching.[197] In een andere studie bleek de combinatie stabilisatieoefeningen en extensieoefeningen te resulteren in grotere pijnreductie direct na behandeling dan extensieoefeningen alleen.[150] Eén studie vond dat stabilisatie- en flexieoefeningen leiden tot beter functioneren direct na behandeling in vergelijking met flexie- en spierversterkende oefeningen, maar er was geen verschil in pijnreductie.[193]

Twee studies vonden dat yoga resulteerde in beter functioneren in vergelijking met een conventioneel oefenprogramma direct na behandeling[158] en na drie maanden[184]. Maar een andere studie vond geen verschillen in pijn en functioneren tussen yoga en stretching na 6, 12 en 26 weken.[170]

Eén studie vond dat een *graded exercise*-programma resulteerde in meer pijnreductie direct na behandeling en beter functioneren op de lange termijn in vergelijking met dagelijks wandelen.[198]

Zeventien studies vonden geen statistisch significante verschillen in effecten tussen de verschillende typen oefentherapie.

Bijwerkingen

Bijwerkingen werden niet gerapporteerd.

Intermezzo

Een mooi voorbeeld van een relevant onderzoek naar oefentherapie bij chronische lage rugpijn is de RCT van Torstensen en collega's.[199] Zij voerden een pragmatisch, gerandomiseerd, enkelvoudig geblindeerd, gecontroleerd onderzoek uit met een follow-up van een jaar, waarin de efficiëntie en de kosten van medische oefentherapie, conventionele fysiotherapie en zelfoefeningen bij chronische lage rugpijn werden vergeleken. De trial werd uitgevoerd omdat uit eerder onderzoek was gebleken dat oefentherapie zinvol is bij chronische lage rugpijn, maar het was onduidelijk welk type oefening het effectiefst is. Bovendien waren er uit eerder onderzoek veelbelovende resultaten bekend van zelfoefeningen, dat wil zeggen oefeningen die mensen thuis zelf kunnen doen en die gecombineerd worden met het advies de normale activiteiten te blijven uitvoeren.

De onderzoekspopulatie bestond uit 208 patiënten in de leeftijd van 20 tot 65 jaar, die tussen twee en twaalf maanden ziekteverzuim hadden vanwege aspecifieke lage rugpijn.

Uitgesloten werden patiënten met specifieke rugpijn, zoals tumor, reuma, spondylosithese en neurologische uitval, en andere redenen die deelname aan de oefentherapie zouden belemmeren. In totaal deden 33 fysiotherapeuten uit twintig verschillende praktijken mee aan het onderzoek. De fysiotherapeuten rekruteerden de patiënten, waarna ze gerandomiseerd werden naar medische oefentherapie, conventionele fysiotherapie of zelfoefeningen. Alle patiënten kregen in twaalf weken 36 behandelingen van een uur.

De medische oefentherapie bestond uit oefeningen van gradueel toenemende intensiteit met het doel de functie te normaliseren door sommige delen van de wervelkolom te mobiliseren en andere delen te stabiliseren. De oefeningen werden onder voortdurend toezicht van een fysiotherapeut uitgevoerd in groepen van maximaal vijf patiënten. Iedere patiënt kreeg echter een individueel toegesneden oefenprogramma waarbij rekening werd gehouden met de klachten, de klinische diagnose, de behoeften en de verwachtingen van de patiënt. Een uitgebreide anamnese en lichamelijk onderzoek lagen ten grondslag aan de keuze van het individuele oefenprogramma. Bij de uitvoering van de oefeningen werd gebruikgemaakt van apparatuur. De patiënten kregen zeven tot negen verschillende oefeningen, die werden uitgevoerd in twee tot drie sets van twintig tot dertig herhalingen met dertig seconden rust, en die werden voorafgegaan door een warming-up.

De conventionele fysiotherapie bestond uit een combinatie van warmte- of koudetoepassingen, massage, stretching, verschillende vormen van elektrotherapie, tractie en een beperkt aantal oefeningen dat werd uitgevoerd op een behandeltafel. De fysiotherapeut was vrij om te bepalen welke interventies bij de individuele patiënten werden toegepast.

De zelfoefeningengroep kreeg het advies een uur per dag te wandelen en normale dagelijkse activiteiten te blijven uitvoeren. Om ervoor te zorgen dat de deelnemers dit daadwerkelijk zouden doen, belde de fysiotherapeut de patiënten iedere week gedurende de twaalf weken durende interventieperiode.

Uitkomstmaten die in dit onderzoek werden meegenomen, waren pijnintensiteit (100 mm VAS), functionele status (Oswestry-vragenlijst), werkhervatting (aantal dagen ziekteverzuim) en kosten. Er werd een intention-to-treat-analyse uitgevoerd, waarin het verschil tussen de drie groepen werd geëvalueerd.

De resultaten maken duidelijk dat de pijnreductie direct na behandeling en na twaalf maanden in de medische-oefentherapiegroep (16 en 12%) en in de conventionele fysiotherapiegroep (11 en 8%) groter was dan in de zelfoefeningengroep (5 en 5%). Ook de functionele status was direct na behandeling en na twaalf maanden beter in de medische-oefentherapiegroep (5 en 8%) en in de conventionele fysiotherapiegroep (3 en 4%) dan in de zelfoefeningengroep (–2 en 0%). Deze verschillen waren klein, maar statistisch significant. Er was geen verschil in ziekteverzuim tussen de groepen. De totale kosten in de medische-oefentherapiegroep en in de conventionele fysiotherapiegroep waren lager dan die in de zelfoefeningengroep.

Opgemerkt moet worden dat hoewel de auteurs suggereerden dat het onderzoek enkelvoudig geblindeerd was, dit niet terecht bleek. De auteurs stelden dat blindering gegarandeerd werd doordat de metingen aan het begin van het onderzoek, na behandeling en na twaalf maanden door dezelfde arts werden uitgevoerd, maar dat is in dit geval weinig relevant. De arts wist in welke behandelgroep de patiënten zaten en was dus niet geblindeerd. Ook suggereerden de auteurs dat een kosten-batenanalyse werd uitgevoerd, maar een volledige economische evaluatie, waarin het verschil in kosten tussen de groepen werd afgezet tegen het verschil in effecten, werd niet uitgevoerd. De auteurs berekenen slechts de gemiddelde kosten per groep en dat is onvoldoende om een valide en betrouwbare

> schatting van de kosteneffectiviteit te krijgen. De conclusie dat er tussen de groepen geen verschillen in kosten waren, lijkt meer gerechtvaardigd.
>
> De algemene conclusie van de auteurs luidde dat de effectiviteit van oefentherapie en fysiotherapie is aangetoond en dat het niet-behandelen van patiënten met chronische lage rugpijn kan leiden tot langere perioden van ziekteverzuim. Deze conclusie is vreemd, omdat er geen verschillen in ziekteverzuim waren. De conclusie dat oefentherapie en fysiotherapie effectiever zijn dan zelfoefeningen wat betreft pijnreductie en verbetering van de functionele status lijkt wel terecht.

5.3.7 Ruggordels

De Cochrane-review (zoekdatum 1999) werd gepubliceerd in 2000 en de herziene versie in 2008.[200] Deze bevatte één zeer klein onderzoek (19 patiënten) naar chronische aspecifieke lage rugpijn.[201] Er werden geen aanvullende studies gevonden.

Omschrijving en doel van de interventie
Ruggordels worden verondersteld houdingsafwijkingen te corrigeren, beweging te beperken, de wervelkolom te stabiliseren, mechanische overbelasting van de wervelkolom te voorkomen en warmte te verzorgen. Er is echter weinig wetenschappelijke onderbouwing van deze potentiële werkingsmechanismen.

Kenmerken van het onderzoek
De gevonden RCT had een zeer kleine onderzoekspopulatie en had een hoog risico op vertekening.[201] In het onderzoek vergeleek men een ruggordel met een synthetische steun met een ruggordel zonder deze extra steun.

Effectiviteit
In het zeer kleine onderzoek (19 patiënten) werd vastgesteld dat de ruggordel met steun resulteerde in minder pijn en beter functioneren dan de ruggordel zonder steun, maar de gegevens werden niet op adequate wijze gepresenteerd. Een conclusie kan hier niet aan verbonden worden. Er werd geen enkele RCT gevonden waarin ruggordels werden vergeleken met placebo, geen behandeling of een andere behandeling. De effectiviteit van ruggordels bij chronische lage rugpijn is derhalve onbekend.

Bijwerkingen
De review rapporteerde geen bijwerkingen. Bijwerkingen worden wel geassocieerd met langdurig dragen van een ruggordel, zoals afname van de kracht van de rompspieren, een verkeerd gevoel van veiligheid, warmte en huidirritatie.

5.3.8 Rugscholen

De Cochrane-review (zoekdatum december 1997) werd gepubliceerd in 1999 en de herziene versie in 2005.[202] Die versie bevatte twaalf studies naar chronische lage rugklachten. In een recent systematisch literatuuronderzoek[2] werd een striktere selectie gehanteerd van studies naar chronische lage rugklachten. Studies met gemengde populaties van acuut/subacuut en chronische lage rugklachten werden uitgesloten, waardoor er zes studies overbleven.[203-209] Er werd één aanvullende studie gevonden.[210]

Omschrijving en doel van de interventie
De oorspronkelijke 'Zweedse rugschool' werd in 1969 geïntroduceerd door Zachrisson-Forsell. Het oorspronkelijke doel van de Zweedse rugschool was rugklachten te verminderen en recidieven te voorkomen. De Zweedse rugschool bestond uit informatie over de anatomie van de rug, biomechanica, optimale houding, ergonomie en oefeningen voor de rug, en werd gegeven in vier groepssessies van 45 minuten gedurende een periode van twee weken. Sinds de introductie van dit concept zijn er vele varianten verschenen. De inhoud en de duur van de huidige rugscholen in Nederland variëren enorm. In deze paragraaf wordt rugscholing gedefinieerd als een interventie die wordt uitgevoerd door één discipline (meestal een paramedicus) en die bestaat uit voorlichting en informatie over rugpijn in groepsverband en uit oefentherapie.

Kenmerken van de onderzoeken
Eén studie werd in drie publicaties beschreven.[204,205,211] In twee onderzoeken werden alleen vrouwen betrokken.[204,205,208] Eén onderzoek werd uitgevoerd in een bedrijfssetting.[204,205]

Effectiviteit
Rugscholen versus wachtlijstcontroles of minimale interventies
Drie studies lieten bewijs van lage kwaliteit zien dat er geen kortetermijnverschillen zijn in pijn en functioneren na rugscholen in vergelijking met wachtlijstcontroles of minimale interventies.[206,208,209] Een meta-analyse van twee studies[208,209] vond geen statistisch significant verschil in kortetermijneffect voor functioneren (-13,04; 95% BI -37,04 tot 10,95) op een schaal van 0–100. Een studie met een laag risico op vertekening vond geen kortetermijnverschil in pijnintensiteit.[209] Een studie met een hoog risico op vertekening vond geen statistisch significante verschillen in functioneren op middellange en lange termijn.[208] Een rugschool als toevoeging aan oefentherapie en fysiotherapeutische modaliteiten gaf volgens de auteurs statistisch significant betere resultaten voor pijn en functioneren na behandeling en na drie maanden, maar de verschillen waren heel klein en de data lijken dit niet te ondersteunen.[210]

Rugschool versus andere behandelingen
Twee studies vonden bewijs van lage kwaliteit dat er geen statistisch significante verschillen zijn in pijn en functioneren op korte en middellange termijn na rugscholen in vergelijking met actieve behandelingen.[203,207] Een meta-analyse vond dat het verschil in pijnintensiteit op korte termijn 4,75 (95% BI -2,13 tot 11,63) en op middellange termijn -2,16 (-13,03 tot 8,71) was. Het verschil voor kortetermijnfunctioneren was 0,12 (-2,37 tot 2,61) en voor middellange termijn 0,05 (-3,59 tot 3,69).

Een studie met een hoog risico op vertekening vond bewijs van zeer lage kwaliteit dat rugscholing effectiever was na zes maanden wat betreft pijnreductie en verbeterd functioneren in vergelijking met educatie/informatie. Na een jaar was het verschil in functioneren nog steeds significant, maar was er geen verschil meer in pijnintensiteit.[204,205]

Bijwerkingen
Bijwerkingen werden niet gerapporteerd.

5.3.9 Transcutane elektrische zenuwstimulatie (TENS)

De Cochrane-review (zoekdatum mei 2000) werd gepubliceerd in 2001 en herzien in 2005 en 2008.[212] Een recent systematisch literatuuronderzoek bevatte zes onderzoeken naar TENS voor chronische aspecifieke lage rugpijn.[165,213-218]

Omschrijving en doel van de interventie
TENS is een therapeutische niet-invasieve modaliteit die voornamelijk wordt gebruikt voor pijnreductie door elektrische stimulatie van perifere zenuwen via elektroden die op de huid worden bevestigd. TENS bestaat al ongeveer dertig jaar. De ontwikkeling en de toepassing van TENS waren gebaseerd op de *gate-control*-theorie. Volgens deze theorie genereert het TENS-mechanisme neuroregulatoire perifere en centrale effecten die transmissie van pijnsignalen moduleren. Verondersteld werd dat hoge-intensiteit-TENS effectiever is in het faciliteren van deze mechanismen. In de dagelijkse praktijk wordt TENS echter in verschillende vormen toegepast: hoge frequentie, lage frequentie, *burst*-frequentie en hyperstimulatie.

Kenmerken van de onderzoeken
Er werden zes onderzoeken geïdentificeerd.[165,213-218]. Eén onderzoek werd in twee artikelen gepresenteerd.[215,216] Vier van de zes onderzoeken rapporteerden pijn als uitkomst, twee onderzoeken fysieke uitkomsten (flexibiliteit) en twee onderzoeken rapporteerden functionele status. De gemiddelde leeftijd van de patiënten die deelnamen aan de onderzoeken, varieerde van 36 tot 52 jaar en de gemiddelde duur van de rugpijn sinds het ontstaan was vier tot twaalf jaar. De behandelingen varieerden van één behandeling per dag gedurende twee dagen tot drie behandelingen per dag gedurende vier weken.

Effectiviteit
Zes studies, waarvan drie met een laag risico op vertekening, vonden bewijs van lage kwaliteit dat er geen statistisch significant verschil is tussen TENS en nep-TENS wat betreft pijnintensiteit na behandeling (vier studies; -4,47; 95% BI -12,84 tot 3,89)[165,213,216,218]; twee studies vonden geen verschil in functioneren na behandeling (-1,36; 95% BI -4,38 tot 1,66)[165,218]. Twee studies vonden geen verschillen op korte termijn.[165,215]

Vier studies met een hoog risico op vertekening vonden dat acupunctuur en percutane elektrische zenuwstimulatie (PENS) statistisch significant grotere pijnreductie (schaal 0–100) gaven dan TENS direct na behandeling (16,64; 95% BI 5,84 tot 27,41).[213-215,217]

Twee studies vonden geen statistisch significante verschillen in pijnintensiteit direct na behandeling[213] en pijnintensiteit en functioneren op korte termijn[165] tussen TENS en oefentherapie.

Bijwerkingen
Bijwerkingen werden niet gerapporteerd.

5.3.10 Tractie

De Cochrane-review[219] werd gepubliceerd in 2007 en bevatte maar een studie naar chronische aspecifieke rugklachten.[220] Er werden geen aanvullende studies gevonden.

Omschrijving en doel van de interventie
Door het uitoefenen van tractiekracht op de lage wervelkolom wordt getracht de beweeglijkheid van de gewrichten te verbeteren. Veelgebruikte vormen van tractie zijn mechanische tractie (waarbij de trekkracht elektrisch wordt gestuurd), manuele tractie (waarbij de trekkracht handmatig wordt toegepast) en autotractie (waarbij de patiënt zelf de trekkracht controleert). De kracht kan continu of intermitterend worden toegepast.

Kenmerken van de onderzoeken
In het gevonden onderzoek werd een fysiotherapieprogramma (*hot packs*, ultrageluid en een actief oefenprogramma vijfmaal per week gedurende twee weken) met tractie vergeleken met alleen het fysiotherapieprogramma.[220] Het was een klein onderzoek met 42 patiënten en had een hoog risico op bias.

Effectiviteit
In een studie werd geen verschil gevonden tussen fysiotherapie plus tractie en alleen fysiotherapie direct na behandeling en na drie maanden follow-up.[220] Er is bewijs van zeer lage kwaliteit dat tractie geen toegevoegde waarde heeft boven alleen fysiotherapie.

Bijwerkingen
In het literatuuronderzoek en in de aanvullende onderzoeken werden geen bijwerkingen gerapporteerd.

5.4 Discussie

5.4.1 Effectiviteit

Bij chronische lage rugpijn wordt een grote verscheidenheid aan niet-operatieve behandelingen veelvuldig toegepast en voorgeschreven. Dit hoofdstuk maakt duidelijk dat er voor geen enkele behandeling bewijs van hoge kwaliteit is dat het effectiever is dan geen behandeling, wachtlijstcontroles of placebo.

Wel bleek er bewijs van matige of lage kwaliteit te zijn dat een aantal interventies op korte termijn meer pijnreductie geeft dan geen behandeling, wachtlijstcontroles of behandeling met standaardzorg: opioïden, ontstekingsremmers, spierverslappers, gedragsmatige behandeling, oefentherapie en multidisciplinaire behandeling. De effecten zijn echter klein.

De vergelijkingen van verschillende behandelingen voor chronische lage rugklachten laten geen consistent beeld zien. Zo is bijvoorbeeld oefentherapie effectiever op korte termijn dan standaardzorg, maar is er geen verschil in kortetermijneffect in vergelijking met geen behandeling. Dat lijkt tegenstrijdig. Manuele therapie lijkt wel effectiever dan andere behandelingen (hoewel het effect zeer klein is en niet klinisch relevant), maar niet effectiever dan geen behandeling of nep-manipulatie. Het GRADE-systeem laat zien dat ondanks de vele studies die er gedaan zijn, de kwaliteit van het wetenschappelijk bewijs op zijn best matig is. Dat betekent dat verder onderzoek waarschijnlijk een belangrijke impact op de betrouwbaarheid van de effectschatting en het resultaat kan hebben. Verder onderzoek is dus zeker nodig, maar het lijkt niet opportuun om veel van dezelfde RCT's uit te voeren die tot nu toe gedaan zijn. Een betere selectie van subgroepen van patiënten, betere matching van interventies op subgroepen, betere interne validiteit van de studies en studiepopulaties van voldoende omvang lijken noodzakelijk

5.4.2 Selectie van de onderzoeken

Cruciaal voor de validiteit van een systematisch literatuuronderzoek is de identificatie van alle relevante onderzoeken. Het opnemen van slechts een deel van alle beschikbare onderzoeken kan leiden tot vertekening van de resultaten (bias). In het duidelijkste geval zal het betrekken van uitsluitend de onderzoeken met een positief effect van een bepaalde behandeling bij lage rugpijn en het negeren van alle onderzoeken met een negatief effect, kunnen leiden tot onjuiste conclusies en aanbevelingen.

Selectieve opname van onderzoek met positieve of negatieve resultaten kan zich bijvoorbeeld voordoen in een systematisch literatuuronderzoek waarbij alleen onderzoeken worden betrokken die in het Engels zijn gepubliceerd. Hoewel er door ons, maar ook in de Cochrane-reviews gezocht is naar onderzoek dat, afhankelijk van de internationale samenwerking bij een bepaald literatuuronderzoek, in het Duits, Frans, Zweeds, Fins of Nederlands was gepubliceerd, werden er voornamelijk Engelstalige publicaties gevonden. Omdat veel niet-Engelstalige wetenschappelijke tijdschriften niet geïndexeerd zijn in Medline en Embase, zijn waarschijnlijk aanvullende stappen nodig om niet-Engelstalig onderzoek te achterhalen, zoals zoeken in nationale databestanden (indien die beschikbaar zijn), aanschrijven van nationale experts of handmatig doorzoeken van anderstalige tijdschriften en congresverslagen.

In de Cochrane-review naar acupunctuur werd uitvoerig gezocht naar studies in andere talen dan Engels, omdat het vermoeden bestond dat vooral in Zuidoost-Azië studies naar acupunctuur uitgevoerd zouden worden. In de Cochrane-review werden 35 studies betrokken, waarvan twintig in het Engels waren gepubliceerd, zeven in het Japans, vijf in het Chinees, en een in respectievelijk het Noors, Pools en Duits.[49] De aanvulling met niet-Engelstalige gerandomiseerde onderzoeken veranderde de conclusies over de effectiviteit niet.

5.4.3 Methodologische kwaliteit

Ongeveer twee derde van de gerandomiseerde onderzoeken naar niet-operatieve behandelingen van lage rugpijn zijn van matige of slechte methodologische kwaliteit. De kwaliteit van de onderzoeken naar medicamenteuze behandelingen is in het algemeen beter dan die van de onderzoeken naar niet-medicamenteuze behandelingen, zoals oefentherapie, manipulatie, rugscholing, gedragstherapie of acupunctuur. De meest voorkomende methodologische tekortkomingen zijn een inadequate randomisatieprocedure, het ontbreken van blindering van patiënten, behandelaars en uitkomstmetingen, en een inadequate beschrijving van uitvallers met de reden van uitval. Er is een duidelijke trend dat de methodologische kwaliteit van onderzoek dat gepubliceerd is na 1990, aanzienlijk hoger is dan van eerder onderzoek.[221] Deze positieve ontwikkeling zou deels kunnen samenhangen met het feit dat er sinds 1990 veel systematische literatuuronderzoeken gepubliceerd zijn op het gebied van lage rugpijn, waarin de methodologische tekortkomingen van eerdere onderzoeken uitvoerig zijn besproken. Er zijn ook richtlijnen ontwikkeld voor de rapportage van gerandomiseerd onderzoek, die door verschillende vooraanstaande medische tijdschriften (zoals *The Lancet*, *British Medical Journal* en *New England Journal of Medicine*) zijn overgenomen en die zijn opgenomen in de instructies voor auteurs. Mogelijk kan ook dit een bijdrage leveren aan het verbeteren van de methodologische kwaliteit van toekomstig gerandomiseerd onderzoek.

Een probleem bij de beoordeling van de methodologische kwaliteit van de trials in een systematisch literatuuronderzoek is dat de kwaliteit van een publicatie van een onderzoek niet altijd gelijk is aan de kwaliteit van het onderzoek zelf. Hoewel het niet altijd eenvoudig en zeker tijdrovend is als onderzoek al een aantal jaren geleden gepubliceerd is, lijkt het aanschrijven van auteurs met het verzoek om aanvullende informatie een goede manier om vertekening van de resultaten van een systematisch literatuuronderzoek te reduceren.

Opvallend is ook dat veel gerandomiseerde onderzoeken kleine studiepopulaties hebben. Vermoedelijk worden nog steeds veel van deze studies in de klinische praktijk uitgevoerd zonder adequate financiering. Er is wel een trend zichtbaar dat er een kleine toename is in de grootte van de studiepopulaties.[221] Maar van de 26 aanvullende studies die wij vonden naar oefentherapie bij chronische lage rugklachten en die in de jaren 2009 tot 2012 werden gepubliceerd, hadden er maar zeven (27%) meer dan honderd patiënten per behandelarm. Om een statistisch significant en klinisch relevant verschil in effect te kunnen vinden op primaire uitkomsten zoals pijn en functioneren is die populatieomvang nodig. Toekomstige kleine studies zullen niets meer toevoegen aan onze kennis over effectiviteit van behandelingen.

Effectiviteit van chronische lage rugpijn
- Er worden veel behandelingen gebruikt bij chronische lage rugpijn.
- Ondanks de vele RCT's is er geen interventie die duidelijk effectief is.
- Als er effecten zijn, zijn deze klein.
- Ontstekingsremmers en spierverslappers zijn effectief voor pijnreductie op de korte termijn.
- Multidisciplinaire behandelingen zijn effectiever dan monodisciplinaire behandelingen voor wat betreft het verminderen van pijn en het verbeteren van het functioneren.

- **Bijlage 5.1 Resultaten van systematisch literatuuronderzoek naar de effectiviteit van niet-operatieve behandelingen bij chronische lage rugpijn in vergelijking met placebo, geen behandeling of wachtlijstcontroles (tabel 5.1)**

Tabel 5.1 Resultaten van systematisch literatuuronderzoek naar de effectiviteit van niet-operatieve behandelingen bij chronische lage rugpijn in vergelijking met placebo, geen behandeling of wachtlijstcontroles.

systematisch literatuuronderzoek	aantal onderzoeken	controle-interventie	resultaten
opioïden Kuijpers (2011)[3]	7	placebo	meer pijnreductie op korte termijn; geen verschil in functioneren
antidepressiva Kuijpers (2011)[3]	9	placebo	geen verschil in pijn en functioneren
ontstekingsremmers Kuijpers (2011)[3]	4	placebo	betere pijnreductie op korte termijn
spierverslappers Kuijpers (2011)[3]	3	benzodiazepinen versus placebo	betere pijnreductie en algehele verbetering op korte termijn

5.4 · Discussie

■ Tabel 5.1 Vervolg

systematisch literatuuronderzoek	aantal onderzoeken	controle-interventie	resultaten
	3	non-benzodiazepinen versus placebo	grotere algehele verbetering op korte termijn; tegenstrijdig bewijs voor pijnintensiteit
acupunctuur Furlan (2012) [6]	5	geen behandeling	meer pijnreductie op korte termijn; beter functioneren op korte termijn
	16	placebo, nep	meer pijnreductie direct na behandeling; geen verschil in pijn en functioneren op korte, middellange, lange termijn
gedragsmatige behandeling Van Middelkoop (2011) [2]	12	geen behandeling, wachtlijstcontrole	meer pijnreductie op korte termijn; geen verschil in functioneren en gedragsmatige uitkomsten
massage Furlan (2012) [6]	2	placebo/geen behandeling	geen verschil in pijn en functioneren
manuele therapie Rubinstein (2012) [5]	3	nep	geen verschil in pijn en functioneren
	4	ineffectieve behandelingen	geen verschil in pijn, functioneren en terugkeer naar werk
multidisciplinaire behandeling Van Middelkoop (2011) [2]	2	wachtlijstcontrole	meer pijnreductie op korte termijn
Oefentherapie Van Middelkoop (2011) [2]	14	geen behandeling	geen verschil in pijn, functioneren en algehele verbetering
ruggordels Van Middelkoop (2011) [2]	1	placebo	n.v.t.*
rugscholen Van Middelkoop (2011) [2]	3	wachtlijstcontrole	geen verschil in functioneren
TENS Van Middelkoop (2011) [2]	6	placebo	geen verschil in pijn en functioneren
tractie Van Middelkoop (2011) [2]	1	placebo	geen verschil in algehele verbetering

* N.v.t.: één zeer kleine studie werd gevonden waarin gegevens niet adequaat werden gepresenteerd. Conclusie over resultaten niet te geven.

- **Bijlage 5.2 Schematisch overzicht van het bewijs (volgens GRADE-methodiek) van effectiviteit van niet-operatieve behandelingen bij chronische lage rugpijn**
  (◘ tabel 5.2)

◘ **Tabel 5.2** Schematisch overzicht van het bewijs (volgens GRADE-methodiek) van effectiviteit van niet-operatieve behandelingen bij chronische lage rugpijn

	vergelijking	chronische lage rugpijn
bewijs van hoge kwaliteit voor effectiviteit	andere behandelingen	multidisciplinaire behandeling; manuele therapie*
bewijs van matige kwaliteit voor effectiviteit	placebo	ontstekingsremmers; spierverslappers; acupunctuur (direct na behandeling)
bewijs van matige kwaliteit geen verschil	placebo	antidepressiva; acupunctuur (korte + lange termijn)
bewijs van lage kwaliteit effectiviteit	placebo	opioïden
	wachtlijstcontroles	gedragsmatige behandeling
	standaardzorg	oefentherapie
bewijs van lage kwaliteit geen verschil	geen behandeling/nep	massage; manuele therapie; oefentherapie; TENS
bewijs van zeer lage kwaliteit geen verschil	placebo	ruggordels
	geen behandeling	rugscholen; tractie
	passieve behandelingen	oefentherapie

* effect van manuele therapie statistisch significant meer pijnvermindering na 1 maand (6 RCT's; -2,76; 95% BI -5,19 tot -0,32), 3 maanden (5 RCT's; -4,55; 95% BI -8,68 tot -0.43) en 6 maanden (4 RCT's; -3,07; 95% BI -5,42 tot -0,71). Verschillen in effect waren heel klein (op een schaal van 0–100) en worden niet klinisch relevant geacht.

Literatuurlijst

1. Bouter LM, Pennick V, Bombardier C; Editorial Board of the Back Review Group. Cochrane back review group. Spine 2003;28:1215–8.
2. Middelkoop M van, Rubinstein SM, Kuijpers T, Verhagen AP, Ostelo R, Koes BW, van Tulder MW. A systematic review on the effectiveness of physical and rehabilitation interventions for chronic non-specific low back pain. Eur Spine J. 2011;20(1):19–39.
3. Kuijpers T, van Middelkoop M, Rubinstein SM, Ostelo R, Verhagen A, Koes BW, van Tulder MW. A systematic review on the effectiveness of pharmacological interventions for chronic non-specific low-back pain. Eur Spine J. 2011;20(1):40–50.
4. Henschke N, Kuijpers T, Rubinstein SM, van Middelkoop M, Ostelo R, Verhagen A, Koes BW, van Tulder MW. Injection therapy and denervation procedures for chronic low-back pain: a systematic review. Eur Spine J. 2010;19:1425–49.
5. Rubinstein SM, van Middelkoop M, Kuijpers T, Ostelo R, Verhagen AP, de Boer MR, Koes BW, van Tulder MW. A systematic review on the effectiveness of complementary and alternative medicine for chronic non-specific low-back pain. Eur Spine J 2010;19:1213–28.
6. Furlan AD, Yazdi F, Tsertsvadze A, Gross A, Van Tulder M, Santaguida L, Gagnier J, Ammendolia C, Dryden T, Doucette S, Skidmore B, Daniel R, Ostermann T, Tsouros S. A systematic review and meta-analysis of efficacy, cost-effectiveness, and safety of selected complementary and alternative medicine for neck and low-back pain. Evid Based Complement Alternat Med. 2012;2012:953139.

Literatuurlijst

7. Deyo RA, Battie M, Beurskens AJ, Bombardier C, Croft P, Koes B, et al. Outcome measures for low back pain research. A proposal for standardized use. Spine 1998;23:2003–13.
8. Furlan AD, Pennick V, Bombardier C, van Tulder M; Editorial Board, Cochrane Back Review Group. 2009 updated method guidelines for systematic reviews in the Cochrane Back Review Group. Spine 2009; 34(18):1929–41.
9. Guyatt GH, Oxman AD, Vist GE, Kunz R, Falck-Ytter Y, Alonso-Coello P, et al. GRADE: an emerging consensus on rating quality of evidence and strength of recommendations. BMJ 2008;336:924–6.
10. Schnitzer TJ, Gray WL, Paster RZ, et al. Efficacy of tramadol in treatment of chronic low back pain. J Rheumatol 2000;27:772–8.
11. Ruoff GE, Rosenthal N, Jordan D, Karim R, Kamin M. Tramadol/acetaminophen combination tablets for the treatment of chronic lower back pain: a multicenter, randomized, double-blind, placebo-controlled outpatient study. Clin Ther 2003;23:1123–41.
12. Peloso PM, Fortin L, Beaulieu A, Kamin M, Rosenthal N; Protocol TRP-CAN-1 Study Group. Analgesic efficacy and safety of tramadol/acetaminophen combination tablets (Ultracet) in treatment of chronic low back pain: a multicenter, outpatient, randomized, double blind, placebo controlled trial. J Rheumatol 2004; 31(12):2454–63.
13. Katz N, Rauck R, Ahdieh H, Ma T, Hoop RG van der, Kerwin R, et al. A 12-week, randomized, placebo-controlled trial assessing the safety and efficacy of oxymorphone extended release for opioid-naive patients with chronic low back pain. Current Med Res Opin 2007;23(1):117–28.
14. Hale ME, Ahdieh H, Ma T, Rauck R. Efficacy and safety of OPANA ER (Oxymorphone Extended Release) for relief of moderate to severe chronic low back pain in opioid-experienced patients: A 12-week, randomized, double-blind, placebo-controlled study. J Pain 2007;8(2):175–84.
15. Webster LR, Butera PG, Moran LV, Wu N, Burns LH, Friedmann N. Oxytrex minimizes physical dependence while providing effective analgesia: A randomized controlled trial in low back pain. J Pain 2006;7(12):937–46.
16. Vorsanger GJ, Xiang J, Gana TJ, Pascual ML, Fleming RR. Extended-release tramadol (tramadol ER) in the treatment of chronic low back pain. J Opioid Manag 2008;4(2):87–97.
17. Urquhart DM, Hoving JL, Assendelft WW, Roland M, van Tulder MW. Antidepressants for non-specific low back pain. Cochrane Database Syst Rev 2008;(1):CD001703.
18. Atkinson JH, Slater MA, Williams RA, et al. A placebo-controlled randomized clinical trial of nortriptyline for chronic low back pain. Pain 1998;76:287–96.
19. Atkinson JH, Slater MA, Wahlgren DR, et al. Effects of noradrenergic and serotonergic antidepressants on chronic low back pain intensity. Pain 1999;83:137–45.
20. Atkinson JH, Slater MA, Capparelli EV, Wallace MS, Zisook S, Abramson I, et al. Efficacy of noradrenergic and serotonergic antidepressants in chronic back pain: A preliminary concentration-controlled trial. J Clin Psychopharmacol 2007;2:135–42.
21. Dickens C, Jayson M, Sutton C, et al. The relationship between pain and depression in a trial using paroxetine in sufferers of chronic low back pain. Psychosom 2000;41:490–9.
22. Katz J, Pennella-Vaughan J, Hetzel RD, Kanazi GE, Dworkin RH. A randomised, placebo-controlled trial of bupropion sustained release in chronic low back pain. J Pain 2005;6(10):656–61.
23. Skljarevski V, Ossanna M, Liu-Seifert H, Zhang Q, Chappell A, Iyengar S, Detke M, Backonja M. A double-blind, randomized trial of duloxetine versus placebo in the management of chronic low back pain. Eur J Neurol. 2009 Sep; 16(9):1041–8.
24. Skljarevski V, Zhang S, Desaiah D, Alaka KJ, Palacios S, Miazgowski T, Patrick K. Duloxetine versus placebo in patients with chronic low back pain: a 12-week, fixed-dose, randomized, double-blind trial. J Pain 2010a; 11(12):1282–90.
25. Skljarevski V, Desaiah D, Liu-Seifert H, Zhang Q, Chappell AS, Detke MJ, Iyengar S, Atkinson JH, Backonja M. Efficacy and safety of duloxetine in patients with chronic low back pain. Spine 2010b;35(13):E578–85.
26. Mazza M, Mazza O, Pazzaglia C, Padua L, Mazza S. Escitalopram 20 mg versus duloxetine 60 mg for the treatment of chronic low back pain. Expert Opin Pharmacother. 2010;11(7):1049-52. PubMed PMID: 20402551.
27. Roelofs PD, Deyo RA, Koes BW, Scholten RJ, van Tulder MW. Non-steroidal anti-inflammatory drugs for low back pain. Cochrane Database Syst Rev 2008;1:CD000396.
28. Berry H, Bloom B, Hamilton EBD, Swinson DR. Naproxen sodium, diflunisal, and placebo in the treatment of chronic back pain. Ann Rheum Dis 1982;41:129–32.
29. Birbara CA, Puopolo AD, Munoz DR, Sheldon EA, Mangione A, Bohidar NR, et al. Treatment of chronic low back pain with etoricoxib, a new cyclo-oxygenase-2 selective inhibitor: improvement in pain and disability – a randomised, placebo-controlled, 3-month trial. J Pain 2003;4:307–15.

30. Chrubasik S, Model A, Black A, Pollak S. A randomized double-blind pilot study comparing Doloteffin and Vioxx in the treatment of low back pain. Rheumatology 2003;42(1):141–8.
31. Coats TL, Borenstein DG, Nangia NK, BrownMT. Effects of valdecoxib in the treatment of chronic low back pain: results of a randomized, placebo-controlled trial. Clin Ther 2004;26(8):1249–60.
32. Driessens M, Famaey JP, Orloff S, Chochrad I, Cleppe D, Brabanter G, et al. Efficacy and tolerability of sustained-release ibuprofen in the treatment of patients with chronic back pain. Curr Ther Res Clin Exp 1994;55:1283–92.
33. Hickey RF. Chronic low-back pain: a comparison of diflunisal with paracetamol. NZ Med J 1982;May:312–4.
34. Katz N, Ju WD, Krupa DA, Sperling RS, Rodgers DB, Gertz BJ, et al. Efficacy and safety of rofecoxib in patients with chronic low back pain: results from two 4-week, randomised, placebo-controlled, parallel-group double-blind trials. Spine 2003;28:851–9.
35. Videman T, Osterman K. Double-blind parallel study of piroxicam versus indomethacin in the treatment of low back pain. Ann Clin Res 1984;16:156–60.
36. Zerbini C, Ozturk ZE, Grifka J, Maini M, Nilganuwong S, Morales R, et al. Efficacy of etoricoxib 60 mg/day and diclofenac 150 mg/day in reduction of pain and disability in patients with chronic low back pain: results of a 4-week, multinational, randomized, double-blind study. Curr Med Res Opin 2005;21(12):2037–49.
37. Hunt RH, Harper S, Watson DJ, Yu C, Quan H, Lee M, Evans JK, Oxenius B. The gastrointestinal safety of the COX-2 selective inhibitor etoricoxib assessed by both endoscopy and analysis of upper gastrointestinal events. Am J Gastroenterol 2003;98(8):1725–33.
38. van Tulder MW, Touray T, Furlan AD, Solway S, Bouter LM. Muscle relaxants for non-specific low back pain. Cochrane Database Syst Rev. 2003;(2):CD004252.
39. Rossi M, Ianigro G, Liberatoscioli G, Di Castelnuovo A, Grimani V, Garofano A, Camposarcone N, Nardi LF. Eperisone versus tizanidine for treatment of chronic low back pain. Minerva Med. 2012;103(3):143–9.
40. Rosche J. Treatment of spasticity. Spinal Cord 2002;40:261–2.
41. Arbus L, Fajadet B, Aubert D, Morre M, Goldfinger E. Activity of tetrazepam in low back pain. Clin Trials J 1990;27:258–67.
42. Prätzel HG, Alken R-G, Ramm S. Efficacy and tolerance of repeated oral doses of tolperisone hydrochloride in the treatment of painful reflex muscle spasm: results of a prospective placebo-controlled double-blind trial. Pain 1996;67:417–25.
43. Salzmann E, Pforringer W, Paal G, Gierend M. Treatment of chronic low-back syndrome with tetrazepam in a placebo controlled double-blind trial. J Drug Dev 1992;4:219–28.
44. Wörz R, Bolten W, Heller J, Krainick U, Pergande G. Flupirtin im Vergleich zu Chlormezanon und Placebo bei chronische muskuloskelettalen Rückenschmerzen. Fortschr Ther 1996;114:500–4.
45. Basmajian J. Cyclobenzaprine hydrochloride effect on skeletal muscle spasm in the lumbar region and neck: two double-blind controlled clinical and laboratory studies. Arch Phys Med Rehabil 1978;59:58–63.
46. Pipino F, Menarini C, Lombardi G, Guerzoni P, Ferrini A, Pizzoli A, et al. A direct myotonolytic (pridinol mesilate) for the management of chronic low back pain: a multicentre, comparative clinical evaluation. Eur J Clin Res 1991;1:55–70.
47. Sakai Y, Matsuyama Y, Nakamura H, Katayama Y, Imagama S, Ito Z, Okamoto A, Ishiguro N. The effect of muscle relaxant on the paraspinal muscle blood flow: a randomized controlled trial in patients with chronic low back pain. Spine 2008;33(6):581–7.
48. Roujeau JC, Kelly JP, Naldi L, et al. Medication use and the risk of Stevens-Johnson syndrome or toxic epidermal necrolysis. N Engl J Med 1995;333:1600–7.
49. Furlan AD, van Tulder M, Cherkin D, Tsukayama H, Lao L, Koes B, Berman B. Acupuncture and dry-needling for low back pain: an updated systematic review within the framework of the Cochrane collaboration. Spine 2005;30(8):944–63.
50. Inoue M, Ktakouji H, Ikeuchi R, Katayama K, Ochim H. Randomized controlled pilot study comparing manual acupuncture with sham acupuncture for lumbago (2nd report). J Japan Soc Acup Moxibust 2001; 51(3):412.
51. Itoh K, Itoh S, Katsumi Y, Kitakoji H. A pilot study on using acupuncture and transcutaneous electrical nerve stimulation to treat chronic non-specific low back pain. Complement Therap Clin Pract 2009;15(1);22–25.
52. Brinkhaus B, Witt CM, Jena S, et al. Acupuncture in patients with chronic low back pain: a randomized controlled trial. Arch Int Med 2006;166(4):450–457.
53. Carlsson CPO, Sjölund BH. Acupuncture for chronic low back pain: a randomized placebo-controlled study with long-term follow-up. Clin J Pain 2001;17:296–305.
54. Haake M, Müller HH, Schade-Brittinger C et al. German Acupuncture Trials (GERAC) for chronic low back pain: randomized, multicenter, blinded, parallel-group trial with 3 groups. Arch Int Med 2007;167(17):1892–8.

Literatuurlijst

55. Lehmann TR, Russell DW, Spratt KF. The impact of patients with nonorganic physical findings on a controlled trial of transcutaneous electrical nerve stimulation and electroacupuncture. Spine 1983;8:625–34.
56. Molsberger AF, Mau J, Pawelec DB, Winkler JA. Does acupuncture improve the orthopedic management of chronic low back pain—a randomized, blinded, controlled trial with 3 months follow up. Pain 2002; 99(3):579–87.
57. Mendelson G, Kidson MA, Loh ST, Scott DF, Selwood TS, Kranz H. Acupuncture analgesia for chronic low back pain. Clin Exp Neurol 1978;15:182–5.
58. Mendelson G, Selwood TS, Kranz H, Loh TS, Kidso MA, Scott DS. Acupuncture treatment of chronic back pain. A double-blind placebo-controlled trial. Am J Med 1983;74(1):49–55.
59. Fu ZH, Chen XY, Lu LJ, Lin J, Xu JG. Immediate effect of Fu's subcutaneous needling for low back pain. Chin Med J 2006;119(11):953–6.
60. Kwon Y, Lee S, Lee C, Jung S, Kim D, Choi S. The short-term efficacy of acupuncture for chronic low back pain: randomized sham controlled trial. J Orient Rehab Med 2007;17(2):123–32.
61. Leibing E, Leonhardt U, Köster G, et al. Acupuncture treatment of chronic low back pain: a randomized, blinded, placebo-controlled trial with 9-month follow-up. Pain 2002;96:189–96.
62. Kerr DP, Walsh DM, Baxter D. Acupuncture in the management of chronic low back pain: a blinded randomized controlled trial. Clin J Pain 2003;19(6):364–70.
63. Inoue M, Kitakoji H, Ishizaki N et al. Relief of low back pain immediately after acupuncture treatment - a randomised, placebo controlled trial. Acupunct Med 2006;24(3):103–8.
64. MacDonald AJ, Macrae KD, Master BR, Rubin AP. Superficial acupuncture in the relief of chronic low back pain. Ann Royal Coll Surg Engl 1983;65:44–6.
65. Cherkin DC, Sherman KJ, Avins AL et al. A randomized trial comparing acupuncture, simulated acupuncture, and usual care for chronic low back pain. Arch Intern Med 2009;169(9):858–66.
66. Gunn CC, Milbrandt WE, Little AS, Mason KE. Dry needling of muscle motor points for chronic low-back pain: a randomized clinical trial with long-term follow-up. Spine 1980;5:279–91.
67. Coan RM, Wong G, Ku SL, Chan YC, Wang L, Ozer FT, Coan PL. The acupuncture treatment of low back pain: a randomized controlled study. Am J Chinese Med 1980;8:181–9.
68. Thomas M, Lundberg T. Importance of modes of acupuncture in the treatment of chronic nociceptive low back pain. Acta Anaesthesiol Scand 1994;38:63–9.
69. Witt CM, Jena S, Selim D et al. Pragmatic randomized trial evaluating the clinical and economic effectiveness of acupuncture for chronic low back pain. Am J Epid 2006;164(5):487–96.
70. Cherkin DC, Eisenberg D, Sherman KJ et al. Randomized trial comparing traditional Chinese medical acupuncture, therapeutic massage, and self-care education for chronic low back pain. Arch Int Med 2001: 161(8):1081–8.
71. Meng CF, Wang D, Ngeow J, Lao L, Peterson M, Paget S. Acupuncture for chronic low back pain in older patients: a randomized, controlled trial. Rheumatol 2003;42(12):1508–17.
72. Ostelo RW, van Tulder MW, Vlaeyen JW, Linton SJ, Morley SJ, Assendelft WJ. Behavioural treatment for chronic low-back pain. Cochrane Database Syst Rev 2005;1:CD002014.
73. Henschke N, Ostelo RW, van Tulder MW, Vlaeyen JW, Morley S, Assendelft WJ, Main CJ. Behavioural treatment for chronic low-back pain. Cochrane Database Syst Rev 2010;7:CD002014.
74. Waddell G. A new clinical model for the treatment of low back pain. Spine 1987;12:632–44.
75. Turk DC, Flor H. Etiological theories and treatments for chronic back pain. II. Psychological models and interventions. Pain 1984;19:209–33.
76. Vlaeyen JWS, Haazen IWC, Schuerman JA, Kole-Snijders AMJ, Eek H van. Behavioural rehabilitation of chronic low back pain: comparison of an operant treatment, an operant-cognitive treatment and an operant-respondent treatment. Br J Clin Psychol 1995;34:95–118.
77. Skinner BF. Science and human behaviour. New York: McMillan; 1953.
78. Fordyce WE. Behavioral methods for chronic pain and illness. St Louis: Mosby; 1976.
79. Turner JA, Jensen MP. Efficacy of cognitive therapy for chronic low back pain. Pain 1993;52:169–77.
80. Bush C, Ditto B, Feuerstein M. A controlled evaluation of paraspinal emg biofeedback in the treatment of chronic low back pain. Health Psychology 1985;4:307–21.
81. Kole-Snijders AMJ, Vlaeyen JWS, Goossens MEJB, et al. Chronic low back pain: what does cognitive coping skills training add to operant behavioral treatment? Results of a randomized clinical trial. J Consult Clin Psychol 1999;67:931–44.
82. Linton SJ, Bradley LA, Jensen I, Spangfort E, Sundell L. The secondary prevention of low back pain: a controlled study with follow-up. Pain 1989;36:197–207.
83. Newton-John TR, Spence SH, Schotte D. Cognitive behavioural therapy versus EMG biofeedback in the treatment of chronic low back pain. Behav Res Ther 1995;33:691–7.

84. Nouwen A. EMG biofeedback used to reduce standing levels of paraspinal muscle tension in chronic low back pain. Pain 1983;17:353–60.
85. Smeets RJ, Vlaeyen JW, Hidding A, Kester AD, van der Heijden GJ, Knottnerus JA. Chronic low back pain: physical training, graded activity with problem solving training, or both? The one-year post-treatment results of a randomized controlled trial. Pain 2006;134(3):263–76.
86. Turner JA, Clancy S. Comparison of operant behavioral and cognitive-behavioral group treatment for chronic low back pain. J Consult Clin Psychol 1988;56:261–6.
87. Stuckey SJ, Jacobs A, Goldfarb J. EMG biofeedback training, relaxation training, and placebo for the relief of chronic back pain. Percept Motor Skills 1986;63:1023–36.
88. Turner JA. Comparison of group progressive-relaxation training and cognitive-behavioral group therapy for chronic low back pain. J Consult Clin Psychol 1982;50:757–65.
89. Poole H, Glenn S, Murphy P. A randomised controlled study of reflexology for the management of chronic low back pain. Eur J Pain 2007;11(8):878–87.
90. Von Korff M, Balderson BH, Saunders K, Miglioretti DL, Lin EH, Berry S, Moore JE, Turner JA. A trial of an activating intervention for chronic back pain in primary care and physical therapy settings. Pain 2005; 113(3):323–30.
91. Roer N van der, van Tulder M, Barendse J, Knol D, van Mechelen W, de Vet H. Intensive group training protocol versus guideline physiotherapy for patients with chronic low back pain: a randomised controlled trial. Eur Spine J 2008;17(9):1193–200.
92. Turner JA, Clancy S, McQuade KJ, Cardenas DD. Effectiveness of behavioral therapy for chronic low back pain: a component analysis. J Consult Clin Psychol 1990;58:573–9.
93. Brox JI, Sørensen R, Friis A, Nygaard Ø, Indahl A, Keller A, Ingebrigtsen T, Eriksen HR, Holm I, Koller AK, Riise R, Reikerås O. Randomized clinical trial of lumbar instrumented fusion and cognitive intervention and exercises in patients with chronic low back pain and disc degeneration. Spine 2003;28(17):1913–21.
94. Fairbank J, Frost H, Wilson-MacDonald J, Yu LM, Barker K, Collins R; Spine Stabilisation Trial Group. Randomised controlled trial to compare surgical stabilisation of the lumbar spine with an intensive rehabilitation programme for patients with chronic low back pain: the MRC spine stabilisation trial. BMJ 2005; 330(7502):1233.
95. Donaldson S, Romney D, Donaldson M, Skubick D. Randomized study of the application of single motor unit biofeedback training to chronic low back pain. J Occup Rehabil 1994;4:23–37.
96. McCauley JD, Thelen MH, Frank RG, Willard RR, Callen E. Hypnosis compared to relaxation in the outpatient management of chronic low back pain. Arch Phys Med Rehabil 1983;64:548–52.
97. Nicholas MK, Wilson PH, Goyen J. Operant-behavioural and cognitive-behavioural treatment for chronic low back pain. Behav Res Ther 1991;29:225–38.
98. Nicholas MK, Wilson PH, Goyen J. Comparison of cognitive-behavioral group treatment and an alternative non-psychological treatment for chronic low back pain. Pain 1992;48:339–47.
99. Johnson RE, Jones GT, Wiles NJ, Chaddock C, Potter RG, Roberts C, Symmons DP, Watson PJ, Torgerson DJ, Macfarlane GJ. Active exercise, education, and cognitive behavioral therapy for persistent disabling low back pain: a randomized controlled trial. Spine 2007;32(15):1578–85.
100. Altmaier EM, Lehmann TR, Russell DW, Weinstein JN, Feng Kao C. The effectiveness of psychological interventions for the rehabilitation of low back pain: a randomized controlled trial evaluation. Pain 1992; 49:329–35.
101. Schweikert B, Jacobi E, Seitz R, Cziske R, Ehlert A, Knab J, Leidl R. Effectiveness and cost-effectiveness of adding a cognitive behavioral treatment to the rehabilitation of chronic low back pain. J Rheumatol 2006; 33(12):2519–26.
102. Strong J. Incorporating cognitive-behavioural therapy with occupational therapy: a comparative study with patients with low back pain. J Occup Rehabil 1998;8:61–71.
103. Basler HD, Jäkle C, Kröner-Herwig B. Incorporation of cognitive-behavioral treatment into the medical care of chronic low back patients: a controlled randomized study in German pain treatment centers. Patient Education Counseling 1997;31:113–24.
104. Friedrich M, Gittler G, Halberstadt Y, Cermak T, Heiller I. Combined exercise and motivation program: effect on the compliance and level of disability of patients with chronic low back pain: a randomized controlled trial. Arch Phys Med Rehabil 1998;79:475–87.
105. Field T, Hernandez-Reif M, Diego M, Fraser M. Lower back pain and sleep disturbance are reduced following massage therapy. Journal of Bodywork and Movement Therapies 2007;11:141–145.
106. Franke A, Gebauer S, Franke K, Brockow T. Acupuncture massage versus Swedish massage and individual exercise versus group exercise in low back pain sufferers: a randomized controlled clinical trial in a 2 by 2 factorial design. Forsch Komplementarmed Klass Naturheilk 2000;7:286–93.

Literatuurlijst

107. Hernandez-Reif M, Field T, Krasnegor J, Theakston H. Lower back pain is reduced and range of motion increased after massage therapy. Internal Journal Neuroscience 2001;106:131–145.
108. Hsieh LL, Kuo CH, Yen MF, Chen THH. A randomized controlled clinical trial for low back pain treated by acupressure and physical therapy. Prev Med 2004;39(1):168–176.
109. Hsieh LL, Kuo CH, Lee LH, Yen AMF, Chien KL, Chen TH. Treatment of low back pain by acupressure and physical therapy: randomised controlled trial. BMJ 2006;332(7543):696–700.
110. Little P, Lewith G, Webley F et al. Randomised controlled trial of Alexander technique lessons, exercise, and massage (ATEAM) for chronic and recurrent back pain. BMJ 2008;337:a884.
111. Melzack R, Vetere P, Finch L. Transcutaneous electrical nerve stimulation for low back pain. A comparison of TENS and massage for pain and range of motion. Phys Ther 1983;63:489–93.
112. Quinn F, Hughes CM, Baxter GD. Reflexology in the management of low back pain: a pilot randomised controlled trial. Compl Ther Med 2008;16(1):3–8.
113. Rubinstein SM, van Middelkoop M, Assendelft WJ, de Boer MR, van Tulder MW. Spinal manipulative therapy for chronic low-back pain. Cochrane Database Syst Rev 2011;2:CD008112.
114. Ferreira ML, Ferreira PH, Latimer J, Herbert RD, Hodges PW, Jennings MD, et al. Comparison of general exercise, motor control exercise and spinal manipulative therapy for chronic low back pain: A randomized trial. Pain 2007;131(1-2):31–7.
115. Koes BW, Bouter LM, Mameren H van, et al. Randomised clinical trial of manual therapy and physiotherapy for persistent back and neck complaints: results of one year follow-up. Br Med J 1992;304:601–5.
116. Hondras MA, Long CR, Cao Y, Rowell RM, Meeker WC. A randomized controlled trial comparing 2 types of spinal manipulation and minimal conservative medical care for adults 55 years and older with subacute or chronic low back pain. J Manipulative Physiol Ther 2009;32(5):330–43.
117. Hsieh CY, Adams AH, Tobis J, Hong CZ, Danielson C, Platt K, et al. Effectiveness of four conservative treatments for subacute low back pain: a randomized clinical trial. Spine 2002;27(11):1142–8.
118. Hurwitz EL, Morgenstern H, Harber P, Kominski GF, Belin TR, Yu F, et al. A randomized trial of medical care with and without physical therapy and chiropractic care with and without physical modalities for patients with low back pain: 6-month follow-up outcomes from the UCLA low back pain study. Spine 2002; 27(20):2193–204.
119. Skillgate E, Vingard E, Alfredsson L. Naprapathic manual therapy or evidence-based care for back and neck pain: a randomized, controlled trial. Clin J Pain 2007;23(5):431–9.
120. UK BEAM Trial Team. United Kingdom back pain exercise and manipulation (UK BEAM) randomised trial: effectiveness of physical treatments for back pain in primary care. BMJ 2004;329(7479):1377–81.
121. Bronfort G, Goldsmith CH, Nelson C, Boline PD, Anderson AV. Trunk exercise combined with spinal manipulative or NSAID therapy for chronic low back pain: a randomized, observer-blinded clinical trial. J Manipulative Physiol Ther 1996;19:570–82.
122. Hemmilä HM, Keinanen-Kiukaanniemi SM, Levoska S, Puska P. Does folk medicine work? A randomized clinical trial on patients with prolonged back pain. Arch Phys Med Rehabil 1997;78:571–7.
123. Ghroubi S, Elleuch H, Baklouti S, Elleuch MH. Chronic low back pain and vertebral manipulation. [French]. Annales de Readaptation et de Medecine Physique 2007;50(7):570–6.
124. Liccardione JC, Stoll ST, Fulda KG, Russo DP, Siu J, Winn W, et al. Osteopathic manipulative treatment for chronic low back pain: a randomised controlled trial. Spine 2003;28:1355–62.
125. Waagen GN, Haldemna S, Cook G, Lopez D, De Boer KF. Short term trial of chiropractic adjustments for the relief of chronic low back pain. Manual Med 1986;2:63–7.
126. Gibson T, Grahame R, Harkness J, Woo P, Blagrave P, Hills R. Controlled comparison of short-wave diathermy treatment with osteopathic treatment in non-specific low-back pain. Lancet 1985;1258–61.
127. Pope MH, Phillips RB, Haugh LD, Hsieh CJ, MacDonald L, Haldeman S. A prospective randomized three week trial of spinal manipulation, TMS, massage and corset in the treatment of subacute low back pain. Spine 1994;19:2571–7.
128. Postacchini F, Facchini M, Palieri P. Efficacy of various forms of conservative treatment in low back pain: a comparative study. Neuro Orthop 1988;6:28–35.
129. Guzmán J, Esmail R, Karjalainen K, Malmivaara A, Irvin E, Bombardier C. Multidisciplinary rehabilitation for chronic low back pain: systematic review. BMJ 2001;322(7301):1511–6.
130. Alaranta H, Rytökoski U, Rissanen A, Talo S, Rönnemaa T, Puukka P, et al. Intensive physical and psychosocial training program for patients with chronic low back pain: a controlled clinical trial. Spine 1994;19:1339–49.
131. Härkäpää K, Mellin G, Järvikoski A, Hurri H. A controlled study on the outcome of inpatient and outpatient treatment of low back pain. Part I. Scand J Rehab Med 1989;21:81–9.
132. Mitchell RI, Carmen GM. The functional restoration approach to the treatment of chronic pain in patients with soft tissue and back injuries. Spine 1994;19:633–42.

133. Lukinmaa A. Low back pain as a biopsychosocial disturbance: a controlled trial (in Finnish) Lääkärilehti 1990;45:3197–3201.
134. Bendix AF, Bendix T, Ostenfeld S, et al. Active treatment programs for patients with chronic low back pain: a prospective, randomized, observer-blinded study. Eur Spine J 1995;4:148–52.
135. Bendix AF, Bendix T, Labriola M, et al. Functional restoration for chronic low back pain: two-year follow-up of two randomized clinical trials. Spine 1998;23:717–25.
136. Jückel WH, Cziske R, Gerdes N, Jacobi E. Assessment of the effectiveness of inpatient rehabilitation measures in patients with chronic low back pain: a prospective, randomised controlled study German. Rehabilitation 1990;29:129–33.
137. Kääpä EH, Frantsi K, Sarna S, Malmivaara A. Multidisciplinary group rehabilitation versus individual physiotherapy for chronic nonspecific low back pain: a randomized trial. Spine 2006;31(4):371–6.
138. Vollenbroek-Hutten MM, Hermens HJ, Wever D, Gorter M, Rinket J, IJzerman MJ. Differences in outcome of a multidisciplinary treatment between subgroups of chronic low back pain patients defined using two multiaxial assessment instruments: the multidimensional pain inventory and lumbar dynamometry. Clin Rehabil. 2004;18(5):566–79.
139. Hayden JA, van Tulder MW, Malmivaara A, Koes BW. Exercise therapy for treatment of non-specific low back pain. Cochrane Database Syst Rev 2005;3:CD000335.
140. Alexandre NM, Moraes MA de, Correa Filho HR, Jorge SA. Evaluation of a program to reduce back pain in nursing personnel. Revista de Saude Publica 2001;35:356–61.
141. Galantino ML, Bzdewka TM, Eissler-Russo JL, Holbrook ML, Mogck EP, Geigle P, et al. The impact of modified Hatha yoga on chronic low back pain: a pilot study. Altern Ther Health Med 2004;10(2):56–9.
142. Gladwell V, Head S, Haggar M, Beneke R. Does a program of pilates improve chronic non-specific low back pain? J Sport Rehabil 2006;15:338–350.
143. Risch SV, Norvell NK, Pollock ML, Risch ED, Langer H, Fulton M, et al. Lumbar strengthening in chronic low back pain patients: physiologic and psychological benefits. Spine 1993;18:232–8.
144. Sjogren T, Nissinen KJ, Jarvenpaa SK, Ojanen MT, Vanharanta H, Malkia EA. Effects of a workplace physical exercise intervention on the intensity of headache and neck and shoulder symptoms and upper extremity muscular strength of office workers: a cluster randomized controlled cross-over trial. Pain 2005;116(1-2):119–28.
145. Harts CC, Helmhout PH, de Bie RA, Staal JB. A high-intensity lumbar extensor strengthening program is little better than a low-intensity program or a waiting list control group for chronic low back pain: a randomised clinical trial. Aust J Physiother. 2008;54(1):23–31.
146. Nassif H, Brosset N, Guillaume M, Delore-Milles E, Tafflet M, Buchholz F, Toussaint JF. Evaluation of a randomized controlled trial in the management of chronic lower back pain in a French automotive industry: an observational study. Arch Phys Med Rehabil 2011;92(12):1927–1936.
147. Hall AM, Maher CG, Lam P, Ferreira M, Latimer J. Tai chi exercise for treatment of pain and disability in people with persistent low back pain: a randomized controlled trial. Arthritis Care Res 2011;63(11):1576–83.
148. Hagen EM, Ødelien KH, Lie SA, Eriksen HR. Adding a physical exercise programme to brief intervention for low back pain patients did not increase return to work. Scand J Public Health. 2010;38(7):731–8.
149. Costa LO, Maher CG, Latimer J, Hodges PW, Herbert RD, Refshauge KM, McAuley JH, Jennings MD. Motor control exercise for chronic low back pain: a randomized placebo-controlled trial. Phys Ther 2009; 89(12):1275–86.
150. Smith D, Bissell G, Bruce-Low S, Wakefield C. The effect of lumbar extension training with and without pelvic stabilization on lumbar strength and low back pain. J Back Musculoskelet Rehabil 2011;24(4):241–9.
151. Ryan CG, Gray HG, Newton M, Granat MH. Pain biology education and exercise classes compared to pain biology education alone for individuals with chronic low back pain: a pilot randomised controlled trial. Man Ther 2010;15(4):382–7.
152. Frost H, Lamb SE, Doll HA, Carver PT, Stewart-Brown S. Randomised controlled trial of physiotherapy compared with advice for low back pain. BMJ 2004; 329(7468):708.
153. Hildebrandt VH, Proper KI, van den Berg R, Douwes M, van den Heuvel SG, van Buuren S. Cesar-therapie tijdelijk effectiever dan standaardbehandeling door de huisarts bij patiënten met chronische aspecifieke lage rugklachten; gerandomiseerd, gecontroleerd en geblindeerd onderzoek met 1 jaar follow-up. Ned Tijdschr Geneeskd 2000;144(47):2258–64.
154. Niemisto L, Lahtinen-Suopanki T, Rissanen P, Lindgren KA, Sarna S, Hurri H. A randomized trial of combined manipulation, stabilizing exercises, and physician consultation compared to physician consultation alone for chronic low back pain. Spine 2003;28(19):2185–91.
155. Niemisto L, Rissanen P, Sarna S, Lahtinen-Suopanki T, Lindgren K-A, Hurri H (2005) Cost-effectiveness of combined manipulation, stabilizing exercises, and physician consultation compared to physician

Literatuurlijst

consultation alone for chronic low back pain: A prospective randomized trial with 2-year follow-up. Spine 30 (10):1109–1115.
156. Yelland MJ, Glasziou PP, Bogduk N, Schluter PJ, McKernon M. Prolotherapy injections, saline injections, and exercises for chronic low-back pain: a randomized trial. Spine 2004;29(1):9–16.
157. Koldaş Doğan S, Sonel Tur B, Kurtais Y, Atay MB. Comparison of three different approaches in the treatment of chronic low back pain. Clin Rheumatol 2008;27(7):873–81.
158. Tekur P, Nagarathna R, Chametcha S, Hankey A, Nagendra HR. A comprehensive yoga programs improves pain, anxiety and depression in chronic low back pain patients more than exercise: an RCT. Complement Ther Med 2012;20(3):107–18.
159. Donzelli S, Di Domenica E, Cova AM, Galletti R, Giunta N. Two different techniques in the rehabilitation treatment of low back pain: a randomized controlled trial. Eura Medicophys 2006;42(3):205–10.
160. Goldby LJ, Moore AP, Doust J, Trew ME. A randomized controlled trial investigating the efficiency of musculoskeletal physiotherapy on chronic low back disorder. Spine 2006;31(10):1083–93.
161. Williams KA, Petronis J, Smith D, Goodrich D, Wu J, Ravi N, et al. Effect of Iyengar yoga therapy for chronic low back pain. Pain 2005;115(1-2):107–17.
162. Sorensen PH, Bendix T, Manniche C, Korsholm L, Lemvigh D, Indahl A. An educational approach based on a non-injury model compared with individual symptom-based physical training in chronic LBP. A pragmatic, randomised trial with a one-year follow-up. BMC Musculoskelet Disord 2010;11:212.
163. Critchley DJ, Ratcliffe J, Noonan S, Jones RH, Hurley MV. Effectiveness and cost-effectiveness of three types of physiotherapy used to reduce chronic low back pain disability: a pragmatic randomized trial with economic evaluation. Spine 2007;32(14):1474–81.
164. Chatzitheodorou D, Kabitsis C, Malliou P, Mougios V. A pilot study of the effects of high-intensity aerobic exercise versus passive interventions on pain, disability, psychological strain, and serum cortisol concentrations in people with chronic low back pain. Phys Ther 2007;87(3):304–12.
165. Deyo RA, Walsh NE, Martin DC, Schoenfeld LS, Ramamurthy S. A controlled trial of transcutaneous electrical nerve stimulation (TENS) and exercise for chronic low back pain. N Engl J Med 1990;322:1627–34.
166. Gur A, Karakoc M, Cevik R, Nas K, Sarac AJ, Karakoc M. Efficacy of low power laser therapy and exercise on pain and functions in chronic low back pain. Lasers Surg Med 2003;32(3):233–8.
167. Kankaanpaa M, Taimela S, Airaksinen O, et al. The efficacy of active rehabilitation in chronic low back pain. Effect on pain intensity, self-experienced disability, and lumbar fatigability. Spine 1999;24:1034–42.
168. Murtezani A, Hundozi H, Orovcanec N, Sllamniku S, Osmani T. A comparison of high intensity aerobic exercise and passive modalities for the treatment of workers with chronic low back pain: a randomized, controlled trial. Eur J Phys Rehabil Med 2011;47(3):359–66.
169. Shirado O, Doi T, Akai M, Hoshino Y, Fujino K, Hayashi K, Marui E, Iwaya T; Japan Low back-pain Exercise Therapy Study; Investigators Japanese Orthopaedic Association; Japanese Society for Musculoskeletal Rehabilitation; Japanese Clinical Orthopaedic Association. Multicenter randomized controlled trial to evaluate the effect of home-based exercise on patients with chronic low back pain: the Japan low back pain exercise therapy study. Spine 2010;35(17):E811–9.
170. Sherman KJ, Cherkin DC, Wellman RD, Cook AJ, Hawkes RJ, Delaney K, Deyo RA. A randomized trial comparing yoga, stretching, and a self-care book for chronic low back pain. Arch Intern Med 2011;171(22):2019–26.
171. Dufour N, Thamsborg G, Oefeldt A, Lundsgaard C, Stender S. Treatment of chronic low back pain: a randomized, clinical trial comparing group-based multidisciplinary biopsychosocial rehabilitation and intensive individual therapist-assisted back muscle strengthening exercises. Spine 2010;35(5):469–76.
172. Ben Salah Frih Z, Fendri Y, Jellad A, Boudoukhane S, Rejeb N. Efficacy and treatment compliance of a home-based rehabilitation programme for chronic low back pain: a randomized, controlled study. Ann Phys Rehabil Med 2009;52(6):485–96.
173. Gudavalli MR, Cambron JA, McGregor M, Jedlicka J, Keenum M, Ghanayem AJ, et al. A randomized clinical trial and subgroup analysis to compare flexion-distraction with active exercise for chronic low back pain. Eur Spine J 2006;15(7):1070–82.
174. Marshall P, Murphy B. Self-report measures best explain changes in disability compared with physical measures after exercise rehabilitation for chronic low back pain. Spine 2008;33(3):326–38.
175. Chown M, Whittamore L, Rush M, Allan S, Stott D, Archer M. A prospective study of patients with chronic back pain randomised to group exercise, physiotherapy or osteopathy. Physiotherapy 2008;94:21–28.
176. Bronfort G, Maiers MJ, Evans RL, Schulz CA, Bracha Y, Svendsen KH, Grimm RH Jr, Owens EF Jr, Garvey TA, Transfeldt EE. Supervised exercise, spinal manipulation, and home exercise for chronic low back pain: a randomized clinical trial. Spine J 2011;11(7):585–98.
177. Petersen T, Larsen K, Nordsteen J, Olsen S, Fournier G, Jacobsen S. The McKenzie method compared with manipulation when used adjunctive to information and advice in low back pain patients presenting with centralization or peripheralization: a randomized controlled trial. Spine 2011;36(24):1999–2010.

178. Elnaggar IM, Nordin M, Sheikhzadeh A, Parnianpour M, Kahanovitz N. Effects of spinal flexion and extension exercises on low-back pain and spinal mobility in chronic mechanical low-back pain patients. Spine 1991;16:967–72.
179. Ferreira ML, Ferreira PH, Latimer J, Herbert RD, Hodges PW, Jennings MD, et al. Comparison of general exercise, motor control exercise and spinal manipulative therapy for chronic low back pain: A randomized trial. Pain 2007;131(1-2):31–7.
180. Johanssen F, Remvig L, Kryger P, Beck P, Warming S, Lybeck K, et al. Exercises for chronic low back pain: a clinical trial. J Orthop Sports Phys Ther 1995;22:52–9.
181. Mannion AF, Muntener M, Taimela S, et al. A randomized clinical trial of three active therapies for chronic low back pain. Spine 1999;24:2435–48.
182. Rittweger J, Just K, Kautzsch K, Reeg P, Felsenberg D. Treatment of chronic lower back pain with lumbar extension and whole-body vibration exercise: a randomized controlled trial. Spine 2002;27:1829–34.
183. Roche G, Ponthieux A, Parot-Shinkel E, Jousset N, Bontoux L, Dubus V, et al. Comparison of a functional restoration program with active individual physical therapy for patients with chronic low back pain: a randomized controlled trial. Arch Phys Med Rehabil 2007;88(10):1229–35.
184. Sherman KJ, Cherkin DC, Erro J, Miglioretti DL, Deyo RA. Comparing yoga, exercise, and a self-care book for chronic low back pain: a randomized, controlled trial. Ann Intern Med 2005;143(12):849–56.
185. Tritilanunt T, Wajanavisit W. The efficacy of an aerobic exercise and health education program for treatment of chronic low back pain. J Med Assoc Thailand 2001;84(Suppl 2):S528–S533.
186. Yozbatiran N, Yildirim Y, Parlak B. Effects of fitness and aquafitness exercises on physical fitness in patients with chronic low back pain. The Pain Clinic 2004;16:35–42.
187. França FR, Burke TN, Caffaro RR, Ramos LA, Marques AP. Effects of muscular stretching and segmental stabilization on functional disability and pain in patients with chronic low back pain: a randomized, controlled trial. J Manipulative Physiol Ther 2012;35(4):279–85.
188. Tekur P, Singphow C, Nagendra HR, Raghuram N. Effect of short-term intensive yoga program on pain, functional disability, and spinal flexibility in chronic low back pain: A randomized control study. The journal of alternative and complementary medicine 2008;14(6):637–644.
189. Wajswelner H, Metcalf B, Bennell K. Clinical pilates versus general exercise for chronic low back pain: randomized trial. Med Sci Sports Exerc 2012;44(7):1197–205.
190. Macedo LG, Latimer J, Maher CG, Hodges PW, McAuley JH, Nicholas MK, Tonkin L, Stanton CJ, Stanton TR, Stafford R. Effect of motor control exercises versus graded activity in patients with chronic nonspecific low back pain: a randomized controlled trial. Phys Ther 2012;92(3):363–77.
191. Chan CW, Mok NW, Yeung EW. Aerobic exercise training in addition to conventional physiotherapy for chronic low back pain: a randomized controlled trial. Arch Phys Med Rehabil 2011;92(10):1681–5.
192. Cuesta-Vargas AI, García-Romero JC, Arroyo-Morales M, Diego-Acosta AM, Daly DJ. Exercise, manual therapy, and education with or without high-intensity deep-water running for nonspecific chronic low back pain: a pragmatic randomized controlled trial. Am J Phys Med Rehabil 2011;90(7):526–34.
193. Gatti R, Faccendini S, Tettamanti A, Barbero M, Balestri A, Calori G. Efficacy of trunk balance exercises for individuals with chronic low back pain: a randomized clinical trial. J Orthop Sports Phys Ther 2011; 41(8):542–52.
194. Unsgaard-Tøndel M, Fladmark AM, Salvesen Ø, Vasseljen O. Motor control exercises, sling exercises, and general exercises for patients with chronic low back pain: a randomized controlled trial with 1-year follow-up. Phys Ther 2010;90(10):1426–40.
195. Hartvigsen J, Morsø L, Bendix T, Manniche C. Supervised and non-supervised Nordic walking in the treatment of chronic low back pain: a single blind randomized clinical trial. BMC Musculoskelet Disord 2010 Feb 10;11:30.
196. Dundar U, Solak O, Yigit I, Evcik D, Kavuncu V. Clinical effectiveness of aquatic exercise to treat chronic low back pain: a randomized controlled trial. Spine 2009;34(14):1436–40.
197. Sertpoyraz F, Eyigor S, Karapolat H, Capaci K, Kirazli Y. Comparison of isokinetic exercise versus standard exercise training in patients with chronic low back pain: a randomized controlled study. Clin Rehabil 2009; 23(3):238–47.
198. Rasmussen-Barr E, Ang B, Arvidsson I, Nilsson-Wikmar L. Graded exercise for recurrent low-back pain: a randomized, controlled trial with 6-, 12-, and 36-month follow-ups. Spine 2009;34(3):221–8.
199. Torstensen TA, Ljunggren AE, Meen HD, Odland E, Mowinckel P, Geijerstam S (1998) Efficiency and costs of medical exercise therapy, conventional physiotherapy, and self-exercise in patients with chronic low back pain. A pragmatic, randomized, single-blinded, controlled trial with 1-year follow-up. Spine 23 (23):2616–2624.

200. van Duijvenbode IC, Jellema P, van Poppel MN, van Tulder MW. Lumbar supports for prevention and treatment of low back pain. Cochrane Database Syst Rev 2008;(2):CD001823.
201. Million R, Nilsen KH, Jayson MIV, Baker RD. Evaluation of low-back pain and assessment of lumbar corsets with and without back supports. Ann Rheumatic Disorders 1981;40:449–54.
202. Heymans MW, van Tulder MW, Esmail R, Bombardier C, Koes BW. Back schools for nonspecific low back pain: a systematic review within the framework of the Cochrane Collaboration Back Review Group. Spine 2005;30(19):2153–63
203. Donzelli S, Di Domenica E, Cova AM, Galletti R, Giunta N. Two different techniques in the rehabilitation treatment of low back pain: a randomized controlled trial. Eura Medicophys 2006;42(3):205–10.
204. Hurri H. The Swedish back school in chronic low back pain. Part I. Scand J Rehab Med 1989;21:33–40.
205. Hurri H. The Swedish back school in chronic low back pain. Part II. Scand J Rehab Med 1989;21:41–4.
206. Keijsers JFEM, Groenman NH, Gerards FM, Oudheusden E van, Steenbakkers WHL. A back school in The Netherlands: evaluating the results. Patient Education Counseling 1989;14:31–44.
207. Klaber Moffett JA, Chase SM, Portek I, Ennis JR. A controlled prospective study to evaluate the effectiveness of a back school in the relief of chronic low back pain. Spine 1986;11:120–2.
208. Tavafian SS, Jamshidi A, Mohammad K, Montazeri A. Low back pain education and short term quality of life: a randomized trial. BMC Musculoskelet Disord 2007;8:21.
209. Ribeiro LH, Jennings F, Jones A, Furtado R, Natour J. Effectiveness of a back school program in low back pain. Clinical and Experimental Rheumatology 2008;26:81–88.
210. Sahin N, Albayrak I, Durmus B, Ugurlu H. Effectiveness of back school for treatment of pain and functional disability in patients with chronic low back pain: a randomized controlled trial. J Rehabil Med 2011 Feb; 43(3):224–9.
211. Julkunen J, Hurri H, Kankainen J. Psychological factors in the treatment of chronic low back pain. Follow-up study of a back school intervention. Psychother Psychosom. 1988;50(4):173–81.
212. Khadilkar A, Odebiyi DO, Brosseau L, Wells GA. Transcutaneous electrical nerve stimulation (TENS) versus placebo for chronic low-back pain. Cochrane Database Syst Rev 2008;(4):CD003008.
213. Ghoname EA, Craig WF, White PF, Ahmed HE, Hamza MA, Henderson BN, et al. Percutaneous electrical nerve stimulation for low back pain: a randomized crossover study. JAMA 1999;281(9):818–23.
214. Grant DJ, Bishop-Miller J, Winchester DM, Anderson M, Faulkner S. A randomized comparative trial of acupuncture versus transcutaneous electrical nerve stimulation for chronic back pain in the elderly. Pain 1999; 82(1):9–13.
215. Jarzem PF, Harvey EJ, Arcaro N, Kaczorowski J. Transcutaneous Electrical Nerve Stimulation [TENS] for Chronic Low Back Pain. J Musculoskel Pain 2005;13(2):3–9.
216. Jarzem PF, Harvey EJ, Arcaro N, Kaczorowski J. Transcutaneous Electrical Nerve Stimulation [TENS] for Short-Term Treatment of Low Back Pain-Randomized Double Blind Crossover Study of Sham versus Conventional TENS. J Musculoskel Pain 2005;13(2):11–17.
217. Yokoyama M, Sun X, Oku S, Taga N, Sato K, Mizobuchi S, et al. Comparison of percutaneous electrical nerve stimulation with transcutaneous electrical nerve stimulation for long-term pain relief in patients with chronic low back pain. Anesth Analg 2004;98(6):1552-6, table of contents.
218. Topuz O, Özfidan E, Ozgen M, Ardic F. Efficacy of transcutaneous electrical nerve stimulation and percutaneous neuromodulation therapy in chronic low back pain. Journal of Back and Musculoskeletal Rehabilitation 2004;17:127–133.
219. Clarke JA, van Tulder MW, Blomberg SE, de Vet HC, van der Heijden GJ, Bronfort G, Bouter LM. Traction for low-back pain with or without sciatica. Cochrane Database Syst Rev. 2007 Apr 18;(2):CD003010.
220. Borman P, Keskin D, Bodur H. The efficacy of lumbar traction in the management of patients with low back pain. Rheumatol Int 2003;23:82–6.
221. Henschke N, Kuijpers T, Rubinstein SM, van Middelkoop M, Ostelo R, Verhagen A, Koes BW, van Tulder MW. Trends over time in the size and quality of randomised controlled trials of interventions for chronic low-back pain. Eur Spine J. 2012 Mar;21(3):375–81.

Nationale en internationale richtlijnen

6.1 Inleiding

Het diagnostische en therapeutische beleid van huisartsen, medisch specialisten en paramedici bij zowel acute als chronische lage rugpijn varieert aanzienlijk. Deze variatie ziet men zowel tussen als binnen beroepsgroepen. Ook tussen diverse landen bestaat een aanzienlijke variatie.[1-3]

Ter bevordering van een rationele benadering van lage rugpijn en om optimaal gebruik te maken van nieuwe wetenschappelijk kennis, zijn in verschillende landen richtlijnen voor het beleid bij lage rugpijn gepubliceerd. De publicatie en verspreiding van deze richtlijnen sluit aan op de huidige internationale trend van *evidence based medicine*. Evidence based medicine houdt in dat beslissingen in de praktijk gebaseerd zijn op de resultaten van klinisch onderzoek van goede methodologische kwaliteit (het beste beschikbare bewijs), in combinatie met de kennis en ervaring van de zorgverlener en de waarden en voorkeuren van de individuele patiënt.

De resultaten van klinisch onderzoek worden tegenwoordig steeds vaker samengevat en gepubliceerd in de vorm van systematisch literatuuronderzoek en meta-analyses. Voor dit boek is bijvoorbeeld veel gebruikgemaakt van de systematische literatuuronderzoeken van de Cochrane Back Review Group naar de effectiviteit van behandelingen bij lage rugpijn. De gegevens in deze en andere reviews bieden, in theorie, een goede basis voor de ontwikkeling van richtlijnen. Omdat de literatuur internationaal beschikbaar is, kan men verwachten dat richtlijnen die in verschillende landen zijn verschenen, vergelijkbare aanbevelingen voor diagnostiek en behandeling doen. Uiteraard kunnen lokale omstandigheden leiden tot enige variatie.

De eerste richtlijn voor lage rugpijn is gepubliceerd in 1987 door de Quebec Task Force.[4] Een belangrijke boodschap van de auteurs destijds was het gebrek aan bewijs van hoge kwaliteit ter ondersteuning van klinische beslissingen. Sindsdien is er een enorme toename geweest van onderzoek naar de diagnostiek, de prognose en met name de behandeling van lage rugpijn. Ter illustratie hiervan: ten tijde van het rapport van de Quebec Task Force (1987) waren er slechts 108 RCT's naar de effectiviteit van allerlei fysiotherapeutische behandelingen voor lage rugpijn. In 2009 waren dat er inmiddels maar liefst 958. The Cochrane Database (Central) omvat inmiddels meer dan 2500 (R)CT's over rug- en nekpijn. Sinds 1987 zijn er in minstens dertien landen nationale richtlijnen voor het beleid bij lage rugpijn ontwikkeld en verspreid en daarnaast twee internationale (Europese) richtlijnen.[5,6] Verheugend is dat de kwaliteit van de richtlijnen, zoals gemeten met een speciaal daarvoor ontwikkeld instrument (AGREE), in de loop van de tijd verbeterd is.[7] In het overzicht in dit hoofdstuk worden de inhoudelijke aanbevelingen voor diagnostiek en behandeling in de beschikbare richtlijnen onderling vergeleken.

6.2 Opzet van het overzicht

De richtlijnen werden geïdentificeerd met behulp van Medline (*key-words: low back pain, clinical guidelines*) en PEDro (*key-words: low back pain, practice guidelines*). Omdat richtlijnen niet systematisch in medische tijdschriften worden gepubliceerd, hebben we ook gezocht op internet (*back pain, guidelines*) inclusief het National Guideline Clearing House (▶ www.guideline.gov). Daarnaast hebben we richtlijnen gevonden via correspondentie met deskundigen in binnen- en buitenland.

Om in het overzicht te worden opgenomen, moesten de richtlijnen voldoen aan de volgende criteria:

- de richtlijn betrof de diagnostiek en behandeling van lage rugpijn;
- de doelgroep betrof een multidisciplinaire groep van behandelaren werkzaam in de eerstelijnsgezondheidszorg;
- de richtlijn was beschikbaar in het Engels, Duits, Nederlands, Spaans, Fins of Noors (omdat deze talen bekend waren bij de bij deze studie betrokken co-auteurs); per land werd één richtlijn meegenomen.

Van de volgende organisaties en landen werden richtlijnen meegenomen:
- National Health and Medical Research Council (2003), Australië;[8]
- Center for Excellence for Orthopaedic Pain Management Speising (2007), Oostenrijk;[9]
- Clinic on Low Back Pain in Interdisciplinary Practice (2007), Canada;[10]
- COST B13 Working Group on Guidelines for the Management of Acute Low Back Pain in Primary Care (2004), Europa;[11]
- COST B13 Working Group on Guidelines for the Management of Chronic Low Back Pain in Primary Care (2004), Europa;[12]
- Working group by the Finnish Medical Society Duodecim and the Societas Medicinae Physicalis et Rehabilitationis Fenniae, Duodecim (2008), Finland;[13]
- Agence Nationale d'Accréditation et d'Évaluation en Santé (2000), Frankrijk;[14]
- Drug Committee of the German Medical Society (2007), Duitsland;[15]
- Italian Scientific Spine Institute (2006), Italië;[16]
- New Zealand Guidelines Group (2004), Nieuw-Zeeland;[17]
- Formi & Sosial- og helsedirektoratet (2007), Noorwegen;[18]
- The Spanish Back Pain Research Network (2005), Spanje;[19]
- The Dutch Institute for Healthcare Improvement (CBO) (2003), Nederland;[20]
- National Health Service (2008), Engeland;[21]
- American College of Physicians and the American Pain Society (2007), Verenigde Staten.[22]

Gehanteerde definities
Acute lage rugpijn: episode met lage rugpijn die korter duurt dan twaalf weken.
Chronische lage rugpijn: episode met lage rugpijn die langer duurt dan twaalf weken.
Rode vlaggen: aanwijzingen voor de mogelijke aanwezigheid van specifieke pathologie.
Gele vlaggen: psychosociale kenmerken met een mogelijk verhoogd risico voor de ontwikkeling van chronische pijn en disfunctioneren.

6.3 Resultaten

6.3.1 Patiëntenpopulatie

Alle richtlijnen noemen de duur van de rugklachten, maar variëren enigszins in hun focus en gehanteerde definities. De richtlijnen uit Nieuw-Zeeland en Australië zijn gericht op patiënten met acute lage rugpijn (korter dan twaalf weken), terwijl de richtlijnen uit Oostenrijk en Duitsland gericht zijn op patiënten met acute, subacute, chronische en recidiverende lage rugpijn. Het onderscheid tussen acuut en chronisch is niet altijd even duidelijk. In de meeste richtlijnen wordt bijvoorbeeld geen onderscheid gemaakt tussen twaalf weken vanaf het ontstaan van de klachten of vanaf het eerste consult bij de beroepsbeoefenaar. De beide richtlijnen met aanbevelingen over recidiverende lage rugpijn (Oostenrijk en Duitsland), definiëren niet expliciet wat onder 'recidiverend' wordt verstaan.

6.3.2 Aanbevelingen voor diagnostiek

◘ Tabel 6.1 bevat de diagnostische classificatie en aanbevelingen voor diagnostiek uit de verschillende richtlijnen. Alle richtlijnen bevelen een diagnostische indeling aan waarin patiënten worden geclassificeerd als:
- patiënten met aspecifieke lage rugpijn;
- patiënten met (verdenking op) specifieke lage rugpijn (op basis van 'rode vlaggen', bijvoorbeeld voor tumoren, infectie of fractuur);
- patiënten met een radiculair syndroom (sciatica).

In sommige richtlijnen wordt het radiculair syndroom niet als een aparte categorie aangemerkt, maar als onderdeel van specifieke lage rugpijn. De Duitse richtlijn classificeert ook een groep patiënten met een verhoogd risico op chroniciteit op basis van gele vlaggen (psychosociale risicofactoren).

Alle richtlijnen zijn consistent in de aanbeveling dat de diagnostische procedures gericht moeten zijn op het identificeren van rode vlaggen en het uitsluiten van specifieke aandoeningen (soms inclusief het lumbosacraal radiculair syndroom). Rode vlaggen betreffen onder andere de leeftijd jonger dan 20 jaar of ouder dan 55 jaar bij het begin van de klachten, een ernstig trauma, thoracale pijn, onverklaard gewichtsverlies en uitgebreide neurologische klachten. Het aanbevolen type lichamelijk onderzoek varieert enigszins. Sommige richtlijnen, zoals de Europese, beperken het lichamelijk onderzoek tot een neurologische screening. Andere omvatten een uitgebreider onderzoek van het bewegingsapparaat, zoals inspectie, beweeglijkheid van de wervelkolom, palpatie, functionele beperkingen en een neurologisch onderzoek. Dit neurologische onderzoek omvat doorgaans het testen van kracht, reflexen, sensibiliteit, en de beenheftest.

De richtlijnen zijn consistent in de aanbeveling dat röntgenfoto's niet zinvol zijn bij aspecifieke lage rugpijn en dat dit onderzoek moet worden gereserveerd voor patiënten bij wie het vermoeden bestaat van een specifieke oorzaak gebaseerd op de aanwezigheid van rode vlaggen (bijvoorbeeld in Australië en Europa). In Frankrijk wordt beeldvormende diagnostiek aanbevolen voor de exclusie van specifieke oorzaken die mogelijk een contra-indicatie zijn voor behandeling (bijvoorbeeld manipulatie).

In sommige richtlijnen worden röntgenfoto's als optie genoemd bij klachten die langer aanhouden, met variërende afkappunten tussen de vier en zeven weken. De richtlijnen bevelen veelal het gebruik aan van MRI wanneer er verdenking is op onderliggende pathologie op basis van rode vlaggen (o.a. Europa, Finland en Duitsland). Alle richtlijnen noemen het belang van psychosociale factoren (gele vlaggen) bij de ontwikkeling van chronische pijn en disfunctioneren – maar met verschil in nadruk. Er is echter een groot verschil in de mate van gedetailleerdheid waarmee de psychosociale factoren moeten worden gemeten en wat de optimale timing is van de meting. De Canadese en de Nieuw-Zeelandse richtlijnen adviseren specifieke meetinstrumenten en doen aanbevelingen over het beleid indien psychosociale factoren zijn geïdentificeerd.

> **Samenvatting van de aanbevelingen voor diagnostiek bij lage rugpijn**
> - Diagnostische driedeling (aspecifiek, radiculair syndroom, specifieke pathologie)
> - Anamnese en lichamelijk onderzoek om rode vlaggen uit te sluiten
> - Neurologische screening (in het bijzonder de beenheftest)
> - Bij geen verbetering psychosociale factoren overwegen
> - Röntgenfoto's niet zinvol als routine bij aspecifieke lage rugpijn

6.3.3 Aanbevelingen voor therapie

In ◘ tabel 6.2 zijn de therapeutische aanbevelingen uit de verschillende internationale richtlijnen weergegeven. Het informeren en adviseren van patiënten speelt in de meeste richtlijnen een belangrijke rol. In het algemeen wordt aangeraden de patiënt gerust te stellen: er is geen sprake van een ernstige ziekte of aandoening en de prognose is gunstig, ondanks het feit dat veel patiënten aanhoudende of recidiverende klachten zullen hebben. Patiënten moet geadviseerd worden actief te blijven en langzaam hun activiteitenniveau weer te verhogen. Tevens worden er aanbevelingen gedaan tot werkhervatting, ook al zijn de pijnklachten nog niet verdwenen. De aanbevelingen in de verschillende richtlijnen met betrekking tot het voorschrijven van medicatie komen sterk overeen. Paracetamol is eerste keus vanwege de lagere incidentie van gastro-intestinale bijwerkingen. NSAID's zijn doorgaans tweede keus als het effect van paracetamol niet afdoende is. Er bestaan enige verschillen tussen de aanbevelingen betreffende het voorschrijven van spierverslappers (in sommige richtlijnen worden deze middelen als mogelijkheid genoemd en in andere worden ze niet aanbevolen), opiaten, antidepressiva en lokale anesthetica. In de richtlijnen wordt meestal aangeraden medicatie volgens een tijdcontingent schema voor te schrijven. Het lijkt algemeen geaccepteerd dat bedrust niet als behandeling moet worden voorgeschreven bij lage rugpijn. In sommige richtlijnen (bijv. Duitsland, Nieuw-Zeeland, Spanje, Noorwegen) staat vermeld dat als bedrust onvermijdelijk is (bijv. bij zeer hevige pijn), de patiënt geadviseerd moet worden niet langer dan twee dagen in bed te blijven. De Italiaanse richtlijnen adviseren twee tot vier dagen bedrust voor ernstige sciatica, maar beschrijven niet hoe ernstige sciatica afwijken van niet-ernstige sciatica, waar bedrust niet voor is geïndiceerd. Ook is er consensus dat een gesuperviseerd oefentherapieprogramma (in tegenstelling tot de aanbeveling om de dagelijkse activiteiten te hervatten) niet geïndiceerd is voor patiënten met acute lage rugpijn. Richtlijnen die aanbevelingen doen over subacute- en chronische lage rugpijn bevelen oefeningen aan, maar melden tevens dat er geen goede wetenschappelijke onderbouwing is dat de ene oefenvorm beter werkt dan de andere. De Europese richtlijn adviseert tegen het gebruik van oefeningen die gepaard gaan met hoge kosten (bijvoorbeeld vanwege dure apparatuur of trainingsfaciliteiten).

Ten aanzien van manipulatie worden er verschillende aanbevelingen gedaan. Sommige richtlijnen (Spanje, Australië) bevelen manipulatie niet aan. Andere (Oostenrijk, Italië) adviseren dat manipulatie een optie is. Weer andere (Nederland, VS) suggereren een kort traject (enkele behandelingen) voor die patiënten die niet reageren op gangbare eerstelijnszorg (geruststelling, advisering over activiteiten en pijnstilling). In andere landen (Canada, Finland, Noorwegen, Duitsland en Nieuw-Zeeland) is manipulatie alleen een optie in de eerste week van een episode met acute lage rugpijn.

Er lijkt wel consensus te bestaan over het feit dat het merendeel van de patiënten met lage rugpijn in de eerstelijnsgezondheidszorg moet worden behandeld. Verwijzing naar een medisch specialist moet beperkt blijven tot patiënten bij wie op basis van rode vlaggen een sterk vermoeden bestaat van specifieke pathologie of tot patiënten met radiculaire symptomen of neurologische problemen waarvoor operatief ingrijpen geïndiceerd is.

Samenvatting van de aanbevelingen voor behandeling van lage rugpijn
Acute of subacute lage rugpijn
- Stel de patiënt gerust (gunstige prognose)
- Adviseer actief te blijven
- Schrijf indien nodig medicatie voor (bij voorkeur tijdcontingent): 1 paracetamol; 2 NSAID's; 3 overweeg spierverslappers, opioïden, antidepressiva en anticonvulsiva(als comedicatie voor pijnvermindering)
- Ontmoedig bedrust
- Overweeg manipulatie van de wervelkolom voor pijnreductie
- Adviseer geen rugspecifieke oefeningen

Chronische lage rugpijn
- Verwijs voor oefentherapie

6.3.4 Setting en richtlijnen commissies

In ◘ tabel 6.3 zijn enkele achtergrondvariabelen van de richtlijnen vermeld. De meeste richtlijnen hebben betrekking op een eerstelijnssetting maar sommige tevens op een ziekenhuissetting. De verschillende commissies verantwoordelijk voor de ontwikkeling van de richtlijnen variëren in grootte en samenstelling. De meeste bestaan uit een multidisciplinair gezelschap, meestal bestaande uit huisartsen, fysiotherapeuten, manueel therapeuten, orthopedisch chirurgen, reumatologen, radiologen, bedrijfsartsen en revalidatieartsen. Het aantal leden varieert van 7 tot 31. In slechts drie commissies had een vertegenwoordiger namens de patiënten zitting (Nederland, Australië, Nieuw-Zeeland).

6.3.5 Verzamelen van de evidence

Alle richtlijnen zijn in meer of mindere mate gebaseerd op een uitgebreid literatuuronderzoek in de Cochrane Library, Medline en Embase. Sommige richtlijnen (Oostenrijk, Duitsland, Spanje) baseren (een gedeelte van) de aanbevelingen op de Europese richtlijnen. In de meeste richtlijnen is gebruikgemaakt van een expliciete weging van de sterkte van het wetenschappelijk bewijs. De Nederlandse, Britse, Europese, Finse, Noorse en Australische richtlijnen refereren bij hun afzonderlijke aanbevelingen direct naar de onderliggende literatuur. Andere richtlijnen presenteren geen directe links, maar melden dat er voor alle aanbevelingen ten minste matig bewijs aanwezig is (Nieuw-Zeeland, VS). Ten slotte maken de meeste commissies gebruik van consensusmethoden in die situaties waarin geen of onduidelijk wetenschappelijk bewijs aanwezig is.

6.3.6 Nederlandse richtlijnen

In ◘ tabel 6.4 zijn de huidige Nederlandse richtlijnen samengevat. Het betreft de CBO-richtlijn Lage rugklachten, de NHG-Standaard Lage rugpijn, de richtlijn Lage rugklachten van de NVAB, de KNGF-richtlijn Lage rugpijn (voor fysiotherapeuten) en de KNGF-richtlijn Manuele therapie bij lage rugpijn.[20,23-26] Ook hier valt op dat er geen grote inhoudelijke verschillen zijn in de aanbevelingen die in de verschillende richtlijnen zijn geformuleerd. De in 2003 gepubliceerde multidisciplinaire CBO-richtlijn Lage rugklachten lijkt een paraplu-richtlijn te zijn, waaronder de monodisciplinaire richtlijnen goed passen. Recent (2010) is er ook een ZONMW-KKCZ Ketenzorgrichtlijn Aspecifieke Lage Rugpijn ontwikkeld.[27] De ketenzorgrichtlijn is een uitbreiding van de multidisciplinaire CBO-richtlijn Lage rugklachten met specifieke aanbevelingen voor samenwerking en communicatie in de ketenzorg voor patiënten met aspecifieke lage rugpijn en voor het beleid bij werkverzuim ten gevolge van deze aandoening. In de verschillende monodisciplinaire richtlijnen wordt overigens vaak expliciet vermeld dat ze zijn afgestemd op reeds bestaande richtlijnen van disciplines waarmee frequent wordt samengewerkt.

6.4 Conclusie

In het algemeen blijkt dat in de internationale richtlijnen voor het beleid bij lage rugpijn vergelijkbare aanbevelingen voor diagnostiek en therapie worden gedaan. Het wetenschappelijk bewijs voor diagnostiek en behandeling is blijkbaar voldoende sterk om tot vergelijkbare aanbevelingen te komen in landen met verschillende gezondheidszorgsystemen. Vergelijkbare aanbevelingen omvatten: diagnostische triage van patiënten met lage rugpijn, beperkt gebruik van röntgenfoto's, advies tot snelle en progressieve activering van patiënten, en de gerelateerde ontmoediging van het voorschrijven van bedrust. De aandacht voor psychosociale factoren als risicofactor voor chroniciteit is ook consistent in de richtlijnen, maar met verschil in nadruk en mate van detail.

6.5 Discussie

6.5.1 Verschillen in aanbevelingen

De aanbevelingen voor het voorschrijven van pijnmedicatie zijn consistent. De meeste richtlijnen geven als eerste optie paracetamol en als tweede optie NSAID's. De vervolgaanbevelingen variëren aanzienlijk. Er is geen duidelijke verklaring voor deze laatste variatie, die mogelijk is ingegeven door de lokale setting en gewoonten, maar mogelijk ook door eventuele voorkeuren van leden van de richtlijnencommissies.

Er bestaan duidelijke verschillen wat betreft de aanbevelingen voor manipulatie van de wervelkolom. In sommige richtlijnen wordt manipulatie aanbevolen of als optie gepresenteerd (met name voor baat op korte termijn), maar andere richtlijnen bevelen manipulatie niet aan. Dit geldt voor zowel acute als chronische lage rugpijn. De achterliggende redenen hiervoor zijn onbekend. Blijkbaar is het wetenschappelijk bewijs voor deze therapie nog niet eenduidig genoeg om tot dezelfde aanbevelingen te komen in alle richtlijnen. Hierdoor is er wellicht meer ruimte voor interpretatie en kunnen lokale voorkeuren een rol spelen.

Er is nu ruime consensus tussen verschillende richtlijnen dat specifieke rugoefeningen (in tegenstelling tot het advies actief te blijven, inclusief bijvoorbeeld lopen of fietsen) niet aanbevolen worden voor patiënten met acute lage rugpijn. Tegelijkertijd worden rugoefeningen wel aanbevolen voor patiënten met chronische lage rugpijn. De meeste richtlijnen bevelen niet een speciale oefenvorm aan, maar melden wel dat het programma intensief moet zijn.

6.5.2 Implementatie

Richtlijnen blijken gepubliceerd te worden in nationale tijdschriften en worden als rapporten verspreid, samen met handige samenvattingen voor beroepsbeoefenaars. Het beschikbaar stellen van samenvattingen en folders voor patiënten varieert. Afgezien van deze activiteiten lijken er in de verschillende landen nauwelijks systematische implementatiestrategieën te zijn, gericht op het veranderen van het gedrag van beroepsbeoefenaars, patiënten en/of beleidsmakers. De mate waarin de huidige richtlijnen worden gebruikt en/of opgevolgd, is nog grotendeels onbekend. Aangezien alleen publicatie van een richtlijn meestal niet leidt tot gedragsverandering, zal meer aandacht en inzet moeten worden gericht op het ontwikkelen en evalueren van effectieve implementatiestrategieën. Dit wordt in hoofdstuk 7 uitgebreider besproken.

- **Bijlage 6.1 Klinische richtlijnen: aanbevelingen voor diagnostiek bij lage rugpijn** (tabel 6.1)

6.5 · Discussie

Tabel 6.1 Klinische richtlijnen: aanbevelingen voor diagnostiek bij lage rugpijn

land	patiëntenpopulatie	diagnostische classificatie	lichamelijk onderzoek	beeldvormende diagnostiek	psychosociale factoren
Australië (2003)	acuut (< 3 maanden)	aspecifieke lage rugpijn (onderverdeeld in acuut, subacuut en chronisch) specifieke lage rugpijn	verricht lichamelijk onderzoek ter beoordeling van de aanwezigheid van ernstige aandoeningen neurologisch onderzoek (lichamelijk onderzoek zoals inspectie, bewegingsuitslagen en lichaamshouding hebben mogelijk een lage betrouwbaarheid en validiteit en moeten voorzichtig gebruikt worden)	niet aanbevolen, tenzij alarmsignalen voor ernstige aandoeningen aanwezig zijn	gele vlaggen samenhangend met de transitie van acuut naar chronisch moeten vroeg beoordeeld worden om interventies te vergemakkelijken
Oostenrijk (2007)	acuut (0–6 weken), subacuut (6–12 weken), chronisch (> 12 weken), en recidiverende klachten	aspecifieke lage rugpijn specifieke lage rugpijn (gebaseerd op een lijst van rode vlaggen)	inspectie, palpatie, testen bewegingsuitslagen van de lumbale wervelkolom, neurologische screening (kracht, reflexen, sensibiliteit, beenheftest)	niet zinvol in de eerste 4 weken van een episode kan na 4–6 weken geïndiceerd zijn indien op zoek naar een specifieke oorzaak	evalueer psychosociale factoren bij patiënten die geen verbetering laten zien in de tijd (met aanbevolen behandeling) en bij patiënten met recidiverende LBP
Canada (2007)	acuut, subacuut, en persisterend	gangbare rugpijn rugpijn met neurologische componenten rugpijn met vermoeden van ernstige pathologie alle onderverdeeld in acuut, subacuut en persisterend	lichamelijk onderzoek bij patiënten met rugpijn en neurologische componenten, inclusief beenheftest, en motorische, sensitiviteits- en reflextests	niet aanbevolen bij gangbare lage rugpijn, maar wel aanbevolen bij pijn met neurologische componenten en bij vermoedelijke ernstige pathologie MRI en CT-scans aanbevolen indien chirurgie overwogen wordt	beoordeel de door de patiënt ervaren beperkingen en de kans op terugkeer naar de gebruikelijke activiteiten na 4 weken beperkingen of op het eerste consult indien de patiënt een geschiedenis van langdurige rugpijn-gerelateerde beperkingen heeft (Symptom Check List Back Pain Prediction Model)

Tabel 6.1 Vervolg

land	patiëntenpopulatie	diagnostische classificatie	lichamelijk onderzoek	beeldvormende diagnostiek	psychosociale factoren
Europa (2006)	acuut (< 6 weken) en subacuut (6–12 weken) lage rugpijn	ernstige wervelkolompathologie zenuwwortelpijn/radiculaire pijn aspecifieke lage rugpijn	lichamelijk onderzoek inclusief neurologische screening indien nodig	diagnostisch beeldvormend onderzoek (inclusief röntgenfoto's, CT en MRI) zijn niet routinematig geïndiceerd voor aspecifieke lage rugpijn	evalueer psychosociale factoren en beoordeel ze in detail indien er geen verbetering optreedt
Europa (2006)	chronische lage rugpijn (> 12 weken)	ernstige wervelkolompathologie zenuwwortel pijn/radiculaire pijn aspecifieke lage rugpijn	diagnostische triage, neurologisch onderzoek 'We kunnen palpatie van de wervelkolom en het testen van bewegingsuitslagen niet aanbevelen bij de diagnose van chronische lage rugpijn'	geen radiografische beeldvorming MRI in geval van rode vlaggen röntgenfoto in geval van vermoeden van structurele afwijkingen	het evalueren van prognostische factoren (gele vlaggen) bij patiënten met chronische lage rugpijn wordt aanbevolen
Finland (2008)	acute, subacute en chronische lage rugpijn	aspecifieke lage rugpijn zenuwworteldisfunctie (sciaticasyndroom, intermitterende neurogene claudicatio) potentieel ernstige of specifieke pathologie	inspectie, palpatie, beweeglijkheid van de wervelkolom (flexie), beenheftest, kracht, reflexen	geen röntgenfoto's in de eerste 6 weken eenvoudige lumbale röntgenfoto is het standaardonderzoek. MRI is eerste keus beeldvormend onderzoek indien bijzondere diagnostiek nodig is	een lijst met psychosociale factoren (gele vlaggen) is opgenomen in de richtlijn beoordeel ziektegedrag en depressie bij subacute LBP

Tabel 6.1 Vervolg

land	patiëntenpopulatie	diagnostische classificatie	lichamelijk onderzoek	beeldvormende diagnostiek	psychosociale factoren
Frankrijk (2000)	acute lage rugpijn < 3 mnd. chronische 'ongecompliceerde' lage rugpijn > 3 mnd.	acuut & chronisch: aspecifieke lage rugpijn zogenoemde symptomatische acute lage rugpijn met of zonder sciatica (fractuur, neoplasma, infectie, inflammatoire aandoeningen) diagnostisch en therapeutisch urgente gevallen (cauda-equinasyndroom)	acuut: ter uitsluiting van 'zogenoemde symptomatische acute lage rugpijn of urgente gevallen' ter beoordeling spierkracht chronisch: onderzoek van het bewegingsapparaat en neurologisch onderzoek ter identificatie specifieke oorzaken Beoordeling van functie, angst en/of depressie met gevalideerde meetinstrumenten	acuut: niet aanvragen in de eerste 7 weken tenzij de gekozen behandeling (manipulatie, infiltratie) vereist dat specifieke lage rugpijn wordt uitgesloten chronisch: röntgenfoto niet herhalen CT/MRI alleen in bijzondere omstandigheden	acuut en chronisch: aanbevolen wordt om psychosociale factoren te beoordelen
Duitsland (2007)	Acute, subacute, chronische/recidiverende lage rugpijn	aspecifieke LBP radiculaire pijn specifieke lage rugpijn (gebaseerd op de rode vlaggen) patiënten met een hoog risico op chroniciteit (gebaseerd op gele vlaggen)	inspectie, palpatie, neurologische screening, reflexen, beenheftest / Lasègue, sensibiliteit, kracht aanvullend onderzoek (bijvoorbeeld lab.-tests) is gebaseerd op rode vlaggen	röntgenfoto is niet zinvol bij acute aspecifieke LBP CT, MRI alleen in gevallen met vermoeden van radiculaire pijn of stenose, of specifieke pathologie zoals tumoren na zes weken aanhoudende pijn kan een röntgenfoto geïndiceerd zijn of na 6–8 weken een MRI	evalueer risicofactoren voor chroniciteit (gele vlaggen); inclusief biologische, psychologische, beroepsmatige, levensstijl- en iatrogene factoren

Tabel 6.1 Vervolg

land	patiëntenpopulatie	diagnostische classificatie	lichamelijk onderzoek	beeldvormende diagnostiek	psychosociale factoren
Italië (2006)	acute, subacute en chronische lage rugpijn	aspecifieke lage rugpijn specifieke lage rugpijn sciatica	pijn/functiebeperking bij rompbewegingen palpatie evaluatie van lichaamshouding neurologisch onderzoek aanbevolen (beenheftest, sensibiliteit)	niet zinvol voor aspecifieke acute LBP optie na 4–6 weken indien chirurgie is geïndiceerd (sciatica)	screening na 2 weken: gele vlaggen, Waddell-test (voor pijngedrag)
Nieuw-Zeeland (2004)	acute LBP (< 3 mnd.)	aspecifieke LBP specifieke pathologie	neurologische screening bepaal de mate van functiebeperking door de pijn	beeldvormend onderzoek in de eerste 4–6 weken biedt geen klinisch voordeel, tenzij rode vlaggen aanwezig zijn er zijn risico's verbonden aan onnodig beeldvormend onderzoek	screenen op gele vlaggen met de Acute Low Back Pain Screening Questionnaire, en bij hoog risico een klinische beoordeling
Noorwegen (2007)	acuut en subacuut (< 3 mnd.) chronisch (> 3 mnd.)	aspecifieke lage rugpijn radiculaire pijn ernstige pathologie/acuut neurologische aandoeningen (cauda-equinasyndroom)	inspectie, lichaamshouding, misvormingen, beweeglijkheid wervelkolom, inclusief vingergrond-afstand (bij flexie) neurologische screening (beenheftest/Lasègue) bij vermoeden van radiculaire pijn	niet aanbevolen bij acute, subacute chronische LBP en radiculaire pijn bij afwezigheid van rode vlaggen aanbevolen bij rode vlaggen eerste keuze is MRI	een lijst van gele vlaggen wordt gegeven als risicofactoren voor chroniciteit en ziekteverzuim
Spanje (2005)	niet specifiek acute, subacute en chronische lage rugpijn	specifieke pathologie van de wervelkolom zenuwwortelpijn/radiculaire pijn aspecifieke lage rugpijn	anamnese, rode vlaggen palpatie en testen van de mobiliteit van de vertebrale gewrichten niet aanbevolen	niet zinvol bij aspecifieke LBP röntgenfoto's, CT en MRI alleen in geval van rode vlaggen	beoordeel psychologische factoren tussen 2–6 weken na behandeling indien geen verbetering

6.5 · Discussie

Tabel 6.1 Vervolg

land	patiëntenpopulatie	diagnostische classificatie	lichamelijk onderzoek	beeldvormende diagnostiek	psychosociale factoren
Nederland (2003)	acuut (0–12 weken) en chronisch (> 12 weken) LBP	aspecifieke lage rugpijn specifieke lage rugpijn (gebaseerd op lijst rode vlaggen)	beenheftest, neurologisch onderzoek, verlies van motorische controle, sensibiliteit, mictie palpatie van wervelkolom, inspectie van lumbale kyfose of afgevlakte lumbale lordose	niet zinvol bij aspecifieke acute LBP	beoordeling van psychosociale factoren (gele vlaggen) wordt aanbevolen dit is inclusief emotionele reactie, cognitie en gedrag
Verenigd Koninkrijk (2008)	acute < 6 weken, subacute 6–12 weken, chronische > 3 mnd.	aspecifieke lage rugpijn: mechanische lage rugpijn inflammatoire lage rugpijn en stijfheid ernstige pathologie	uitsluiten van ernstige pathologie (identificeer rode vlaggen), bevestig dat pijn gelokaliseerd is in de lage rug, mechanisch is, en niet inflammatoir	geeft geen informatie voor behandeling bij aspecifieke lage rugpijn kan geïndiceerd zijn om ernstige pathologie in- of uit te sluiten	herken en behandel psychosociale barrières (gele vlaggen) voor herstel
Verenigde Staten (2007)	acute en chronische LBP	aspecifieke lage rugpijn lage rugpijn als gevolg van specifieke oorzaken radiculopathie/spinale stenose	neurologische screening (inclusief beenheftest, kracht, reflexen, sensorische symptomen)	alleen indien progressieve neurologische of ernstige pathologie wordt vermoed ontmoedigd voor aspecifieke lage rugpijn aanbevolen bij radiculopathie of spinale stenose alleen indien patiënten potentiële kandidaten zijn voor verdere (chirurgische) interventie	beoordeling van de psychosociale risicofactoren ten zeerste aanbevolen

- **Bijlage 6.2 Klinische richtlijnen: aanbevelingen voor de behandeling van lage rugpijn** (tabel 6.2)

Tabel 6.2 Klinische richtlijnen: aanbevelingen voor de behandeling van lage rugpijn

land	voorlichting	medicatie	oefeningen	manipulatie van de wervelkolom	bedrust	verwijzing naar specialist
Australië (2003)	geef informatie, geruststelling en advies om gewone activiteiten te hervatten (actief blijven)	eerste keuze paracetamol, tweede keuze NSAID's, derde keuze orale opioïden niet aanbevolen: anti-epileptica, antidepressiva, spierverslappers	er is tegenstrijdig bewijs over het effect van oefeningen, maar het bewijs toont aan dat het niet beter is dan gangbare zorg	er is tegenstrijdig bewijs over het effect van manipulatie van de wervelkolom versus placebo in eerste 2–4 weken	niet geadviseerd	indien er alarmsignalen (rode vlaggen) of ernstige aandoeningen aanwezig zijn
Oostenrijk (2007)	acute lage rugpijn: verwacht een gunstig beloop; handhaaf normale dagelijkse activiteiten	acute lage rugpijn: (1) paracetamol; (2) NSAID's (3) spierverslappers of zwakke opioïden als laatste optie chronische lage rugpijn, opties: NSAID's / Coxibs; opioïden; antidepressiva; spierverslappers; anticonvulsiemedicatie (voor radiculaire pijn), capsaïcine alleen voor korte periodes: (1) paracetamol, (2) tramadol of NSAID, (3) opioïden	acute LBP: niet specifiek genoemd in de richtlijn chronische LBP: oefentherapie aanbevolen als monotherapie of in combinatie met een rugschool, massage.	acute LBP: optioneel voor patiënten die in de 1e weken niet terugkeren naar het normale niveau van activiteiten chronische LBP: optioneel voor patiënten met aanhoudende problemen bij het uitvoeren van dagelijkse activiteiten	acute LBP: vermijd bedrust (maar indien noodzakelijk, alleen voor een korte periode)	bij vermoedens van specifieke lage rugpijn; chirurgie is alleen optioneel na 2 jaar aanbevolen conservatieve behandeling, aanhoudende klachten en een chirurgische indicatie
Canada (2007)	geruststelling en advies om terug te keren naar werk en de gangbare activiteiten	NSAID's, spierverslappers en analgetica voor acute lage rugpijn weinig bewijs voor NSAID's en analgetica bij subacute pijn	spier versterkende oefeningen, extensieoefeningen en specifieke oefeningen worden niet aanbevolen voor acute maar wel aanbevolen voor subacute en chronische lage rugpijn er is geen superieure oefenvorm	aanbevolen voor pijnvermindering op de korte termijn voor acute lage rugpijn aanbevolen maar met weinig bewijs voor subacute en chronische lage rugpijn	niet aanbevolen	verwijs patiënten met neurologische symptomen als de functionele gebreken aanhouden of verslechteren na 4 weken

6.5 · Discussie

Tabel 6.2 Vervolg

land	voorlichting	medicatie	oefeningen	manipulatie van de wervelkolom	bedrust	verwijzing naar specialist
Europa (2006) (acuut)	stel gerust en adviseer patiënten om actief te blijven en de gangbare dagelijkse activiteiten inclusief werk te blijven verrichten	schrijf, indien nodig, medicatie voor ter vermindering van de pijn; bij voorkeur innemen op gezette tijden; eerste keuze paracetamol, tweede keuze NSAID's; derde keuze: overweeg korte kuur van spierverslappers als monotherapie of als aanvulling op NSAID's	adviseer geen specifieke oefeningen (bijvoorbeeld spierversterkende, stretching, flexie- en extensieoefeningen) voor acute lage rugpijn	overweeg (verwijzing voor) manipulatie van de wervelkolom voor patiënten die niet terugkeren naar de normale activiteiten	schrijf bedrust niet voor als behandeling	verwijs patiënten met neurologische symptomen zoals het cauda-equinasyndroom
Europa (2006) (chronisch)	advies en geruststelling om terug te keren naar gangbaar activiteitenniveau	aanbeveling voor het gebruik van NSAID voor pijnverlichting op de korte termijn en voor opioïden voor patiënten die niet reageren op andere behandelingen overweeg het gebruik van noradrenergische of noradrenergisch-serotonergische antidepressiva als comedicatie voor pijnverlichting	begeleide oefentherapie is aanbevolen, in het bijzonder oefeningen die geen dure training en apparaten vereisen cognitief-gedragsmatige benaderingen, waaronder 'graded activity' en groepstherapie worden aanbevolen	een kortdurende kuur manipulatie/mobilisatie van de wervelkolom wordt aanbevolen	wordt ontmoedigd	de meeste invasieve behandelingen worden niet aanbevolen chirurgie wordt niet aanbevolen tenzij bij zorgvuldig geselecteerde patiënten, nadat 2 jaar alle aanbevolen conservatieve behandelingen, inclusief multidisciplinaire benaderingen met gecombineerde programma's van cognitieve interventies en oefeningen, niet effectief waren

Tabel 6.2 Vervolg

land	voorlichting	medicatie	oefeningen	manipulatie van de wervelkolom	bedrust	verwijzing naar specialist
Finland (2008)	goedaardige aandoening; prognose is goed; doorgaan met de gangbare dagelijkse activiteiten rugpijn kan terugkeren, maar ook dan is het herstel meestal goed	acute / subacute lage rugpijn: (1) paracetamol; (2) NSAID's; (3) een zwak opiaat toevoegen aan paracetamol/NSAID; (4) spierverslappers antidepressivum alleen indien duidelijke depressie benzodiazepinen niet aanbevolen chronische LBP: pijnstillers periodiek gebruiken; wees alert op bijwerkingen van NSAID's (gastro-intestinaal, cardiovasculair)	acute lage rugpijn: actieve oefeningen niet effectief in beginfase. lichte oefeningen (bijv. wandelen) worden aanbevolen subacuut: geleidelijk toenemende oefeningen chronische: intensieve training effectief voor pijn en functie	acute lage rugpijn: enig effect. vergelijkbare effectiviteit als huisarts bij subacute lage rugpijn chronische lage rugpijn: vergelijkbare effectiviteit als huisarts, analgetica, fysiotherapie, etc.	vermijd bedrust; een korte periode van bedrust kan noodzakelijk zijn vanwege intense rugpijn, maar bedrust mag niet beschouwd worden als een behandeling van rugklachten	onmiddellijke verwijzing: cauda-equinasyndroom, plotselinge massieve parese, ondraaglijke pijn verwijzing: ernstige, niet-urgente condities multidisciplinaire (biopsychosociale) revalidatie gericht op het verbeteren van de functionele capaciteit
Frankrijk (2000)	groepsvoorlichting over de rug heeft geen kortetermijneffect	acute en chronische: eenvoudige analgetica, NSAID's en spierverslappers. Geen bewijs voor systemische corticosteroïden chronisch: aanvullende aanbevelingen voor: acetylsalicylzuur	acute: flexieoefeningen zijn niet aantoonbaar effectief Geen aanbeveling voor extensieoefeningen chronische: fysieke oefeningen worden aanbevolen; geen bijzonder type wordt genoemd.	acute en chronische: geeft baat op de korte termijn. geen aanbeveling voor een bepaalde vorm van manuele therapie boven een andere	acute en chronische: niet aanbevolen	acute: geen aanbeveling chronische: aanbevolen fysiotherapie/gedragstherapie/multidisciplinair programma indien niet reagerend op een eerstelijnsbehandeling

6.5 · Discussie

Tabel 6.2 Vervolg

land	voorlichting	medicatie	oefeningen	manipulatie van de wervelkolom	bedrust	verwijzing naar specialist
Duitsland (2007)	acute lage rugpijn: stimuleer dagelijkse activiteiten; leg uit dat bewegen niet gevaarlijk is chronische lage rugpijn: meer intense psychotherapie aangewezen bij psychologische comorbiditeit	acute en chronische lage rugpijn (1) paracetamol, (2) NSAID's (oraal dan wel via de huid), (3) spierverslappers (in geval van spierspasmen), (4) opioïden	acute lage rugpijn: oefentherapie niet effectief subacute en chronische lage rugpijn: oefentherapie goed onderbouwd door bewijs	acute lage rugpijn: optioneel in de eerste 4-6 weken chronische lage rugpijn: optie indien kortdurend	max. 2 dagen bedrust	spoedoperatie geïndiceerd bij cauda-equinasyndroom optionele verwijzing voor chirurgie: therapieresistent (> 6 weken) + tekenen van zenuwwortelcompressie chirurgie kan een optie zijn indien na 2 jaar een conservatieve behandeling, waaronder een biopsychosociaal behandelingsprogramma niet succesvol is
Italië (2006)	geef informatie en geruststelling over mogelijke oorzaken, provocerende factoren, risicofactoren geruststelling over goede prognose, actief blijven, en indien mogelijk, blijven werken	paracetamol als 1e voorkeur NSAID's aanbevolen spierverslappers hebben geen additioneel effect steroïden niet aanbevolen bij acute LBP, maar kunnen zinvol zijn voor een korte periode bij sciatica tramadol en aanvulling van zwakke opioïden bij paracetamol kunnen zinvol zijn bij sciatica	acute lage rugpijn geen specifieke oefeningen aanbevolen chronische lage rugpijn: individuele specifieke oefeningen	na 2-3 weken en voor 6 weken, voorgeschreven door huisartsen, uitgevoerd door bekwame therapeuten chronische LBP: overweeg ten behoeve van pijnbestrijding	afgeraden voor acute LBP, behalve 2-4 dagen voor hevige sciatica gecontraindiceerd voor sciatica niet aanbevolen voor chronische lage rugpijn	radiculopathie en vermoeden van specifieke oorzaken multidisciplinaire psychosociale interventie voor patiënten met (een hoog risico op) chroniciteit

Tabel 6.2 Vervolg

land	voorlichting	medicatie	oefeningen	manipulatie van de wervelkolom	bedrust	verwijzing naar specialist
Nieuw-Zeeland (2004)	geruststelling, advies om actief te blijven en te blijven werken, of snelle terugkeer naar het werk. voorlichtingsbrochures niet zinvol	paracetamol en NSAID's aanbevolen opiaten en diazepam kunnen schadelijk zijn	specifieke rugoefeningen zijn niet werkzaam	alleen in de eerste 4–6 weken kunnen zorgen voor kortetermijneffect	bedrust > 2 dagen schadelijk	vermoeden van specifieke oorzaken (rode vlaggen), cauda-equinasyndroom of na 4–8 weken
Noorwegen (2007)	blijf actief en blijf werken, of keer spoedig terug naar normale activiteiten waaronder werk	(1) paracetamol (2) NSAID (3) paracetamol + opioïde of tramadol (4) antidepressiva in geval van depressie	geen specifieke oefeningen in de eerste weken bij chronische LBP worden oefeningen aanbevolen	na 1–2 weken voor pijnvermindering en functieverbetering (voor kleine tot matige effecten)	niet aanbevolen in zeldzame gevallen, niet langer dan 2–3 dagen	verwijzing binnen de eerstelijnszorg voor cognitief-gedragsmatige behandeling is optioneel. verwijzing voor chirurgische interventie na 2 jaar lage rugpijn.
Spanje (2005)	geruststelling en advies om actief te blijven	paracetamol elke 6 uur; kan ook in combinatie met opiaten en NSAID, hoewel de laatste niet langer dan 3 maanden voorgeschreven mag worden. opioïden zijn aangegeven voor patiënten met hoge mate van pijn die geen herstel tonen met de gangbare zorg	doe oefeningen voor zover de pijn het toelaat, inclusief werkactiviteiten. er is geen bewijs voor een bepaald type oefening, dus kies de oefeningen die de patiënt prefereert. niet geïndiceerd voor patiënten met pijn korter dan 6 weken	niet geadviseerd	ontmoedigd, tenzij de patiënt geen andere lichaamshouding kan aannemen; in dat geval bedrust voor maximaal 48 uur	verwijs bij rode vlaggen

6.5 · Discussie

Tabel 6.2 Vervolg

land	voorlichting	medicatie	oefeningen	manipulatie van de wervelkolom	bedrust	verwijzing naar specialist
Nederland (2003)	acute en chronische lage rugpijn: blijf zo veel mogelijk actief (ondanks de pijn) verhoog het activiteitenniveau op een tijdcontingente basis	acute lage rugpijn: (1) paracetamol, (2) NSAID's, (3) spierverslappers of lichte opioïden of combinaties paracetamol/NSAID's als laatste optie vanwege bijwerkingen chronische lage rugpijn: alleen voor korte perioden: (1) paracetamol, (2) tramadol of NSAID, (3) opioïden	acute lage rugpijn: overweeg na 4-6 weken bij patiënten die niet functioneel verbeteren chronische lage rugpijn: aanbevolen zijn tijdcontingente, afwisselende en begeleide oefeningen gericht op verbetering van functioneren	acute en chronische lage rugpijn: optie als onderdeel van een activerende strategie voor patiënten die geen gunstig verloop tonen	acute en chronische lage rugpijn: vermijd bedrust	chronische lage rugpijn: verwijs patiënten met ernstige beperkingen die niet reageren op de aanbevolen conservatieve behandelingen naar multidisciplinaire behandelingen gericht op functieherstel
Verenigd Koninkrijk (2008)	geef informatie en advies ter bevordering van een positieve houding en het scheppen van realistische verwachtingen – pijn in de rug is niet ernstig, tijdelijk, neigt te recidiveren, is fysiek en niet psychologisch, is mechanisch blijf indien mogelijk actief	paracetamol (bij voorkeur) of NSAID als eerstelijnszorg; voor aanvullende pijnstilling combinatie paracetamol en NSAID of voeg een lichte opioïde (codeïne of tramadol) toe; voor non-responders overweeg benzodiazepine, tricyclische antidepressiva. niet aanbevolen: topische NSAID's, anti-epileptica (andere dan gabapentine), kruidenremedies	adviseer de patiënt om zo actief mogelijk te blijven geen specifieke aanbevelingen ten aanzien van het type oefening	geen aanbevelingen	acute lage rugpijn: rust in bed is minder effectief dan actief blijven	indien progressieve neurologische aandoening als de pijn of beperkingen langer dan twee weken problematisch blijven: overweeg verwijzing voor fysiotherapie als de pijn/beperking problematisch blijft, ondanks farmacotherapie en fysiotherapie, overweeg verwijzing naar een multidisciplinair pijnbehandelcentrum.

Tabel 6.2 Vervolg

land	voorlichting	medicatie	oefeningen	manipulatie van de wervelkolom	bedrust	verwijzing naar specialist
Verenigde Staten (2007)	geef informatie over prognose, actief blijven, zelfmanagement, zelfhulp-, voorlichtingsboeken aanbevolen	paracetamol, NSAID's aanbevolen als eerstelijnsmedicatie voor acute (<4 weken): spierverslappers, benzodiazepinen, tramadol, opioïden voor subacute of chronische (> 4 weken): antidepressiva, benzodiazepinen, tramadol, opioïden	niet effectief voor acute lage rugpijn aanbevolen voor subacute of chronische lage rugpijn	voor acute LBP indien geen herstel	zelfs indien noodzakelijk voor ernstige symptomen, moeten patiënten worden aangemoedigd om de normale activiteiten zo snel mogelijk te hervatten	verwijs voor interdisciplinaire interventie indien chronisch verwijs bij vermoeden van ernstige zenuwwortelbeklemming of spinale stenose

6.5 · Discussie

- Bijlage 6.3 Doelgroep, auteurs, evidence-based, consensus en implementatie van klinische richtlijnen voor LBP (◘ tabel 6.3)

◘ Tabel 6.3 Doelgroep, auteurs, evidence-based, consensus en implementatie van klinische richtlijnen voor LBP

land	doelgroep	richtlijncommissie	onderbouwing/evidence	consensusmethode	presentatie/implementatie
Australië (2003)	eerste en tweede lijn	multidisciplinair: osteopathie, reumatologie, fysiotherapie, chiropractie, huisarts, epidemiologie, patiënt (n=9)	update van de vorige Australische richtlijn met behulp van AGREE uitvoerig literatuuronderzoek (tot 2002) pubmed, cinhal, Embase en Cochrane; alle aanbevelingen zijn gekoppeld aan de mate van evidence	gebruik van consensusmethode niet duidelijk	gratis onlineversie, gepubliceerd in boek *Evidence-based management of acute musculoskeletal pain: a guide for clinicians*
Oostenrijk (2007)	eerste- en tweedelijnszorg (allen die betrokken zijn bij de diagnose en behandeling van lage rugpijn)	multidisciplinair: (psychiatrie, orthopedie, huisarts, fysiotherapie, radiologie, psychologie, neurologie, revalidatie, pijngeneeskunde, ergotherapie, reumatologie, neurochirurgie (n=17)	gebaseerd op Europese richtlijnen (2004) + update met betrekking tot massage en acupunctuur de evidence werd gerangschikt met een expliciet wegingssysteem. geen directe koppeling tussen de aanbevelingen en de onderliggende evidence	conceptrichtlijn gepresenteerd en goedgekeurd bij twee consensusbijeenkomsten	gepubliceerd in nationaal tijdschrift in Oostenrijk
Canada (2007)	eerste lijn	multidisciplinair met professionals uit de eerstelijnsgezondheidszorg	gebaseerd op een uitgebreid literatuuronderzoek naar de beste beschikbare evidence aangaande alle relevante gebieden voor de behandeling van rugpijn	gebruik van consensusmethode niet duidelijk	beschikbaar op de website
Europa (2006) (acuut)	eerste lijn	multidisciplinair: experts op het gebied van lage-rugpijnonderzoek in de eerste lijn (n=14)	literatuuronderzoek 1966–2003 Cochrane-library, Medline, Embase bestaande nationale richtlijnen sterkte van de evidence was gebaseerd op de rangschikking van de *AHCPR guidelines* (1994) en de niveaus van evidence van de Cochrane Back Review Group	consensusmethode niet helemaal duidelijk; 'gebruik van groepsdiscussies'	publicatie in een tijdschrift met geplande update na 3 jaar

Tabel 6.3 Vervolg

land	doelgroep	richtlijncommissie	onderbouwing/evidence	consensusmethode	presentatie/implementatie
Europa (2006) (chronisch)	eerste- en tweedelijnszorg	multidisciplinair: experts op het gebied van lage-rugpijnonderzoek (n =11)	literatuuronderzoek tot 2002 gebaseerd op systematische reviews en gerandomiseerde klinische trials naar chronische lage rugpijn systematische reviews gerangschikt met behulp van de Oxman & Guyatt index en RCT's beoordeeld met behulp van criteria van Van Tulder et al. 1997	consensusmethode niet helemaal duidelijk 'gebruik van groepsdiscussies'	gepubliceerd op een website en in een tijdschrift beroepsverenigingen verspreiden en implementeren deze richtlijnen
Finland (2008)	eerste- en tweedelijnszorg	radioloog, huisarts en bedrijfsarts, neurochirurg, fysiotherapeut, revalidatiearts, orthopedisch chirurg (n = 8)	gebaseerd op expliciete weging van bewijs belangrijke beslispunten worden ondersteund door niveau van bewijs verklaringen	consensus over evidence synthese en de aanbevelingen tijdens vergaderingen van de werkgroep	een samenvatting van de richtlijnen is gepubliceerd in het Finse tijdschrift Duodecim (2008) gehele tekst gepubliceerd op de website van de Finnish Current Care Guidelines
Frankrijk (2000)	acuut en chronisch	acute LBP – multidisciplinair: reumatoloog (2), fysiotherapeut, psychiater, neuroradioloog, huisarts (2), radioloog, bedrijfsarts, orthopedisch chirurg, revalidatiearts (n = 11) chronische LBP –multidisciplinair: reumatoloog (2), fysiotherapeut, psychiater, neuroradioloog, huisarts (4), radioloog, bedrijfsarts, orthopedisch chirurg, revalidatiearts (n = 13)	beoordeling van de literatuur – geen nadere details	gebruik van consensus bij afwezigheid van bewijs	richtlijnen in opdracht van het Agence Nationale d'Accréditation d'Évaluation en Santé door CNAMTS, het Franse nationale ziekenfonds rapporten gepubliceerd in het Engels en het Frans, en online beschikbaar

6.5 · Discussie

Tabel 6.3 Vervolg

land	doelgroep	richtlijncommissie	onderbouwing/evidence	consensusmethode	presentatie/implementatie
Duitsland (2007)	eerste en tweede lijn	multidisciplinair: medicijncommissie van de Duitse medische vereniging, waaronder de huisartsgeneeskunde en farmacologie (n = ?)	gebaseerd op Europese richtlijnen (2006) aanbevelingen worden ondersteund met referenties	conceptrichtlijnen zijn gepresenteerd en besproken met verschillende medische disciplines	complete richtlijnen en samenvattingen voor clinici zijn beschikbaar op een website
Italië (2006)	eerste en tweede lijn	multidisciplinair: huisartsgeneeskunde, neurologie, neurochirurgie, orthopedie, reumatologie, revalidatiearts, bedrijfsgeneeskunde, fysiotherapie, epidemiologie (n=14)	literatuuronderzoek van internationale richtlijnen, systematische reviews in Medline en de Cochrane Library, weging van het bewijs met behulp van een beoordelingssysteem gebaseerd op sterkte van de studies	aanbevelingen op basis van niveau van bewijs, praktische kwesties en eigen ervaring	artikel in tijdschrift, complete versie beschikbaar op de website, presentatie op nationale conferenties van relevante beroepsgroepen, lokale workshop en trainingen
Nieuw-Zeeland (2004)	eerste lijn	multidisciplinair: patiënt, pijnspecialist, bedrijfsarts, chiropractor, psycholoog, osteopaat, bedrijfsarts, fysiotherapeut, reumatoloog, huisarts, arts bewegingsapparaat (n=16)	uitgebreid literatuuronderzoek; weging bewijs met behulp van een beoordelingssysteem gebaseerd op sterkte van de studies: voor alle aanbevelingen is er ten minste matig bewijs beschikbaar	deelname door relevante beroepsgroepen	publicatie van het rapport geaccordeerd door NZ Guidelines Group en andere relevante professionele groepen
Noorwegen (2007)	eerste lijn en tweede lijn	multidisciplinair: bedrijfsgeneeskunde, revalidatie, fysiotherapie, chiropractie, manuele therapie, neurologie, orthopedie, radiologie, huisartsgeneeskunde (n=11)	uitgebreid literatuuronderzoek (Cochrane, Medline, Embase), kwaliteitsbeoordeling, weging van de evidence gelinkt aan de aanbevelingen	aanbevelingen op basis evidence en groepsdiscussies	publicatie in Noors rapport, inclusief een samenvatting en een patiëntenbrochure

Tabel 6.3 Vervolg

land	doelgroep	richtlijncommissie	onderbouwing/evidence	consensusmethode	presentatie/implementatie
Spanje (2005)	gezondheidszorgprofessionals die rugpijn behandelen	Spaanse leden van de werkgroep COST B13 en een multidisciplinair team met daarin vertegenwoordigd huisartsgeneeskunde, reumatologie, revalidatie, neurochirurgie, orthopedie, radiologie, bedrijfsgeneeskunde, maatschappelijke gezondheidszorg, psychologie, fysiotherapie, en anesthesiologie	aanpassing van de Europese richtlijnen met toevoeging van nieuw bewijs en bewijs in het Spaans (systematisch beoordeeld) studies werden naar het web de la Espalda gestuurd voor de beoordeling van de methodologische kwaliteit	alle leden van de groep keurden de definitieve versie goed, maar de consensusmethode is niet duidelijk beschreven	een samenvatting met aanbevelingen, een algoritme voor diagnostiek en behandeling en een uitgebreid rapport is online gepubliceerd regelmatige updates zijn aangekondigd
Nederland (2003)	eerste en tweede lijn	multidisciplinair: huisartsgeneeskunde, orthopedie, radiologie, neurochirurgie, revalidatie, fysiotherapie, psychologie, patiënt, chiropractie, manuele therapie, neurologie, reumatologie, oefentherapie (cesar, mensendieck), anesthesiologie, bedrijfsgeneeskunde (n=31)	alle aanbevelingen worden indien mogelijk ondersteund door wetenschappelijk bewijs tot jan. 2001 al het bewijs was gewogen met een expliciet wegingssysteem alle aanbevelingen worden gepresenteerd met hun niveau van evidence	aanbevelingen waren gebaseerd op wetenschappelijk bewijs + overwegingen zoals de patiëntvoorkeuren, kosten, beschikbaarheid van gezondheidszorgdiensten en/of organisatorische aspecten	gepubliceerd op de website, verspreid onder ziekenhuizen en medische genootschappen, samenvatting gepubliceerd in het Nederlandse Tijdschrift voor Geneeskunde

6.5 · Discussie

Tabel 6.3 Vervolg

land	doelgroep	richtlijncommissie	onderbouwing/evidence	consensusmethode	presentatie/implementatie
Verenigd Koninkrijk (2008)	professionals werkzaam binnen de NHS die eerstelijnsgezondheidszorg verstrekken	niet nader gespecificeerd multidisciplinair team	update van vorige richtlijnen (PRODIGY, RCGP): bevat nieuw bewijs via zoekacties naar richtlijnen, systematische reviews en gerandomiseerd gecontroleerde trials aangaande eerstelijnszorg voor patiënten met lage rugpijn	niet gerapporteerd	onderdeel van de NHS Clinical Knowledge Summaries (CKS), een vrij toegankelijke online bron van evidence-based informatie en praktische knowhow over veelvoorkomende aandoeningen in de eerstelijnszorg
Verenigde Staten (2007)	eerste lijn	multidisciplinair: 7 auteurs ten behoeve van een grote multidisciplinaire commissie Clinical Efficacy Assessment Subcommittee van de ACP	uitgebreid literatuuronderzoek van Engelstalige artikelen weging van bewijs met behulp van een beoordelingssysteem, voor alle aanbevelingen ten minste redelijke bewijs beschikbaar	zowel op evidence als op consensus gebaseerd	publicatie in tijdschriften, audiosamenvatting en patiëntsamenvatting geldig voor 5 jaar na publicatie of tot de volgende update

- **Bijlage 6.4 Nederlandse richtlijnen: aanbevelingen voor diagnostiek bij lage rugpijn** (tabel 6.4)

Tabel 6.4 Nederlandse richtlijnen: aanbevelingen voor diagnostiek bij lage rugpijn

beroepsgroep/organisatie	patiëntenpopulatie	diagnostische classificatie	lichamelijk onderzoek	röntgenfoto	psychosociale factoren
CBO, 2003	acute en chronische lage rugpijn	aspecifiek radiculair syndroom specifieke pathologie	observatie neurologisch onderzoek wortelrekproef drukpijn processus spinosus	alleen bij vermoeden van pathologie (op basis van rode vlaggen)	in kader van multi-axiale diagnostiek is in alle fases van het beloop aandacht voor psychosociale factoren van belang
NHG, 1996	acute en chronische lage rugpijn	aspecifiek radiculair syndroom specifieke pathologie	lokalisatie van de pijn stand van het bekken flexie van de wervelkolom beenheftest	niet zinvol bij niet-specifieke lage rugpijn	tijdens herhaalconsult bepalen of psychosociale factoren van toepassing zijn
KNGF-fysiotherapie, 2001	(sub)acute en chronische aspecifieke lage rugpijn	normaal beloop afwijkend beloop i.c. blijvende/toenemende klachten, aantal rustmomenten neemt toe beginnend/toenemend gebruik analgetica, geen hervatting activiteiten/participatie, vraag om medisch-specialistisch onderzoek en behandeling	inspectie bewegend functioneren neurologisch onderzoek (Lasègue, spierkracht, sensibiliteit, peesreflexen)	n.v.t.	beoordeel psychosociale factoren bij patiënten met een afwijkend beloop
NVAB, 2006	werknemers met lage rugpijn	aspecifieke rugpijn met gunstige prognose aspecifieke rugpijn zonder gunstige prognose specifieke rugpijn radiculair syndroom	neurologisch onderzoek beweeglijkheid van de rug algemeen lichamelijk onderzoek (bezinking) bij verdenking van specifieke oorzaak)	alleen bij aanwijzingen voor specifieke oorzaak	bedrijfsarts vraagt naar items (waaronder psychosociale factoren) die de prognose bepalen
KNGF-manuele therapie	(sub)acute en chronische aspecifieke lage rugpijn	normaal beloop afwijkend beloop (zie ook KNGF-richtlijn fysiotherapie)	inspectie palpatie functieonderzoek naar stoornissen (gewrichten, spieren, zenuwen en huid)	n.v.t.	anamnestisch onderzoek naar gele vlaggen, in het bijzonder bij patiënten met een afwijkend beloop

Literatuur

1. Cherkin DC, Deyo RA, Wheeler K, Ciol M. Physician variation in diagnostic testing for low back pain: who you see is what you get. Arthritis Rheum 1994; 37:15-22.
2. Cherkin DC, Deyo RA, Loeser JD, Bush T, Waddell G. An international comparison of back surgery rates. Spine 1994; 19:1201-6.
3. Cherkin DC, Deyo RA, Wheeler K, Ciol MA. Physician views about treating low back pain: the results of a national survey. Spine 1995; 20:1-10.
4. Spitzer W. Scientific approach to the assessment and management of activity-related spinal disorder. Spine 1987; 12:1-58.
5. Koes Bart W, Maurits van Tulder, Chung-Wei Christine Lin, Luciana G. Macedo, James McAuley, Chris Maher. An updated overview of clinical guidelines for the management of non-specific low back pain in primary care. Eur Spine J. 2010 December; 19(12): 2075-2094rs.
6. Koes BW, Van Tulder MW, Ostelo R et al. Clinical guidelines for the management of low back pain in primary care: an international comparison. Spine 2001; 26:2504-2513.
7. Bouwmeester W, van Enst A, van Tulder MW. Quality of low back pain guidelines improved. Spine 2009; 34:2562-2567.
8. Australian Acute Musculoskeletal Pain Guidelines Group. Evidence-based management of acute musculo-skeletal pain. Australian Academic Press, Bowen Hills, Australia; 2003.
9. Friedrich M. Likar R. Evidenz- und konsensusbasierte österreichische Leitlinien für das Management akuter und chronischer unspezifischer Kreuzschmerzen. Wien Klin Wochenschr 2007; 119(5-6):189-97.
10. Rossignol M, Arsenault B, Dionne C et al. Clinic on Low-Back Pain in Interdisciplinary Practice (Clip) Guidelines. 2007, ► http://www.santpub-mtl.qc.ca/clip.
11. Van Tulder MW, Becker A, Bekkering T et al. European guidelines for the management of acute low back pain in primary care. Eur Spine J 2006;15 Suppl 2:S169-91.
12. Airaksinen O, Brox JI, Cedraschi C, et al. European guidelines for the management of chronic non-specific low back pain. Eur Spine J 2006; 15(2):S192-300.
13. Malmivaara A, Erkintalo M, Jousimaa J, Kumpulainen T, Kuukkanen T, Pohjolainen T, Seitsalo S, Österman H. Aikuisten alaselkäsairaudet. (Low back pain among adults. An update within the Finnish Current Care guidelines). Working group by the Finnish Medical Society Duodecim and the Societas Medicinae Physicalis et Rehabilitationis, Fenniae. Duodecim 2008; 124:2237-9.
14. Agence Nationale d'Accréditation et d'Évaluation en Santé, guidelines department. Diagnosis and management of acute low back pain (<3 months) with or without sciatica & Diagnosis, management and follow-up of patients with chronic low back pain, Paris, 2000. (► www.anaes.fr)
15. Drug Committee of the German Medical Society. Recommendations for treatment of low back pain [in German]. Keulen, Duitsland;2007.
16. Negrini S, Giovannoni S, Minozzi S, et al. Diagnostic therapeutic flow-charts for low back pain patients: the Italian clinical guidelines. Euro Medicophys 2006; 42(2):151-70.
17. National Health Committee. National Advisory Committee on Health and Disability, Accident Rehabilitation and Compensation Insurance Corporation. New Zealand Acute Low back pain Guide. Wellington, New Zealand;2004.
18. Laerum E, Storheim K, Brox JI JL. New clinical guidelines for low back pain. Tidsskr Nor Laegeforen 2007; 127(20):2706.
19. Spain, the Spanish Back Pain Research Network (2005) Guia de practica clinica. Lumbalgia Inespecifica. Version espnola de la Guia de Practica Clinica del Programa Europeo COST B13.
20. CBO. Richtlijn aspecifieke lage rugklachten. Alphen aan de Rijn: Van Zuiden Communications; 2003.
21. Back pain (low) and sciatica. Sept 2008. ► www.cks.library.nhs.uk.
22. Chou R, Qaseem A, Snow V et al. Clinical Efficacy Assessment Subcommittee of the American College of Physicians American College of Physicians American Pain Society Low back pain Guidelines Panel Diagnosis and treatment of low back pain: a joint clinical practice guideline from the American College of Physicians and the American Pain Society. Ann Intern Med 2007; 147(7):478-91.
23. Faas A, Chavannes AW, Koes BW, Hoogen JMM van den, Mens JMA, Smeele LJM, et al. NHG-standaard Lage-rugpijn. Huisarts Wet 1996; 39:18-31.
24. Verbeek et al. Richtlijn handelen van de bedrijfsarts bij werknemers met rugklachten.
    ► www.nvab-online.nl
25. Bekkering GF, Hendriks HJM, Koes BW, Oostendorp RAB, Ostelo RWJG, Thomassen J, et al. KNGF-Richtlijn Lage rugpijn. Ned Tijdschr Fysiother 2001: 111 (suppl 3):1-24.

26. Heijmans WFGJ, H.J.M. Hendriks, M. van der Esch, A. Pool-Goudzwaard, G.G.M. Scholten-Peeters, M.W. van Tulder, A. de Wijer, R.A.B. Oostendorp. KNGF-Richtlijn Manuele Therapie bij Lage-rugpijn. Supplement bij het Nederlands Tijdschrift voor Fysiotherapie, Jaargang 113 • Nummer 6 • 2003.
27. CBO Ketenzorgrichtlijn Aspecifieke Lage rugklachten (► www.cbo.nl).

7

Implementatie van richtlijnen voor lage rugpijn in de eerstelijnsgezondheidszorg

7.1 Inleiding

Er is een enorme hoeveelheid wetenschappelijk onderzoek verricht naar aspecifieke lage rugpijn in de eerstelijnsgezondheidszorg. Vooral in de afgelopen twee decennia zijn honderden gerandomiseerde effectonderzoeken uitgevoerd en gepubliceerd. Deze zijn inmiddels op systematische wijze samengevat in literatuuronderzoek zoals gepresenteerd in hoofdstuk 4 en 5 van dit boek. Onderzoeksresultaten worden doorgaans gepubliceerd in wetenschappelijke tijdschriften, maar dit biedt geen garantie dat deze resultaten daadwerkelijk de doelgroep bereiken (disseminatie), noch dat ze in de dagelijkse praktijk worden gebruikt (implementatie).[1-3] Een bijkomend probleem in Nederland en België is dat wetenschappelijk onderzoekers gemotiveerd worden de resultaten van hun onderzoek te publiceren in internationale, veelal Engelstalige, wetenschappelijke biomedische tijdschriften. Het aantal publicaties en de zogeheten *impact factor* van het tijdschrift waarin de artikelen worden gepubliceerd, zijn beoordelingscriteria voor wetenschappelijk onderzoekers. Implementatie van onderzoeksresultaten wordt meestal niet actief beoefend. Er blijft dus een kloof bestaan tussen wetenschap en praktijk. Richtlijnen zijn bij uitstek het middel om deze kloof te overbruggen. In hoofdstuk 6 is beschreven hoe de resultaten van wetenschappelijk onderzoek naar aspecifieke lage rugpijn zijn gebruikt bij de ontwikkeling van nationale en internationale richtlijnen.

Richtlijnen moeten worden verspreid onder beroepsbeoefenaars in de gezondheidszorg om de kwaliteit van de zorg voor mensen met lage rugpijn te verbeteren. Het realiseren van een gedragsverandering onder beroepsbeoefenaars is echter niet eenvoudig. Er bestaan verschillende theorieën op grond waarvan implementatiestrategieën voor gedragsverandering kunnen worden opgezet, zoals de *theory of planned behavior*, de *social cognitive theory*, de *learning theory*, het *common sense self regulation model* en het *knowledge-attitudes-behavior model*. Maar deze modellen verklaren nog onvoldoende hoe richtlijnen het best geïmplementeerd kunnen worden.[4] Ook bestaan er nogal wat barrières voor het implementeren van richtlijnen.[5,6] Nederlandse huisartsen ervaren verschillende barrières voor verschillende richtlijnen, waaronder gebrek aan toepasbaarheid en gebrek aan wetenschappelijke onderbouwing *(evidence)* van de aanbevelingen, gebrek aan kennis, maar ook organisatorische knelpunten of onduidelijkheid van de aanbevelingen.[7] Maar ondanks die barrières en hoewel het lastig is om gedrag en routines te veranderen, hebben Nederlandse huisartsen een positieve attitude ten opzichte van richtlijnen.[8]

Implementatie van richtlijnen is dus mogelijk, maar het is onduidelijk wie verantwoordelijk is voor de implementatie, wie de implementatie daadwerkelijk moet uitvoeren, wat de effectiefste implementatiestrategie is en hoe de resultaten van de implementatie het best geëvalueerd kunnen worden. In dit hoofdstuk proberen we een antwoord te geven op die vragen voor zover ze betrekking hebben op de implementatie van richtlijnen voor diagnostiek en behandeling van lage rugpijn. Voor gedetailleerdere informatie over de theorie en praktijk van implementatie verwijzen wij graag naar het boek *Implementatie: effectieve verbetering van de patiëntenzorg* van Grol en Wensing.[9]

7.2 Principes van implementatie

'Implementatie is het in- of doorvoeren van een verandering of vernieuwing zodat deze ingeslepen raakt, tot een routine wordt en niet meer als nieuw wordt ervaren.'[10] Richtlijnen spelen tegenwoordig een belangrijke rol bij de introductie van veranderingen en vernieuwingen. Vanwege de enorme hoeveelheid richtlijnen die wordt gepubliceerd, is het voor beroepsbeoefenaars onmogelijk alle richtlijnen te identificeren, te lezen, te begrijpen en toe te passen. Voor richtlijnontwikkelaars is het daarom van belang de doelgroep te definiëren en te bepalen hoe die het best kan worden bereikt. Verschillende doelgroepen moeten op verschillende manieren worden benaderd met verschillende producten. Mogelijke manieren van disseminatie zijn: rapporten, beleidsdocumenten, tijdschriftartikelen, krantenartikelen, patiëntenfolders, congresverslagen, nieuwsbrieven, persberichten, protocollen, bijeenkomsten, workshops, e-mails, cd-roms en dvd's, internetwebsites, en radio- en televisie-interviews.

Veranderingen in het beleid of in de dagelijkse praktijk zullen alleen tot stand komen als bepaalde personen, bij voorkeur invloedrijke leiders, verantwoordelijk worden gesteld voor disseminatie en implementatie van richtlijnen, en nauwlettend in de gaten houden dat er actief werk van wordt gemaakt. Voorbeelden hiervan zijn de zogeheten *czars* in Engeland en *ambassadors* in Zweden, die worden ingezet bij de implementatie van richtlijnen. De Zweedse 'ambassadeurs' bijvoorbeeld reizen het hele land door om richtlijnen te bespreken met beroepsbeoefenaars uit de dagelijkse praktijk. Dit resulteert in een betere acceptatie van de richtlijnen en draagt ertoe bij dat de beroepsbeoefenaars ze werkelijk gaan gebruiken.

Richtlijnen zijn bedoeld om de patiëntenzorg te verbeteren. Betrokkenheid van patiënten bij het ontwikkelen en implementeren van richtlijnen is dan ook heel belangrijk. Hoewel het belang ervan wordt ingezien en er verschillende initiatieven zijn om de participatie van patiënten in richtlijnontwikkeling te vergroten, zijn er nog verscheidene financiële, organisatorische en maatschappelijke/politieke barrières te doorbreken.[11] Grol en Wensing stellen voor om voorafgaand aan de daadwerkelijke implementatie van richtlijnen een plan op te stellen waarin de mogelijkheden voor verandering worden geïdentificeerd.[9] Dit plan begint met de identificatie van de belangrijkste doelgroepen die mogelijk geïnteresseerd zijn in de richtlijnen en belang hebben bij de implementatie. Een specificatie van de mogelijke winst die de implementatie kan opleveren, zal de acceptatie door de doelgroepen vergroten, omdat daarmee de relevantie van het opvolgen of gebruiken van de richtlijnen duidelijk wordt. Als bijvoorbeeld duidelijk of aannemelijk wordt gemaakt dat het volgen van richtlijnen kan leiden tot afname van vervolgconsulten in de eerstelijnsgezondheidszorg, afname van wachtlijsten in de tweedelijnsgezondheidszorg, of afname van ziekteverzuim in de bedrijfsgezondheidszorg, zullen specialisten, huisartsen en bedrijfsartsen eerder geneigd zijn de richtlijnen te accepteren en zullen de beroepsverenigingen eerder bereid zijn de richtlijnen actief te implementeren.

In de volgende fase van het implementatieplan wordt bepaald welke aspecten van zorg belangrijk zijn. Implementatie kan zich richten op de gehele richtlijn, maar ook op bepaalde aanbevelingen die bijvoorbeeld het sterkst afwijken van de dagelijkse praktijk. Daarna kan precies worden gedefinieerd welke verandering of welk gedrag gewenst is en hoe dit het best kan worden gemeten. Vervolgens kunnen potentiële barrières voor implementatie worden geïdentificeerd, die bijvoorbeeld afhangen van voorkeuren van patiënten en behandelaars, en van gezondheidszorg- of socialezekerheidssystemen. Uiteindelijk kunnen interventies worden bepaald die het best kunnen worden toegepast om die barrières te overwinnen. Het formuleren van de doelen voor het implementatieproces en het tijdspad dat nodig is om deze doelen te bereiken, het specificeren van de manier waarop het implementatieproces wordt geëvalueerd en hoe de resultaten zullen bijdragen aan de toekomstige implementatie zijn de laatste stappen in het implementatieplan.

◘ Tabel 7.1 geeft een overzicht van de principes van implementatie.

Tabel 7.1 Principes van implementatie[9]

- Disseminatie moet planmatig worden aangepakt, doelgericht zijn en worden geëvalueerd.
- Disseminatie moet worden ondersteund door actieve implementatiestrategieën.
- Invloedrijke leiders moeten worden geïdentificeerd.
- Er moet een actieplan worden ontwikkeld om lokaal beleid en praktijk te veranderen.
- Er moeten duidelijke en specifieke doelen worden geformuleerd.
- Er moet een rationale voor de activiteiten worden geleverd.
- De mate van bereidheid tot verandering onder beleidsmakers moet worden bepaald.
- Voor het bereiken van gedragsverandering moet een multifactoriële aanpak worden gebruikt.
- Mogelijkheden voor integratie in bestaande programma's moeten worden bepaald.
- Op kleine schaal moet worden begonnen met strategieën die mogelijk zichtbare resultaten opleveren.
- De effectiviteit en de kosteneffectiviteit van implementatie moeten worden geëvalueerd.

Tabel 7.2 Mogelijke implementatie-interventies

educatieve interventies	educatief materiaal, educatieve visites, controle (*audit*) en feedback, herinneringen, interactieve en educatieve bijeenkomsten, lokale opinieleiders, consensusbijeenkomsten, gezondheidsvoorlichting, mediacampagnes
organisatorische interventies	herindeling van zorg, verandering van verwijs- of ontslagprocedures, betrokkenheid van andere beroepsbeoefenaars bij de zorg (bijv. praktijkverpleegkundigen in de eerste lijn), introductie van computers in de praktijk/ondersteuning van automatisering
overheidsmaatregelen	verandering van beleid of wetgeving
financiële maatregelen	veranderingen in vergoedingen van de interventies, beloning voor bepaalde zorg

Bij de implementatie van richtlijnen en onderzoeksresultaten kunnen verschillende interventies worden gebruikt (tabel 7.2).

7.3 Samenvatting van literatuuronderzoek naar effectieve implementatiestrategieën

In een systematisch literatuuronderzoek naar de effectiviteit van interventies voor implementatie van richtlijnen in de huisartspraktijk werd geconcludeerd dat interventies die bestaan uit een combinatie van drie of meer activiteiten, het meest effectief zijn.[2] De combinatie van informatieoverdracht (leesmateriaal, patiënteninformatie en groepseducatie) en leren door sociale beïnvloeding (individuele instructie en lotgenotencontact) of managementondersteuning (duidelijke regels, beloningen), maar ook het herhalen van informatie *(reminders)* en het terugkoppelen van informatie (feedback) lijken effectief. Andere interventies kunnen ook effectief zijn, maar onderzoek waarin die interventies voldoende wetenschappelijk zijn onderbouwd, ontbreekt.

In een ander systematisch literatuuronderzoek evalueerde men de effectiviteit van interventies voor implementatie.[12] Uit de resultaten bleek dat passieve disseminatie van informatie doorgaans niet effectief is en dat het noodzakelijk is specifieke implementatiestrategieën te gebruiken om veranderingen in de praktijk te bewerkstelligen. De effectiefste interventies waren educatieve bezoeken aan individuele beroepsbeoefenaars, herinneringen, multifactoriële interventies (combinatie van audit en feedback, reminders, lokale consensusprocessen en marketing) en interactieve educatieve bijeenkomsten. Educatieve materialen (audiovisuele materialen en elektronische publicaties) en didactische bijeenkomsten (lezingen) zijn niet effectief.

Recent werd een overzicht gepubliceerd van onderzoek naar interventies waarmee men de dagelijkse praktijk beoogt te veranderen.[13] De auteurs concludeerden dat het mogelijk is het gedrag van behandelaars te veranderen, maar dat dit alleen mogelijk is door een uitgebreide aanpak op verschillende niveaus (dokter, praktijk, ziekenhuis), die zich specifiek moet richten op bepaalde settings en bepaalde doelgroepen. Niet één interventie is duidelijk effectief voor alle doelgroepen in alle mogelijke settings.[14]

Verschillende reviews lieten zien dat implementatiestrategieën die uit meerdere interventies bestaan effectiever zijn dan enkelvoudige strategieën.[14,15] De auteurs concludeerden dat het wetenschappelijk bewijs voor de effectiviteit van implementatiestrategieën echter nog steeds mager is. Een recente review heeft daarom gekeken naar implementatie-interventies voor richtlijnen voor niet-overdraagbare chronische aandoeningen in de eerstelijnsgezondheidszorg in Europa.[16] De auteurs vonden maar 21 studies. Hierin bleek de implementatiestrategie in vier effectief, in acht gedeeltelijk effectief en in negen niet effectief. Implementatiestrategieën die uit meerdere interventies bestonden waren iets effectiever dan enkelvoudige strategieën. Acht studies evalueerden het effect van de implementatie op patiëntuitkomsten, waarvan er slechts twee een statistisch significante verbetering lieten zien. Vijf van deze studies vonden wel een effect op procesuitkomsten, maar niet op patiëntuitkomsten.[16] De auteurs concludeerden dat meer onderzoek nodig is naar effectieve implementatiestrategieën.

◘ Tabel 7.3 geeft een overzicht van het huidige bewijs voor de effectiviteit van implementatie-interventies.

7.4 Implementatie van richtlijnen op het gebied van lage rugpijn

Er zijn veel mensen die belang hebben bij richtlijnen voor de diagnostiek en behandeling van lage rugpijn. Behalve patiënten zijn dat beroepsbeoefenaars, zoals huisartsen, fysiotherapeuten, oefentherapeuten, manueel therapeuten, chiropractors, acupuncturisten, orthopedisch chirurgen, neurologen, reumatologen, revalidatieartsen en bedrijfsartsen. Maar ook farmaceutische bedrijven, apothekers, ziektekostenverzekeraars en beleidsmakers zijn belanghebbenden. De acceptatie van richtlijnen door belanghebbenden zal afhangen van hun perspectieven en prioriteiten. Hieronder volgt een samenvatting van de studies die in een aantal landen zijn uitgevoerd naar de implementatie van richtlijnen op het gebied van lage rugpijn.

7.4.1 Australië

In Australië werd een grote campagne uitgevoerd gericht op het algemene publiek in twee provincies, Victoria en New South Wales.[17,18] De campagne was gebaseerd op de boodschappen in het *Back Book*, een patiëntenfolder. De belangrijkste boodschappen richtten zich op het advies actief te blijven, geen bedrust te nemen, en aan het werk te blijven of te gaan. De campagne bestond uit televisiereclames op primetime. In 1997 werd drie maanden intensief

◘ Tabel 7.3 Overzicht van effectiviteit van implementatie-interventies en conclusies op basis van literatuuronderzoek[13]

interventie	aantal literatuuronderzoeken
effectief	
– educatieve bezoeken	8
– multiprofessionele samenwerking	5
– financiële interventies	6
– gecombineerde interventies	16
meestal effectief	
– interactieve bijeenkomsten in kleine groepen	4
– mediacampagnes	1
– herinneringen	14
– ondersteuning automatisering	5
tegenstrijdige effecten	
– educatieve materialen	9
– conferenties/cursussen	4
– gebruik van opinieleiders	3
– terugkoppeling op prestaties	16
– patiëntgerichte interventies	8

campagne gevoerd, waarna tot september 1998 een laag intensieve campagne werd gevoerd met nog een keer drie maanden intensieve campagne na september 1999. De televisiereclames werden uitgevoerd door bekende nationale en internationale rugklachtenexperts, en bekende Australische sport- en televisiepersoonlijkheden die zelf met succes voor rugklachten waren behandeld. Alle relevante nationale beroepsorganisaties ondersteunden de campagne. Er werd ook gebruikgemaakt van radioreclames en posters/billboards, artikelen in lokale media, seminars en werkplekbezoeken. Het *Back Book* werd vertaald in zestien talen en alle huisartsen en medisch specialisten kregen een kopie van de nationale richtlijnen voor rugklachten. Een steekproef van de algemene bevolking en een steekproef van huisartsen werden ondervraagd. De campagne werd uitgevoerd in Victoria, en New South Wales diende als controlegroep. Werkverzuim werd geëvalueerd aan de hand van gegevens van een lokaal (staat Victoria) register (WorkCover Authority of Victoria).

Er werden 4730 telefonische interviews afgenomen. De resultaten lieten zien dat er in Victoria een verbetering was in de overtuigingen omtrent rugklachten van 23% direct na de campagne, 39% na twee jaar en 48% na 2,5 jaar ($p<.001$). Het gemiddelde verschil in score op de Back Beliefs Questionnaire was 1,9 (95% betrouwbaarheidsinterval 1,3 tot 2,5) na 2 jaar ($p<.001$) en 3,2 (2,6 tot 3,9) na 2,5 jaar ($p<.001$). Er waren geen verschillen in New South Wales.

Er werden 2556 vragenlijsten ingevuld door huisartsen. De huisartsen in Victoria gaven 3,6 (2,4 tot 5,6) keer zo vaak aan dat je niet hoeft te wachten met terugkeer naar werk totdat de pijn helemaal weg is, 2,9 (1,6 tot 5,2) keer zo vaak dat bedrust niet voorgeschreven hoeft te worden, en 1,6 (1,2 tot 2,3) keer zo vaak dat röntgenfoto's niet zinvol zijn bij acute lage rugklachten.

Werkverzuim en compensatie vanwege werkverzuim waren ook aanzienlijk lager in Victoria dan in New South Wales. De auteurs concludeerden dat een nationale campagne met positieve boodschappen over rugklachten de overtuigingen over rugklachten onder de algemene bevolking en huisartsen kan verbeteren en kan leiden tot betere zorg en minder werkverzuim.

In een ander onderzoek in Australië vergeleek men beleid volgens evidence-based richtlijnen voor acute lage rugpijn met standaardzorg door huisartsen.[19] De huisartsen in de interventiegroep hadden allen deelgenomen aan een postdoctorale training met betrekking tot aandoeningen van het bewegingsapparaat, waren bereid volgens de evidence-based richtlijnen te werken, en stemden ermee in dat de resultaten geëvalueerd werden door een onafhankelijke onderzoeksverpleegkundige. De huisartsen in de controlegroep kregen geen interventie, maar ook in deze groep werd de zorg geëvalueerd door een onderzoeksverpleegkundige. Er vond geen randomisatie plaats. De huisartsen in de richtlijngroep rekruteerden 437 patiënten en de huisartsen in de controlegroep 83. Na drie maanden was in de richtlijngroep 67% van de patiënten hersteld en in de controlegroep 49%; na zes maanden was dit respectievelijk 70% en 64% en na twaalf maanden 71% en 56%. In de richtlijngroep waren er meer en langere consulten, maar aanzienlijk minder aanvullende diagnostiek (röntgenfoto's en CT-scans). Patiënten in de richtlijngroep hadden statistisch significant minder pijn na drie, zes en twaalf maanden.

Dit onderzoek maakt duidelijk dat de langetermijnresultaten van evidence-based richtlijnen beter zijn dan van standaardzorg. Opgemerkt moet worden dat dit geen gerandomiseerd onderzoek was en dat de populaties in beide groepen mogelijk niet vergelijkbaar waren. Ook was er een enorm verschil in aantal patiënten in beide groepen en was de uitval tijdens follow-up groot. De follow-up in de richtlijngroep na twaalf maanden was minder dan vijftig procent. Het is niet ondenkbaar dat dit de resultaten aanzienlijk heeft beïnvloed en derhalve kunnen er op basis van dit onderzoek geen duidelijke conclusies worden getrokken.

7.4.2 Canada

In Québec in Canada werd een gerandomiseerd effectonderzoek uitgevoerd waarin een evaluatie plaatsvond van de coördinatie van gezondheidszorg als middel om de implementatie van richtlijnen voor lage rugpijn te verbeteren.[20] Het idee was dat een team bestaande uit een verpleegkundige en een arts andere artsen zou helpen met het toepassen van de richtlijn bij werknemers met lage rugpijn, zonder de zorg voor deze patiënten over te nemen van de artsen. De verpleegkundige en de arts hielpen bij de afname van de anamnese, bij het uitvoeren van het lichamelijk onderzoek en bij de coördinatie van de behoefte aan revalidatie en het gebruik van gezondheidszorgvoorzieningen. De verpleegkundige nam iedere week telefonisch contact op met de werknemer totdat hij het werk had hervat. De verpleegkundige besprak de rugpijn en de overige problemen met de werknemers en besteedde speciale aandacht aan de hervatting van normale activiteiten.

Uit de resultaten van dit onderzoek bleek dat werknemers met lage rugpijn uit de groep waarin de zorg werd gecoördineerd, na zes maanden sneller het werk hadden hervat, veel minder pijn hadden en beter functioneerden dan de werknemers uit de groep die de gebruikelijke zorg kreeg. Ook waren er in deze groep na drie maanden minder röntgenfoto's gemaakt. Dit onderzoek toont aan dat een simpele interventie de implementatie van richtlijnen kan verbeteren als die interventie aansluit bij de voorkeuren van patiënten en behandelaars, tegemoetkomt aan de behoefte van patiënten adequate uitleg te krijgen en betrokken te worden bij de besluitvorming, en zorgt voor een voortdurende relatie met een behandelaar. Het is echter onbekend welke elementen van de interventie verantwoordelijk waren voor het effect en of de interventie in de eerstelijnsgezondheidszorg even effectief is.

In Vancouver in Canada werd een studie uitgevoerd waarin 428 patiënten met acute lage rugklachten korter dan vier weken werden gerandomiseerd naar een implementatiegroep waarin de huisartsen na twee weken een samenvatting van de aanbevelingen in de richtlijn kreeg toegestuurd en tijdens follow-up nog drie keer een reminder, een implementatiegroep die dezelfde strategie kreeg maar waarin ook de patiënten na twee weken een samenvatting kregen toegestuurd, en een controlegroep waarin noch de huisartsen noch de patiënten enige informatie kregen over de richtlijnen.[21] De huisartsen in alle drie de groepen volgden de aanbevelingen rond anamnese en lichamelijk onderzoek goed op. De aanbevelingen voor behandeling werden slecht opgevolgd. De aanbevelingen om niet langdurig bedrust voor te schrijven, om geen passieve behandelingen toe te passen en om aerobe oefeningen voor te schrijven werden redelijk goed opgevolgd. Er waren geen verschillen tussen de implementatiegroepen en de controlegroep ten aanzien van het opvolgen van de aanbevelingen voor behandelingen.

7.4.3 Duitsland

In Duitsland werd een studie uitgevoerd in 118 huisartspraktijken, die werden gerandomiseerd naar een meervoudige implementatiestrategie, diezelfde strategie plus training van praktijkverpleegkundigen in *motivational counseling*, en een controlegroep die de richtlijn per post toegestuurd kreeg.[22] De huisartsen werd gevraagd opeenvolgende patiënten met lage rugklachten te rekruteren. Gegevens werden verzameld bij baseline en na zes en twaalf maanden.

De huisartsen in de interventiegroepen werden getraind in het gebruik van de richtlijn. De richtlijn bestaat uit vier modules: een gedetailleerde versie van de richtlijn, een samenvattingskaart voor huisartsen, en een informatiebrochure en samenvattingskaart voor patiënten. Drie interactieve trainingssessies werden georganiseerd, waarin aandacht besteed werd aan diagnostische triage en rode vlaggen (eerste sessie), identificatie van gele vlaggen en gedragsmatige aspecten van belang voor de behandeling van chronische rugklachten (tweede sessie), en informeren en adviseren van patiënten (derde sessie). Ook was er ruimte voor discussie over barrières en bespreking van individuele ervaringen. De huisartsen werden ook twee keer bezocht door onderzoeksverpleegkundigen om de richtlijn te presenteren en om ervaren knelpunten te bespreken. De praktijkverpleegkundigen in de motivational-counseling-groep kregen een training van twintig uur (2 dagen workshops en 1–3 sessies supervisie) gericht op het verbeteren van vaardigheden om patiënten met lage rugklachten te motiveren regelmatig actief te zijn. Patiënten werden uitgenodigd voor drie counselingsessies van maximaal 10–15 minuten. Zij kregen ook brochures voor patiënten en posters met de belangrijkste boodschappen. De praktijkverpleegkundigen werden regelmatig benaderd om barrières te identificeren en bespreken.

De resultaten lieten zien dat er na zes maanden een statistisch significant verschil in functioneren was tussen de motivational-counseling-groep en de controlegroep (verschil 3,28 (95% betrouwbaarheidsinterval 0,21 tot 6,35). Het verschil tussen de implementatiestrategie zonder motivational counseling en de controlegroep was niet significant (2,52; -0,60 tot 5,63). Beide implementatiegroepen rapporteerden statistisch significant minder dagen pijn gedurende zes maanden follow-up en minder permanente pijn dan de controlegroep. Na twaalf maanden was er geen verschil in functioneren meer, maar hadden beide implementatiegroepen nog steeds statistisch significant minder dagen pijn.

De auteurs voerden ook een analyse van kosteneffectiviteit uit, die liet zien dat de kosten in de implementatiegroepen lager waren dan in de controlegroep.[23] Na zes maanden was het verschil -398 (-901 tot 60) euro tussen de implementatiestrategie zonder motivational counseling en de controlegroep, en -483 (-983 tot -54) euro tussen de implementatiestrategie met motivational counseling en de controlegroep. Deze verschillen bestonden echter ook al bij baseline.

7.4.4 Engeland

In Engeland werd in 1996 de multidisciplinaire richtlijn voor acute lage rugpijn gepubliceerd. In een gerandomiseerd onderzoek evalueerde men het effect van een educatieve strategie om de richtlijn aan te bevelen aan huisartsen.[24] Vierentwintig gezondheidscentra werden gerandomiseerd naar een interventie- en een controlegroep. De centra in de interventiegroep werden bezocht door ten minste twee onderzoekers, die met de huisartsen een gestructureerde interactieve discussie over de richtlijn voerden. Tijdens dit bezoek werd de richtlijn uitgelegd, werden potentiële barrières besproken en werden voorstellen doorgenomen om deze barrières weg te nemen. Ook werden formulieren uitgedeeld die verwijzingen naar fysiotherapie versnelden en formulieren die direct toegang gaven tot een rugkliniek, bestemd voor patiënten die na zes weken nog niet verbeterd waren. Gedurende een onderzoeksperiode van acht maanden werden in totaal gegevens van 1049 patiënten in de interventiegroep en 1138 patiënten in de controlegroep geregistreerd. Er waren geen statistisch significante verschillen in verwijzingen voor röntgenfoto's, ziekteverzuim, voorschrijvingen van opioïden en spierverslappers, en verwijzingen naar medisch-specialistische zorg. In de interventiegroep werden statistisch significant meer patiënten verwezen naar fysiotherapie en naar de rugkliniek, maar dit was een direct gevolg van het faciliteren van deze verwijzing in deze groep. Geconcludeerd werd dat een educatieve strategie waarin huisartsen worden bezocht om de richtlijn te bediscussiëren, niet leidt tot veranderingen in de zorg.

Een recente gerandomiseerde studie onderzocht het effect van een gedrukte informatiebrochure op de overtuigingen en het gedrag van fysiotherapeuten, chiropractors en osteopaten.[25] De brochure bevatte specifieke aanbevelingen voor acute lage rugklachten die gebaseerd waren op de Engelse richtlijnen voor de eerstelijnsgezondheidszorg[26] en voor de bedrijfsgezondheidszorg[27]. De aanbevelingen hadden betrekking op het advies aan patiënten om actief te blijven, bedrust te vermijden, en aan het werk te blijven of weer aan het werk te gaan. In totaal werden 1758 deelnemers gerandomiseerd naar de interventie- en controlegroep. De controlegroep kreeg geen interventie aangeboden. De primaire uitkomstmaat bestond uit drie kwaliteitsindicatoren: activiteit, werk en bedrust. Dit werd gemeten met behulp van een vignet van een patiënt met lage rugklachten. De antwoorden werden gedichotomiseerd in 'overeenkomstig' of 'niet overeenkomstig' met de richtlijn. Secundaire uitkomstmaat was de 'mening' over lage rugklachten. De resultaten lieten zien dat de implementatiegroep beter scoorde op activiteit (odds ratio (OR) 1,29; 95% betrouwbaarheidsinterval, 1,03 tot 1,61), werk (OR 1,35; 1,07 tot 1,70) en bedrust (OR 1,31; 0,97 tot 1,76) dan de controlegroep. Het *number needed to treat* om van niet-overeenkomstig naar overeenkomstig gedrag te gaan op ten minste één van de drie indicatoren was 10 (95% BI; 9 tot 14). De mening over lage rugklachten was statistisch significant meer verbeterd in de interventiegroep, maar het verschil was klein.[25]

7.4.5 Schotland

In Schotland werd in 2000 een observationeel onderzoek uitgevoerd naar de zogeheten *Working Backs Schotland*-campagne.[28] Dit was een landelijk samenwerkingsproject van alle beroepsbeoefenaren betrokken bij de zorg voor rugklachten in de eerstelijns- en bedrijfsgezondheidszorg, werkgevers, vakbonden en patiëntorganisaties. De interventie bestond uit een volksgezondheidscampagne met simpele boodschappen/aanbevelingen en informatiemateriaal, gebaseerd op de Engelse richtlijnen voor eerstelijns- en bedrijfsgezondheidszorg.[26,27] Tegelijkertijd werd ook een campagne gevoerd gericht op educatie van beroepsbeoefenaren. De belangrijkste boodschappen waren actief blijven, simpele pijnstillers (paracetamol) nemen, en als je het nodig hebt advies krijgen. Daarnaast werd ook aandacht besteed aan het niet nemen/voorschrijven van bedrust, het feit dat je zelf veel kunt doen om de klachten te verbeteren, en dat rugklachten meestal een goede prognose hebben. De beroepsbeoefenaren kregen een pakket met brochures, een informatiebrief voor patiënten, het *Back Book* (een patiëntenfolder), een kopie van de richtlijnen, een brochure over rugklachten op de werkplek, en een poster. Er werden 35.000 van deze pakketten verstuurd naar alle beroepsbeoefenaren in Schotland. De campagne gericht op het algemene publiek maakte gebruik van radiospotjes. Gedurende vier weken werd 1777 keer een bericht van vijftien seconden uitgezonden op alle vijftien commerciële radiozenders van Schotland. In de twee jaren daarna werden nog een aantal keren *booster*-radiospotjes uitgezonden. Ook werd een bekende Schotse sporter ingezet om de campagne te ondersteunen en werd een website opgezet (120.000 hits in de eerste paar maanden). Voor en na de campagne werd gemeten of mensen van mening waren dat bedrust goed is bij rugklachten of niet en of je als je rugklachten hebt actief moet blijven of niet. Ook werd gemeten welk advies mensen hadden gekregen van hun zorgverlener. De resultaten lieten zien dat voorafgaand aan de campagne ongeveer 55% geloofde in bedrust en 40% in actief blijven, en na de campagne was dit respectievelijk 30% en 60% (p<.001). Het verschil ontstond in de eerste maand na de campagne, maar was na drie jaar nog aanwezig. Ook het advies van de zorgverleners veranderde. Zij adviseerden minder vaak bedrust en gaven vaker het advies om actief te blijven. Er was geen verschil in werkverzuim.[28]

7.4.6 Nederland

In Nederland zijn recent twee onderzoeken uitgevoerd ter evaluatie van de implementatie van de NHG-Standaard Lage rugpijn[29] voor huisartsen en de KNGF-richtlijn Lage rugpijn voor fysiotherapeuten[30]. In beide onderzoeken werden de effecten van een specifieke implementatiestrategie vergeleken met de nu gangbare wijze van disseminatie van de richtlijnen. Voor het onderzoek naar de NHG-Standaard werd de implementatiestrategie ontwikkeld door experts op dat gebied van de Werkgroep Onderzoek Kwaliteit (tegenwoordig IQ Healthcare) van de Radboud Universiteit Nijmegen (A. Engers, M. Wensing, R. Grol). Een vergelijkbare strategie werd gebruikt in het onderzoek naar de KNGF-richtlijn.

Onderzoek naar de implementatie van de NHG-Standaard Lage rugpijn
De NHG-Standaard Lage rugpijn was de eerste in Nederland gepubliceerde richtlijn op dit gebied.[29] Om barrières voor toepassing van de richtlijn weg te nemen, werd een implementatiestrategie ontwikkeld en geëvalueerd.[31] De implementatiestrategie richtte zich op verbetering van educatieve vaardigheden van huisartsen; verbetering van verwijsgedrag naar fysiotherapie, oefentherapie en manuele therapie; bevordering van het gebruik van schriftelijke patiënten-

informatie; verbetering van de kennis over de NHG-Standaard; en verbetering van kennis over het huidige wetenschappelijk onderzoek op het gebied van lage rugpijn. Bovendien werd speciale aandacht geschonken aan de samenwerking met fysiotherapeuten, oefentherapeuten en manueel therapeuten.

De huisartsen werden gerandomiseerd naar een interventie- en een controlegroep. De 21 huisartsen in de interventiegroep ontvingen de NHG-Standaard en namen deel aan een twee uur durende workshop waarin educatieve en klinische aspecten aan bod kwamen. Ook kregen de huisartsen in deze groep twee wetenschappelijke artikelen over het beleid bij lage rugpijn, de richtlijn voor bedrijfsartsen, voorlichtingsmateriaal voor patiënten en een instrument om samenwerking met fysiotherapeuten, oefentherapeuten en manueel therapeuten te vergemakkelijken. De twintig huisartsen in de controlegroep kregen geen interventie. De deelnemende huisartsen werd gevraagd opeenvolgende patiënten met een nieuwe episode van rugpijn te rekruteren. De huisartsen vulden registratieformulieren in voor ieder consult, met informatie over advies, verwijzing naar medisch specialist of therapeut en recepten voor medicatie.

De resultaten maakten duidelijk dat 41 van de 67 gerandomiseerde huisartsen in totaal 616 consultaties registreerden van 531 patiënten met aspecifieke lage rugpijn. De adviezen, het voorschrijven van paracetamol en NSAID's, en het voorschrijven van pijnmedicatie volgens een tijdcontingente aanpak verschilden niet tussen de beide groepen huisartsen. Er was geen verschil in het percentage verwijzingen naar fysiotherapie tijdens het eerste consult. Wel bleken huisartsen in de implementatiegroep minder patiënten te verwijzen tijdens het tweede consult.

Geconcludeerd kan worden dat de implementatiestrategie zoals gebruikt in dit onderzoek, niet heeft geleid tot grote verandering in beleid of tot verbetering in patiëntuitkomsten.[31]

Onderzoek naar de implementatie van de KNGF-richtlijn Lage rugpijn

Er is ook een onderzoek uitgevoerd naar de implementatie van de KNGF-richtlijn Lage rugpijn.[32] Aan dit onderzoek namen 113 fysiotherapeuten deel. Door randomisatie werden de fysiotherapeuten toegewezen aan de implementatie- of aan de controlegroep. De implementatiestrategie was gebaseerd op de wetenschappelijke literatuur over de effectiviteit van implementatie-interventies. De implementatiestrategie bestond uit twee bijeenkomsten, elk van 2,5 uur, voor groepen van acht tot twaalf fysiotherapeuten. Voor iedere bijeenkomst was de aanbevolen voorbereidingstijd ongeveer twee uur. Er werd gebruikgemaakt van interactieve educatie en discussie, feedback en reminders. De inhoud van de strategie werd bepaald op basis van resultaten van een onderzoek naar barrières voor implementatie, dat in de ontwikkelingsfase van de richtlijn was uitgevoerd. In ◘ tabel 7.4 worden de doelstelling en de inhoud van de implementatiestrategie beschreven. De bijeenkomsten werden geleid door de hoofdonderzoeker (G.E. Bekkering) en twee ervaren trainers op het gebied van lage rugpijn (A. Engers en H.J.M. Hendriks).

Van 1 mei tot 31 december 2001 werden vijfhonderd patiënten betrokken. De uitkomstmaten betroffen het handelen van de fysiotherapeut en de gezondheid van de patiënt. Het handelen van de fysiotherapeut werd beoordeeld aan de hand van een registratieformulier. De richtlijn was geoperationaliseerd in vier aanbevelingen, die zowel apart als samengevoegd werden bekeken. De aanbevelingen luidden: het beperken van het aantal behandelsessies van patiënten met een normaal beloop, het stellen van functionele doelen, het gebruik van voornamelijk actieve interventies en het geven van adequate informatie. Twee onderzoekers beoordeelden ieder registratieformulier onafhankelijk van elkaar en discrepanties werden in een consensusbijeenkomst bediscussieerd en opgelost. Patiëntuitkomsten waren lichamelijk functioneren (Quebec Back Pain Disability Scale), pijn (11-puntsschaal), ziekteverzuim (aantal dagen verzuim), ervaren herstel (5-puntsschaal), kwaliteit van leven (EuroQol), overtuigingen (Back

Tabel 7.4 Beschrijving van de doelstelling en de inhoud van de actieve implementatiestrategie voor de KNGF-richtlijn[32]

doelstelling	verbeteren van de kennis over, vaardigheden voor en attitude ten aanzien van wetenschappelijk onderbouwde fysiotherapie voor lage rugpijn, zoals geformuleerd in de KNGF-richtlijn	
inhoud		
sessie 1	a	didactisch overzicht van het diagnostisch en therapeutisch proces; overzicht van het wetenschappelijk onderzoek en de consequenties daarvan voor het diagnostisch en therapeutisch beleid, afgezet tegen het huidige beleid van de deelnemers
	b	vragen en discussie (interactief)
	c	twee rollenspelen onder begeleiding van een acteur; één rollenspel over het diagnostisch proces en één over het therapeutisch proces
intermezzo		een interval van vier weken waarin de fysiotherapeuten de richtlijn in de praktijk gebruiken
sessie 2	a	discussie over ervaringen met het toepassen van de richtlijn
	b	feedback op het huidige beleid
	c	twee reminders over patiënteneducatie worden meegegeven

Beliefs Questionnaire) en coping (Pain Coping Inventory). De metingen werden uitgevoerd aan het begin van het onderzoek en na 6, 12, 26 en 52 weken. De analyses werden uitgevoerd conform het intention-to-treat-principe.

Uit de resultaten bleek dat de fysiotherapeuten in de implementatiegroep vaker de aanbevelingen van de richtlijn volgden en dus meer patiënten volgens de richtlijn behandelden dan de fysiotherapeuten in de controlegroep. Er werden geen verschillen gevonden tussen beide groepen op patiëntuitkomsten. Een economische evaluatie die aan de hand van de gerandomiseerde studie werd uitgevoerd, liet zien dat er geen verschillen waren in directe zorgkosten en indirecte kosten van werkverzuim en derhalve ook geen verschillen in kosteneffectiviteit tussen de twee groepen.[33]

Dit onderzoek maakt duidelijk dat een actieve implementatiestrategie ertoe leidt dat fysiotherapeuten meer patiënten volgens de richtlijn behandelen en meer elementen van de richtlijn toepassen dan wanneer de KNGF-richtlijn alleen wordt verspreid onder fysiotherapeuten. De strategie leidt echter niet tot snellere of sterkere vermindering van de klachten van de patiënten.

Opgemerkt moet worden dat tijdens de trainingen bleek dat het beperken van het aantal behandelsessies van patiënten met lage rugpijn met een normaal beloop het grootste knelpunt bij de implementatie van de richtlijn is. De richtlijn beveelt slechts één sessie aan, waarin de patiënt gerustgesteld moet worden, goede informatie moet krijgen over het ontstaan van rugpijn en over het gunstige natuurlijke beloop, en het advies moet krijgen om de dagelijkse activiteiten voort te zetten of weer op te pakken. Deze aanbeveling is gebaseerd op resultaten van systematisch literatuuronderzoek naar acute lage rugpijn (zie ▶ H. 4) en sluit goed aan bij de huidige internationale richtlijnen (zie ▶ H. 6). Het knelpunt dat fysiotherapeuten ervaren, heeft mogelijk te maken met het feit dat zij van oudsher worden opgeleid om patiënten te behandelen, terwijl ze nu worden geadviseerd het natuurlijke beloop af te wachten. Een dergelijke omslag in het fysiotherapeutisch denken en handelen vergt mogelijk meer tijd en inspanning.

7.5 Wat zijn de belangrijkste uitkomsten van het succes van implementatie?

Er zijn verscheidene belangrijke uitkomsten waaraan het succes van implementatie kan worden afgemeten. Vooral patiëntgebonden uitkomsten, zoals afname van pijn, toename van functioneren en werkhervatting, zijn van belang. De crux is om aan te tonen dat verandering optreedt in de gewenste richting, dat dit het gevolg is van de richtlijn en dat er een duidelijke theorie bestaat waarom die resultaten in de praktijk zouden kunnen werken.

Procesgebonden uitkomsten, zoals het aantal beroepsbeoefenaars dat de richtlijn heeft gelezen of gebruikt, of het aantal beroepsbeoefenaars dat tevreden is over de richtlijn, zijn geen belangrijke indicatoren van het succes van implementatie.

Twee observationele studies onderzochten de effecten van het beter opvolgen van aanbevelingen in fysiotherapierichtlijnen.[34,35] Een retrospectief onderzoek in de Verenigde Staten onder 1190 fysiotherapiepatiënten vond dat patiënten die zorg conform de richtlijn hadden gekregen meer verbeterd waren wat betreft functioneren (25,8%; 95% betrouwbaarheidsinterval 21,3% tot 30,4%) en pijn (22,4%; 95% BI 17,5% tot 27,3%). De patiënten die zorg conform de richtlijn hadden gekregen, hadden ook minder consulten en lagere kosten.[34] Een Nederlands observationeel onderzoek onder 61 fysiotherapeuten en 145 patiënten vond dat degene die zorg hadden gekregen conform de richtlijn minder functionele beperkingen hadden en minder behandelsessies.[35]

De verschillende internationale onderzoeken die zijn uitgevoerd naar implementatie van richtlijnen op het gebied van lage rugpijn, laten wisselende resultaten zien. De observationele studies naar de grote publiekscampagnes in Australië en Schotland laten zien dat de mening die mensen hebben over de behandeling van lage rugklachten verbeterd was. De gerandomiseerde onderzoeken laten soms wel en soms niet een verschil in patiëntuitkomsten zien tussen implementatie en disseminatie. Maar de verschillen die er zijn, zijn klein. Vooralsnog is de zoektocht naar de 'heilige graal' nog niet beëindigd.

Ook de kosteneffectiviteit van implementatie is belangrijk. De kosten van het ontwikkelen, verspreiden en implementeren van richtlijnen zijn aanzienlijk. Als richtlijnen op landelijk niveau worden geïmplementeerd en een behoorlijke financiële investering vereisen, moeten de resultaten in termen van gezondheidswinst voor de patiënten opwegen tegen deze kosten. Gebruik van gezondheidszorgvoorzieningen kan om twee redenen een belangrijke uitkomst zijn. Als de patiëntgebonden uitkomsten niet veranderen, maar er een afname in gebruik van voorzieningen is, leidt dit tot een grotere doelmatigheid. Ook als er een toename is in gebruik van voorzieningen, maar dit gepaard gaat met een verbetering van patiëntgebonden uitkomsten, kan dit leiden tot een grotere doelmatigheid.

7.6 Wie moet de implementatie uitvoeren?

Een belangrijke vraag in de discussie over implementatie is wie verantwoordelijk is voor het opzetten en uitvoeren van implementatieactiviteiten. Beroepsverenigingen die direct betrokken zijn bij patiëntenzorg, zoals in Nederland het Nederlands Huisartsen Genootschap (NHG) en het Koninklijk Nederlands Genootschap voor Fysiotherapie (KNGF), zijn de centrale organisaties die verantwoordelijk zijn voor de implementatie van richtlijnen die onder hun eigen vlag zijn ontwikkeld. Ook organisaties als NWO en ZonMw kunnen een rol spelen bij de implementatie van richtlijnen. Zo bestaat er sinds 1998 een onderzoeksprogramma, uitgezet in opdracht van de ministeries van VWS en Sociale Zaken. In dit onderzoeksprogramma ligt de nadruk op doelmatigheid of kosteneffectiviteit van diagnostische en therapeutische interventies en op implementatie van effectieve of doelmatige interventies. Een van de vier hoofdthema's van het programma is verbetering van de kwaliteit van zorg door bijvoorbeeld het ontwikkelen en implementeren van multidisciplinaire richtlijnen.

Voor onderzoekers is een belangrijke rol weggelegd in het leveren van een wetenschappelijke basis, het uitvoeren van systematisch literatuuronderzoek, het ontwikkelen van richtlijnen en het evalueren van implementatiestrategieën. Onderzoekers hebben echter niet noodzakelijkerwijs de relevante kennis en vaardigheden om implementatie daadwerkelijk uit te voeren. Een mogelijk alternatief is de verantwoordelijkheid te geven aan speciale implementatiedeskundigen. Dat zouden onderzoekers kunnen zijn met een specifieke interesse in implementatie, maar vooral ook mensen met ervaring in marketing of public relations.

Er is een toenemende behoefte aan onderzoek naar effectieve en kosteneffectieve implementatiestrategieën. Het is essentieel te onderkennen dat implementatie een apart proces is, waarvan de kwaliteit afhankelijk is van een goed uitgewerkt plan, nauwkeurige uitvoering, valide en betrouwbare evaluatie en voldoende financiële middelen om dit te bewerkstelligen.

7.7 Monodisciplinaire of multidisciplinaire richtlijnen?

In Nederland zijn verschillende monodisciplinaire richtlijnen voor lage rugpijn ontwikkeld door en voor huisartsen[29], fysiotherapeuten[30], manueel therapeuten[36] en bedrijfsartsen[37], maar er zijn ook multidisciplinaire richtlijnen ontwikkeld en gepubliceerd.[38,39] Mono- en multidisciplinaire richtlijnen hebben beide zowel voor- als nadelen.

Multidisciplinaire richtlijnen bevatten in het algemeen aanbevelingen die gebaseerd zijn op sterk wetenschappelijk bewijs. Monodisciplinaire richtlijnen zijn veelal gebaseerd op de belangen en perspectieven van de beoogde gebruikers en minder op wetenschappelijk bewijs.[40] Monodisciplinaire richtlijnen kunnen aanbevelingen bevatten over interventies die niet voor alle behandelaars relevant zijn. De KNGF-richtlijn voor manueel therapeuten kan bijvoorbeeld een aanbeveling bevatten voor manipulatie of mobilisatie van de wervelkolom omdat dit tot de standaardvaardigheden van manueel therapeuten behoort. In de NHG-Standaard voor huisartsen kan een aanbeveling voor manipulatie of mobilisatie echter ontbreken omdat huisartsen deze technieken niet (kunnen) gebruiken. Hoewel de inhoud van monodisciplinaire richtlijnen afhankelijk van de doelpopulatie kan verschillen, moeten de belangrijkste boodschappen consistent zijn. Om dit te waarborgen zouden monodisciplinaire richtlijnen gebaseerd moeten zijn op een multidisciplinaire richtlijn en ontwikkeld moeten worden door een multidisciplinaire richtlijncommissie. Het lijkt aannemelijk dat dit consensus bevordert over de rollen die door verschillende beroepsbeoefenaars worden vervuld en over de rollen die exclusief voor een bepaalde beroepsgroep zijn. Dit zou tevens samenwerking tussen verschillende beroepsgroepen en eenduidigheid van de boodschappen aan de patiënten kunnen bevorderen. Hoewel dit aannemelijk lijkt, zijn er nog weinig empirische gegevens verzameld ter ondersteuning hiervan.

Het is van belang de omstandigheden of voorwaarden te definiëren waardoor de keuze voor de ontwikkeling van mono- of multidisciplinaire richtlijnen wordt bepaald. Het voordeel van een monodisciplinaire richtlijn is dat de kans op succesvolle implementatie groter is. De haalbaarheid van een bepaalde aanbeveling in een monodisciplinaire richtlijn kan voor een beroepsbeoefenaar groter zijn als het gedrag sterk wordt bepaald door collega's. Zo kan een huisarts eerder geneigd zijn een bepaalde aanbeveling op te volgen als die door het NHG en collega-huisartsen wordt ondersteund, dan wanneer dat wordt gedaan door een multidisciplinaire groep, onder andere bestaande uit fysiotherapeuten, orthopedisch chirurgen en

◘ Tabel 7.5	Zes domeinen van het AGREE-instrument
-	onderwerp en doel van de richtlijn
-	betrokkenheid van belanghebbenden
-	methoden die gebruikt zijn om bewijs samen te vatten en aanbevelingen op te stellen
-	helderheid en presentatie
-	organisatorische, gedragsmatige en financiële gevolgen van toepassing van de richtlijn
-	onafhankelijkheid van de leden van de richtlijncommissie

bedrijfsartsen. Het voordeel van multidisciplinaire richtlijnen is dat ze per definitie een breder draagvlak hebben, de ontwikkeling efficiënter is (voorkomen duplicatie), de focus gericht is op interventies en niet op disciplines, de boodschappen aan patiënten van alle beroepsbeoefenaren eenduidig zijn, de praktijk van verschillende beroepsbeoefenaren meer uniform is en de samenwerking beter, en alle stakeholders bij de ontwikkeling en implementatie van richtlijnen betrokken zijn.[40]

7.8 Welke factoren dragen bij aan het succes van implementatie?

Verschillende factoren spelen een rol bij een succesvolle implementatie, maar het is vooralsnog onduidelijk welke factoren het succesvolst zijn. De kwaliteit van de richtlijn zelf moet uiteraard goed zijn. Het AGREE-instrument (Appraisal of Guidelines for Research & Evaluation) levert niet alleen criteria aan de hand waarvan de kwaliteit van richtlijnen kan worden vastgesteld, maar ook een uitstekend kader met voorwaarden waaraan commissies die richtlijnen ontwikkelen moeten voldoen (◘ tabel 7.5).[41] De herziene versie van het instrument, de zogeheten AGREE II, is gratis te downloaden van de website van het AGREE-consortium: ▶ www.agreetrust.org.

Een goede richtlijn wordt echter niet automatisch geaccepteerd en gebruikt (◘ tabel 7.6). Richtlijnen moeten een duidelijke en sterke wetenschappelijke basis hebben. Het wetenschappelijk bewijs moet op systematische wijze zijn geïdentificeerd, geselecteerd, samengevat, geanalyseerd en gerapporteerd. Het gevaar bestaat dat als richtlijnen geen degelijke en systematische wetenschappelijke onderbouwing hebben, de verkeerde aanbevelingen (met het verkeerde bewijs) op effectieve wijze worden geïmplementeerd. Aanbevelingen in richtlijnen moeten gebaseerd zijn op wetenschappelijk bewijs, en er moet een duidelijke verwijzing zijn naar de literatuur waarop een bepaalde aanbeveling is gebaseerd.

De inhoud van de aanbevelingen is uiteraard ook van belang. Niet alleen effectiviteit van diagnostische en therapeutische interventies is belangrijk, maar ook andere aspecten, zoals bijwerkingen, kosten of ethische aspecten. De aanbevelingen moeten helder geformuleerd zijn, zodat ze door alle beroepsbeoefenaars op dezelfde manier worden geïnterpreteerd. Expliciet taalgebruik zal acceptatie van de aanbevelingen in de richtlijn bevorderen.

Veel patiënten met lage rugpijn raken verward door de verschillende en soms zelfs tegenstrijdige aanbevelingen van verschillende beroepsbeoefenaars. Het is daarom uitermate belangrijk dat patiënten met lage rugpijn van de verschillende beroepsbeoefenaars die bij de behandeling betrokken zijn, consistente aanbevelingen krijgen. Goede communicatie tussen verschillende beroepsbeoefenaars is belangrijk om de continuïteit van zorg te waarborgen en

Tabel 7.6 Factoren die bijdragen aan succesvolle implementatie
– duidelijke en sterke wetenschappelijke basis (gebaseerd op systematisch literatuuronderzoek)
– klinisch relevante en volledige inhoud (effectiviteit, diagnostiek, bijwerkingen, kosten)
– expliciete en heldere formulering van de aanbevelingen
– goede onderbouwing van aanbevelingen in de vorm van referenties naar wetenschappelijke literatuur
– aanbevelingen die aansluiten bij de dagelijkse praktijk en flexibel zijn
– goede communicatie tussen verschillende beroepsbeoefenaars, consistente boodschappen, continuïteit van zorg
– goede communicatie tussen alle relevante belanghebbende partijen
– continue educatie van beroepsbeoefenaars
– continue bijstelling van de richtlijn bij nieuw wetenschappelijk bewijs
– betrokkenheid van experts die algemeen worden geaccepteerd

het succes van implementatie te vergroten. Problemen ontstaan vooral bij de overgang van patiënten naar andere beroepsbeoefenaars (bijv. van de eerste- naar de tweedelijnsgezondheidszorg).

Goede communicatie tussen alle relevante belanghebbende partijen (patiënten, beroepsbeoefenaars en beleidsmakers) is belangrijk voor het succes van implementatie. Alle relevante partijen moeten betrokken zijn bij de ontwikkeling van de richtlijn en moeten de gelegenheid hebben gehad de richtlijn van commentaar te voorzien voordat ze wordt gepubliceerd. Op die manier wordt de richtlijn 'eigendom' van de belanghebbende partijen en zal ze eerder worden geaccepteerd en gebruikt.

In de huisartspraktijk bijvoorbeeld hebben implementatie-interventies een grotere kans effectief te zijn als ze direct invloed hebben op de consultatie tussen huisarts en patiënt.[42] Voorbeelden van dergelijke interventies zijn herstructurering van patiëntenstatussen, gebruik van patiëntspecifieke reminders tijdens de consultatie, patiëntspecifieke terugkoppeling door middel van een auditsysteem en beloningen zoals presentjes of 'bijscholingspunten'.[43-45]

Implementatie zal ook meer succes hebben als de richtlijn aansluit bij de dagelijkse praktijk.[46,47] Staan de aanbevelingen in de richtlijn lijnrecht tegenover de dagelijkse praktijk en moeten de betrokken beroepsbeoefenaars hun gedrag volledig veranderen, dan is de kans groter dat weinig beroepsbeoefenaars dat zullen doen. Als de aanbevelingen een verdieping van de dagelijkse praktijk betekenen en goed aansluiten bij de dagelijkse praktijk, zal de implementatie succesvoller zijn.

Flexibele richtlijnen, dat wil zeggen richtlijnen die nieuw wetenschappelijk bewijs snel opnemen en aangepast kunnen worden aan lokale omstandigheden of voor subgroepen van beroepsbeoefenaars, hebben een grotere kans op succesvolle implementatie.

Continue educatie van de doelgroepen waarop de richtlijn zich richt en continue evaluatie van het wetenschappelijk bewijs, de aanbevelingen in de richtlijn en het succes van implementatie kunnen de resultaten van de implementatie verbeteren. Ontwikkeling, publicatie, verspreiding en implementatie van richtlijnen is een continu proces.

Het succes van implementatie kan ook afhankelijk zijn van de personen die erbij betrokken zijn of ervoor verantwoordelijk zijn. Experts die door veel beroepsbeoefenaars worden gewaardeerd en geaccepteerd, zullen meer succes hebben dan controversiële experts.

Implementatie kost tijd en is een langdurig proces, geen eenmalige gebeurtenis. Het is vanzelfsprekend dat oude klinische gewoonten, zoals het voorschrijven van bedrust of het aanvragen van röntgenfoto's bij lage rugpijn, niet gemakkelijk uit te bannen zijn en maar langzaam veranderen. De traagheid van verandering heeft echter ook voordelen, zoals het niet meteen algemeen voorschrijven van nieuwe geneesmiddelen of toepassen van technologieën, die bij nader inzien gepaard blijken te gaan met ernstige bijwerkingen of minder effectief zijn dan aanvankelijk werd gedacht.

Gedragsverandering van beroepsbeoefenaars is van belang voor succesvolle implementatie, maar is zeer lastig en complex. Niet alleen moet de kennis worden vergroot, ook waarden, overtuigingen, gewoonten en perceptie moeten worden veranderd. Bovendien moeten noodzakelijke vaardigheden worden aangeleerd, de middelen daartoe moeten beschikbaar worden gesteld, en er moet worden gezorgd voor ondersteuning en terugkoppeling. Interventies die bedoeld zijn om het gedrag van beroepsbeoefenaars te veranderen, zijn nog onvoldoende ontwikkeld en hebben tot nu toe weinig opgeleverd.[48]

Prochaska en DiClemente introduceerden een model voor gedragsverandering dat bestaat uit vijf verschillende fases: precontemplatie, contemplatie, voorbereiding, actie en onderhoud.[49] De eerste twee fases hebben betrekking op het veranderen van kennis en gewoonten ten aanzien van de aanbevelingen. De overgang naar de voorbereidingsfase en de actiefase vindt alleen plaats als iemand gelooft dat de verandering daadwerkelijk kan worden doorgevoerd en dat hij daar de juiste vaardigheden voor heeft.

Miller en collega's introduceerden een theoretisch model voor het begrijpen van veranderingen in de eerstelijnsgezondheidszorg en baseerden specifieke strategieën voor gedragsverandering op dit model.[50] Er is echter geen empirisch bewijs dat deze strategieën ook een impact hebben op het gedrag van behandelaars in de eerstelijnsgezondheidszorg. Verdere ontwikkeling van een theoretisch model voor gedragsverandering in de eerstelijnsgezondheidszorg is nodig.

Ook patiënten hebben specifieke ideeën over lage rugpijn en de behandeling daarvan, en die kunnen ver afstaan van de aanbevelingen in de richtlijn. Patiënten verwachten bijvoorbeeld een diagnose van een huisarts en hebben moeite met het accepteren van de term 'aspecifieke' lage rugpijn. Met de toegenomen aandacht voor het patiëntenperspectief kan het succes van implementatie ook worden beïnvloed door het geloof dat patiënten hebben in bepaalde behandelingen of door de verwachtingen die zij van de behandeling hebben.

7.9 Barrières voor implementatie van richtlijnen

Op basis van een observationeel onderzoek hebben Grol en collega's barrières bij de invoering van richtlijnen geformuleerd.[51] Zij wezen erop dat aanbevelingen in richtlijnen minder worden gevolgd indien de aanbevelingen controversieel, vaag en niet-specifiek zijn, bestaande routines doorbreken, negatieve reacties van patiënten oproepen en niet gebaseerd zijn op wetenschappelijk bewijs. Inzicht in barrières voor gedragsverandering is essentieel voor het ontwikkelen van implementatiestrategieën. Implementatie van de richtlijn bij beroepsbeoefenaars kan worden belemmerd door gebrek aan kennis, motivatie, zelfvertrouwen (wat betreft vaardigheden), tijd en financiële vergoeding; het oneens zijn met de aanbevelingen; voorkeuren van de patienten die niet overeenstemmen met de aanbevelingen in de richtlijn; verouderde kennis; en terughoudendheid onder collega's.[5,52]

Bij lage rugpijn volgt het beleid van huisartsen in Nederland een belangrijk deel van de aanbevelingen in de NHG-Standaard, maar niet alle. In een studie werd aangetoond dat het type pijnmedicatie dat wordt voorgeschreven, het voorschrijven van medicatie op een tijdcontingente basis en het niet verwijzen naar fysiotherapeut, oefentherapeut of manueel therapeut in de acute fase de grootste knelpunten zijn.[6] De belangrijkste redenen om de richtlijn niet op te volgen, waren eerdere ervaringen van patiënten, de interpretatie (door de huisarts) van de voorkeuren van patiënten en het niet in gevaar willen brengen van de relatie met de patiënt. Ook het feit dat beroepsbeoefenaars een nog steeds toenemende hoeveelheid richtlijnen ontvangen, maakt implementatie van een specifieke richtlijn lastiger.[53] Huisartsen in Nederland beschikten anno 2012 over meer dan honderd richtlijnen. De richtlijnen voor lage rugpijn zijn slechts enkele onder vele. Andere barrières, bijvoorbeeld arbeidsgerelateerde factoren, kunnen ook een rol spelen, zelfs als het gaat om algemeen geaccepteerde principes.

Een kwalitatief onderzoek in Canada onder zestien fysiotherapeuten identificeerde veel barrières voor een richtlijn die recent was gepubliceerd.[54] De fysiotherapeuten hadden problemen met het begrijpen van sommige aanbevelingen in de richtlijn. Ook bevatte de richtlijn een aantal vragenlijsten, maar bleek het voor fysiotherapeuten onduidelijk welke vragenlijst wanneer te gebruiken, hoe de resultaten te interpreteren en vervolgens hoe dat om te zetten in beleid. De fysiotherapeuten vonden dat de richtlijn een te sterke focus had op psychosociale componenten terwijl zij in hun praktijk vooral biomechanische aspecten gebruiken in diagnostiek en behandeling. Verder vonden de fysiotherapeuten dat de richtlijn niet altijd goed aansloot bij de verwachtingen van hun patiënten, vooral niet van patiënten die de zorg niet vergoed kregen via hun zorgverzekeraar.

Een studie naar barrières voor implementatie van de richtlijn voor huisartsen in Duitsland vond dat het feit dat de aanbevelingen niet overeenkomen met de verwachtingen van patiënten als belangrijkste barrière werd gezien.[55] Ook het feit dat andere zorgverleners verschillende informatie geven aan patiënten werd als belangrijke barrière ervaren.

Er lijken veel mogelijke barrières te bestaan voor het opvolgen van aanbevelingen in richtlijnen. Het overwinnen van barrières is essentieel voor een succesvolle implementatie. Richtlijnen kunnen in dat geval een belangrijke bijdrage leveren aan het verbeteren van de kwaliteit van de zorg voor patiënten met lage rugpijn. Veel beslissingen in de dagelijkse praktijk worden echter nog steeds genomen zonder raadpleging of kennis van richtlijnen.[6,56]

7.10 Samenvatting

De ontwikkeling, disseminatie, implementatie en evaluatie van richtlijnen zouden ertoe moeten leiden dat patiënten met lage rugpijn worden behandeld volgens het beste beschikbare wetenschappelijk bewijs en dat dit de gewenste uitkomsten voor patiënten oplevert. Disseminatie van richtlijnen alleen is onvoldoende. Implementatie van richtlijnen is belangrijk en er is een duidelijke behoefte aan prospectieve gerandomiseerde onderzoeken naar en economische evaluaties van de doelmatigheid van verschillende implementatiestrategieën. Er zijn vele factoren die een mogelijke bijdrage kunnen leveren aan een succesvolle implementatie, maar het is vooralsnog onbekend wat de optimale implementatiestrategie is.

Het is van belang hoe richtlijnen gecommuniceerd worden, dat wil zeggen van welk medium gebruik wordt gemaakt (vakliteratuur, internet, krant, televisie) en voor welke doelpopulatie (beleidsmakers, beroepsbeoefenaars, patiënten, algemene bevolking). In de toekomst kan misschien meer geleerd worden van psychologen en marketingexperts hoe het gedrag van beroepsbeoefenaars (en mogelijk ook van patiënten en beleidsmakers) het best kan worden veranderd.

Implementatie van richtlijnen voor lage rugpijn

- Vanwege de enorme hoeveelheid gepubliceerde richtlijnen is het voor beroepsbeoefenaars onmogelijk alle richtlijnen te identificeren, te lezen, te begrijpen en toe te passen; actieve implementatie is derhalve noodzakelijk.
- Identificeren en overwinnen van barrières voor gedragsverandering zijn essentieel voor een succesvolle implementatie.
- Onderzoek naar richtlijnen voor lage rugpijn laat tot nu toe teleurstellende resultaten zien.
- Er zijn vele factoren die een mogelijke bijdrage kunnen leveren aan een succesvolle implementatie, maar het is vooralsnog onbekend wat de optimale en meest doelmatige implementatiestrategie is.

Literatuur

1. Grol R, Jones R. Twenty years of implementation research. Fam Pract 2000;17:S32-5.
2. Wensing M, Weijden T van der, Grol R. Implementing guidelines and innovations in general practice: which interventions are effective? Br J Gen Pract 1998;48:991–7.
3. Woolf SH, Grol R, Hutchinson A, Eccles M, Grimshaw J. Clinical guidelines: potential benefits, limitations, and harms of clinical guidelines. BMJ 1999;318:527–30.
4. Eccles MP, Grimshaw JM, Maclennan G, Bonetti D, Glidewell L, Pitts NB, Steen N, Thomas R, Walker A, Johnston M. Explaining clinical behaviors using multiple theoretical models. Implement Sci. 2012;7:99.
5. Cabana M, Rand C, Power N, et al. Why don't physicians follow clinical practice guidelines. JAMA 1999;282:1458–65.
6. Schers H, Braspenning J, Drijver R. Low back pain in general practice: reported management and reasons for not adhering to the guidelines in the Netherlands. Br J Gen Pract 2000;50:640–4.
7. Lugtenberg M, Zegers-van Schaick JM, Westert GP, Burgers JS. Why don't physicians adhere to guideline recommendations in practice? An analysis of barriers among Dutch general practitioners. Implement Sci. 2009;4:54.
8. Lugtenberg M, Burgers JS, Besters CF, Han D, Westert GP. Perceived barriers to guideline adherence: a survey among general practitioners. BMC Fam Pract. 2011;12:98.
9. Grol R, Wensing M, redacteuren. Implementatie: effectieve verbetering van de patiëntenzorg. Maarssen: Elsevier Gezondheidszorg; 2006.
10. Grol RTPM, Everdingen JJE van, Casparie AP. Invoering van richtlijnen en veranderingen. Een handleiding voor de medische, paramedische en verpleegkundige praktijk. Utrecht: De Tijdstroom;1994.
11. Boivin A, Currie K, Fervers B, Gracia J, James M, Marshall C, Sakala C, Sanger S, Strid J, Thomas V, van der Weijden T, Grol R, Burgers J; G-I-N PUBLIC. Patient and public involvement in clinical guidelines: international experiences and future perspectives. Qual Saf Health Care. 2010;19(5):e22.
12. Bero LA, Grilli R, Grimshaw JM, Harvey E, Oxman AD, Thomson MA. Closing the gap between research and practice: an overview of systematic reviews of interventions to promote the implementation of research findings. The Cochrane Effective Practice and Organization of Care Review Group. BMJ 1998;317:465–8.
13. Grol R, Grimshaw J. From best evidence to best practice: effective implementation of change in patients' care. Lancet 2003;362:1225–30.
14. Francke AL, Smit MC, de Veer AJ, Mistiaen P. Factors influencing the implementation of clinical guidelines for health care professionals: a systematic meta-review. BMC Med Inform Decis Mak. 2008;8:38.
15. van der Wees PJ, Jamtvedt G, Rebbeck T, de Bie RA, Dekker J, Hendriks EJ. Multifaceted strategies may increase implementation of physiotherapy clinical guidelines: a systematic review. Aust J Physiother 2008; 54(4):233–41.
16. Brusamento S, Legido-Quigley H, Panteli D, Turk E, Knai C, Saliba V, Car J, McKee M, Busse R. Assessing the effectiveness of strategies to implement clinical guidelines for the management of chronic diseases at primary care level in EU Member States: a systematic review. Health Policy 2012;107(2-3):168–83

17. Buchbinder R, Jolley D, Wyatt M. Population based intervention to change back pain beliefs and disability three part evaluation. BMJ 2001a;322(7301):1516-20.
18. Buchbinder R, Jolley D, Wyatt M. 2001 Volvo Award Winner in Clinical Studies: Effects of a media campaign on back pain beliefs and its potential influence on management of low back pain in general practice. Spine 2001b;26(23):2535–42.
19. McGuirk B, King W, Govind J, Lowry J, Bogduk N. Safety, efficacy, and cost effectiveness of evidence-based guidelines for the management of acute low back pain in primary care. Spine 2001;26:2615–22.
20. Rossignol M, Abenhaim L, Seguin P, et al. Coordination of primary health care for back pain. A randomized controlled trial. Spine 2000;25:251–9.
21. Bishop PB, Wing PC. Knowledge transfer in family physicians managing patients with acute low back pain: a prospective randomized control trial. Spine J 2006;6(3):282–8.
22. Becker A, Leonhardt C, Kochen MM, Keller S, Wegscheider K, Baum E, Donner-Banzhoff N, Pfingsten M, Hildebrandt J, Basler HD, Chenot JF. Effects of two guideline implementation strategies on patient outcomes in primary care: a cluster randomized controlled trial. Spine 2008;33(5):473–80.
23. Becker A, Held H, Redaelli M, Chenot JF, Leonhardt C, Keller S, Baum E, Pfingsten M, Hildebrandt J, Basler HD, Kochen MM, Donner-Banzhoff N, Strauch K. Implementation of a guideline for low back pain management in primary care: a cost-effectiveness analysis. Spine 2012;37(8):701–10.
24. Dey P, Simpson CWR, Collins SI, Hodgson G, Dowrick CF, Simison AJM, et al. Implementation of RCGP guidelines for acute low back pain: a cluster randomized controlled trial. Br J Gen Pract 2004;54:33–7.
25. Evans DW, Breen AC, Pincus T, Sim J, Underwood M, Vogel S, Foster NE. The effectiveness of a posted information package on the beliefs and behavior of musculoskeletal practitioners: the UK Chiropractors, Osteopaths, and Musculoskeletal Physiotherapists Low Back Pain ManagemENT (COMPLeMENT) randomized trial. Spine 2010;35(8):858–66.
26. Waddell G, McIntosh A, Hutchinson A, et al. Clinical Guidelines for the Management of Acute Low Back Pain. London, UK: Royal College of General Practitioners;1999.
27. Carter JT, Birrell LN, eds. Occupational Health Guidelines for the Management of Low Back Pain at Work—Principal Recommendations. London, UK: Faculty of Occupational Medicine of the Royal College of Physicians; 2000.
28. Waddell G, O'Connor M, Boorman S, Torsney B. Working Backs Scotland: a public and professional health education campaign for back pain. Spine 2007;32(19):2139–43.
29. Chavannes AW, Mens JMA, Koes BW, Lubbers WJ, Ostelo R, Spinnewijn WEM, Kolnaar BGM. NHG-Standaard Aspecifieke lagerugpijn (Eerste herziening). Huisarts Wet 2005;48(3):113–23.
30. Bekkering GE, Hendriks HJM, Koes BW, Oostendorp RAB, Ostelo RWJG, Thomassen J, van Tulder MW. KNGF-richtlijn Lage Rugpijn. Ned Tijdschr Fysiother 2005;115 (Suppl. 1):1–20.
31. Engers AJ, Wensing M, van Tulder MW, Timmermans A, Oostendorp RA, Koes BW, Grol R. Implementation of the Dutch low back pain guideline for general practitioners: a cluster randomized controlled trial. Spine 2005;30(6):559–600.
32. Bekkering GE, van Tulder MW, Hendriks EJ, Koopmanschap MA, Knol DL, Bouter LM, Oostendorp RA. Implementation of clinical guidelines on physical therapy for patients with low back pain: randomized trial comparing patient outcomes after a standard and active implementation strategy. Phys Ther 2005; 85(6):544–55.
33. Hoeijenbos M, Bekkering T, Lamers L, Hendriks E, van Tulder M, Koopmanschap M. Cost-effectiveness of an active implementation strategy for the Dutch physiotherapy guideline for low back pain. Health Policy 2005;75(1):85–98.
34. Fritz JM, Cleland JA, Brennan GP. Does adherence to the guideline recommendation for active treatments improve the quality of care for patients with acute low back pain delivered by physical therapists? Med Care 2007;45(10):973–80.
35. Rutten GM, Degen S, Hendriks EJ, Braspenning JC, Harting J, Oostendorp RA. Adherence to clinical practice guidelines for low back pain in physical therapy: do patients benefit? Phys Ther 2010;90(8):1111–22.
36. Heijmans M, Hendriks HJM, Koes BW, Oostendorp RAB, Tulder MW van. KNGF-richtlijn Manuele therapie bij Lage Rugpijn. Ned Tijdschr Fysiother 2003;113 (Suppl. 3):1–24.
37. Verbeek JHAM, Anema JR, Everaert CPJ, Foppen GM, Heymans M, Hlobil H, Maijer JMA, Melis MTM, Meulenbeld C, Nieuwland E, Oberndorff A. Handelen van de bedrijfsarts bij werknemers met rugklachten. Richtlijnen voor bedrijfsartsen. Nederlandse Vereniging voor Arbeids- en Bedrijfsgeneeskunde (NVAB) 2006.
38. Koes BW, Sanders RJ e.a. Richtlijn aspecifieke lage rugklachten. Utrecht: Kwaliteitsinstituut voor de Gezondheidszorg CBO;2003.

39. Tulder MW van, Custers JWH, Bie RA de, Hammelburg R, Hulshof CTJ, Kolnaar BGM, Kuijpers T, Ostelo RWJG, van Royen BJ, Sluiter A. Ketenzorg richtlijn aspecifieke lage rugklachten. ZONMW KKCZ 2011.
40. Breen AC, van Tulder MW, Koes BW, Jensen I, Reardon R, Bronfort G. Mono-disciplinary or multidisciplinary back pain guidelines? How can we achieve a common message in primary care? Eur Spine J 2006; 15(5):641–7.
41. AGREE Collaboration. Development and validation of an international appraisal instrument for assessing the quality of clinical practice guidelines: the AGREE project. Qual Saf Health Care. 2003 Feb;12(1):18–23.
42. Grimshaw J, Freemantle N, Wallace S, et al. Developing and implementing clinical practice guidelines. Qual Health Care 1995;4:55–64.
43. McDonald CJ, Hui SL, Smith DM, et al. Reminders to physicians from an introspective computer trial. Ann Intern Med 1984;100:130–8.
44. Emslie CJ, Grimshaw J, Templeton A. Do clinical guidelines improve general practice management and referral of infertile couples? BMJ 1993;306:1728–31.
45. Eccles M, Grimshaw J. Ensuring that guidelines change clinical practice. In: The development and implementation of clinical guidelines. Report of the Clinical Guidelines Working Group. Exeter: Royal College of General Practitioners;1995. p. 12–5.
46. Grol R, Zwaard A, Mokkink H, Dalhuijsen J, Casparie A. Dissemination of guidelines: which sources do physicians use in order to be informed? Int J Qual Health Care 1998;10:135–40.
47. Watkins C, Harvey I, Langley C, et al. General practitioners' use of guidelines in the consultation and their attitudes to them. Br J Gen Pract 1999;49:11–5.
48. Freemantle N. Implementation strategies. Fam Pract 2000;17:S7–S11.
49. Prochaska JO, DiClemente CC. Stages and processes of self-change of smoking: toward an integrative model of change. J Consult Clin Psychol 1983;51:390–5.
50. Miller WL, Crabtree BF, McDaniel R, Strange KC. Understanding change in primary care practice using complexity theory. J Fam Pract 1998;46:369–76.
51. Grol R, Dalhuijsen J, Thomas S, Veld C, Rutten G, Mokkink H. Attributes of clinical guidelines that influence use of guidelines in general practice: observational study. BMJ 1998;317:858–61.
52. Hobbs FD, Erhardt L. Acceptance of guideline recommendations and perceived implementation of coronary heart disease prevention among primary care physicians in five European countries: the Reassessing European Attitudes about Cardiovascular Treatment (REACT) survey. Fam Pract 2002;19:596–604.
53. Hibble A, Kanka D, Pencheon D, Pooles F. Guidelines in general practice: the new tower of Babel? BMJ 1998; 317:862–3.
54. Côté AM, Durand MJ, Tousignant M, Poitras S. Physiotherapists and use of low back pain guidelines: a qualitative study of the barriers and facilitators. J Occup Rehabil. 2009;19(1):94–105.
55. Chenot JF, Scherer M, Becker A, Donner-Banzhoff N, Baum E, Leonhardt C, Keller S, Pfingsten M, Hildebrandt J, Basler HD, Kochen MM. Acceptance and perceived barriers of implementing a guideline for managing low back in general practice. Implement Sci 2008;3:7.
56. Evans DW, Foster NE, Vogel S, et al. Implementing evidence-based practice in the UK physical therapy professions: do they want it and do they feel they need it? Proceedings of the 5th International Forum on Low Back Pain Research in Primary Care; 2003 May; Montreal, Canada.

Kosteneffectiviteit van behandelingen van lage rugklachten

8.1 Inleiding

Kosten en kosteneffectiviteit van interventies spelen een steeds belangrijker rol bij de beslissing om nieuwe interventies in te voeren of bestaande interventies te blijven vergoeden vanuit het basispakket van de zorgverzekering. De vraag naar gezondheidszorg neemt toe door de toenemende vergrijzing en de groei van technologische mogelijkheden. De financiële middelen voor de gezondheidszorg zijn echter niet toereikend om volledig aan deze vraag te kunnen voldoen. Er moeten dus keuzes gemaakt worden welke interventies wel en welke niet vergoed worden vanuit het basispakket. Economische evaluaties onderbouwen deze keuzes.

In een economische evaluatie worden de kosten en effecten van twee of meer interventies met elkaar vergeleken. Zo kan de interventie geïdentificeerd worden die de meeste waar voor zijn geld biedt.[1] Voorwaarde voor het gebruik van economische evaluaties om beleidsmakers, clinici of patiënten te voorzien van informatie voor deze beslissingen, is dat ze op een valide en betrouwbare manier uitgevoerd worden.

Tabel 8.1 geeft een overzicht van studies waarin kosten en/of effecten van interventies zijn onderzocht. Volledige economische evaluaties vergelijken altijd de kosten én effecten van twee of meer interventies. Er zijn vier vormen van volledige economische evaluatie, die op dezelfde manier worden opgezet en uitgevoerd. Het verschil zit in het effect dat wordt bestudeerd. In een *kostenminimalisatie*-analyse wordt ervan uitgegaan dat de interventies even effectief zijn en worden alleen de kosten van de interventies vergeleken. Het is echter zelden het geval dat er werkelijk geen verschil in effectiviteit is tussen twee behandelingen. Hoewel statistisch mogelijk niet significant, is er meestal wel een klein verschil in effect. Een kostenminimalisatieanalyse is dan onterecht en wordt daarom zelden toegepast.[2] In een *kosteneffectiviteits*-analyse worden de effecten van de verschillende interventies uitgedrukt in ziektespecifieke maten zoals pijn, functioneren, herstel of kwaliteit van leven. In een *kostenutiliteits*-analyse wordt een uitkomstmaat gebruikt waarin kwaliteit van leven en levensduur gecombineerd worden. Het bekendste voorbeeld van zo'n maat is het voor kwaliteit van leven gecorrigeerde levensjaar (*quality-adjusted life-year*, QALY). In een *kostenbaten*-analyse worden zowel de kosten als de effecten van de interventies uitgedrukt in monetaire eenheden (geld). Een probleem hierbij is dat het moeilijk is om klinische effecten in geld uit te drukken. In de bedrijfsgezondheidszorg, waar ziekteverzuim doorgaans de belangrijkste uitkomstmaat is, zijn kostenbatenanalyses relevant en informatief. Zeker als deze vanuit het bedrijfsperspectief worden uitgevoerd. Een bedrijf zal er zeker in geïnteresseerd zijn wat de zogeheten *return on investment* is. Een positieve return on investment betekent dat de opbrengsten voor het bedrijf hoger zijn dan de investering in een interventie die rugklachten kan voorkomen of succesvol behandelen. In dat geval zal het bedrijf de interventie willen implementeren.

De meest gebruikte vormen van economische evaluatie zijn de kosteneffectiviteits- en kostenutiliteitsanalyse. De principes en methoden zijn in verschillende handboeken uitvoerig beschreven[1-4] en in twee artikelen specifiek toegepast op lage rugklachten.[5,6] Wij verwijzen de lezer graag naar deze publicaties voor meer informatie over de methoden.

Hieronder volgt een korte samenvatting van de methoden die gebruikt zijn om de economische evaluaties van interventies voor lage rugklachten in de eerstelijnsgezondheidszorg samen te vatten. Dit hoofdstuk is gebaseerd op drie recente systematische reviews, die wij geactualiseerd hebben.[7-9] De nadruk ligt daarbij op de kosteneffectiviteit van interventies die in richtlijnen worden aanbevolen. De interventies zijn gehaald uit een overzicht van internationale richtlijnen voor aspecifieke lage rugklachten.[10] Daarnaast geven wij een overzicht van de kosteneffectiviteit van huisartsenzorg en bedrijfsgezondheidszorg in vergelijking met elkaar of andere zorg (bijvoorbeeld fysiotherapie).

Tabel 8.1 Typen evaluaties van interventies[2]

		onderzoek naar zowel kosten als effecten?		
		alleen effecten	alleen kosten	zowel kosten als effecten
worden er twee of meer behandelingen vergeleken?	nee	effectbeschrijving	kostenbeschrijving	kosteneffectenbeschrijving
	ja	effectiviteitvergelijking	kostenvergelijking	volledige economische evaluatie: - kostenminimalisatieanalyse - kosteneffectiviteitsanalyse - kostenutiliteitsanalyse - kostenbatenanalyse

8.2 Methodologische kwaliteit

De Consensus on Health Economic Criteria (CHEC) -lijst werd gebruikt om de methodologische kwaliteit van de economische evaluaties te bepalen.[11] De methodologische kwaliteit van de studies werd steeds door twee onderzoekers, onafhankelijk van elkaar, beoordeeld. In een consensusbijeenkomst werden de verschillen besproken.

De CHEC-lijst[11] bestaat uit negentien items:
1. Is de studiepopulatie duidelijk beschreven?
2. Zijn de interventies die worden vergeleken duidelijk beschreven?
3. Is er een goed omschreven onderzoeksvraag geformuleerd en is die beantwoordbaar?
4. Past de studieopzet bij het doel van de studie?
5. Is de tijdshorizon geschikt om relevante effecten te meten?
6. Is het gekozen perspectief juist?
7. Zijn alle belangrijke en relevante kosten voor iedere interventie geïdentificeerd?
8. Zijn alle kosten op de juiste manier gemeten?
9. Zijn alle kosten op de juiste manier gewaardeerd?
10. Zijn alle belangrijke en relevante effecten voor iedere interventie geïdentificeerd?
11. Zijn alle effecten op de juiste manier gemeten?
12. Zijn alle effecten op de juiste manier gewaardeerd?
13. Is een incrementele analyse van de kosten en effecten van de interventies uitgevoerd?
14. Zijn alle toekomstige kosten en effecten verdisconteerd?
15. Zijn alle belangrijke variabelen waarvan de waarden onzeker zijn op een juiste wijze in een sensitiviteitsanalyse geëvalueerd?
16. Worden de conclusies ondersteund door de gerapporteerde gegevens?
17. Wordt de generaliseerbaarheid van de resultaten naar andere patiënt/cliëntgroepen besproken?
18. Wordt in het artikel aangegeven dat er geen potentiele belangenverstrengeling is van de onderzoeker(s) en sponsor(s)?
19. Zijn ethische en distributieaspecten op de juiste wijze besproken?

Tabel 8.2 Verschillende kostencategorieën in economische evaluaties op het gebied van lage rugklachten

	binnen de gezondheidszorg	buiten de gezondheidszorg
directe kosten	huisartsconsult fysiotherapie oefentherapie manuele therapie medicatie op recept beeldvormende diagnostiek (röntgen, CT, MRI) medisch specialistisch consult operatie ziekenhuisopname behandeling pijnkliniek revalidatieprogramma	alternatieve zorg (acupunctuur, chiropractie, yoga) zelfzorgmedicatie (niet op recept) reiskosten (bijv. naar ziekenhuis of revalidatiecentrum) informele zorg (partner, mantelzorger)
indirecte kosten		werkverzuim *(absenteeism)* minder productiviteit tijdens werk *(presenteeism)*

8.3 Dataextractie

Gegevens die uit de studies werden gehaald betroffen 1) het type en perspectief van de economische evaluatie; 2) kenmerken van de studiepopulatie; 3) kenmerken van de interventies; 4) jaar, duur, land en valuta van de studie; 5) identificatie, meting en waardering van de kosten en effecten; en 6) de resultaten van de studie.

Het is belangrijk om in economische evaluaties alle kosten mee te nemen die relevant zijn voor het perspectief vanwaaruit de evaluatie wordt gedaan. Tabel 8.2 geeft een voorbeeld van kosten die relevant zijn in economische evaluaties op het gebied van lage rugklachten.

Informatie over de relatieve kosteneffectiviteit van de interventies werd gebruikt als primaire uitkomst. Dit wordt meestal gepresenteerd als een zogeheten kosteneffectiviteits- of kostenutiliteitsratio, die de incrementele kosten afzet tegen de incrementele effecten. Met incrementele kosten wordt het verschil in kosten tussen interventie en controlegroep bedoeld. De ratio geeft bijvoorbeeld aan wat de extra kosten zijn van een interventie ten opzichte van een andere interventie per extra herstelde patiënt of per QALY. Indien een interventie gepaard gaat met lagere kosten dan de andere interventie waarmee zij vergeleken wordt, maar ook gepaard gaat met grotere effecten, dan is die interventie 'dominant' ten opzichte van de andere interventie.

8.4 Analyse

Het uitvoeren van een meta-analyse van kosteneffectiviteitsratio's is niet opportuun gezien de heterogeniteit van studiepopulaties, interventies en vergelijkingen, manieren waarop kosten zijn gemeten, en type kosten dat meegenomen is in de studies. De resultaten van de verschillende kosteneffectiviteitsstudies zijn hieronder afzonderlijk beschreven.

De resultaten zijn onderverdeeld in kosteneffectiviteit van behandelingen die door richtlijnen worden aanbevolen en kosteneffectiviteit van huisartsenzorg. Een interventie werd beschouwd als kosteneffectief indien de ratio lager was dan de drempelwaarde die door het Engels

National Institute for Health and Clinical Excellence (NICE) wordt gehanteerd: GBP 30.000 per QALY.[12,13]

8.5 Resultaten

8.5.1 Kosteneffectiviteit van behandelingen die door richtlijnen worden aanbevolen

Er werden 26 studies gevonden. De resultaten van twee afzonderlijke studies[14,15] werden gerapporteerd in één artikel[16]. Twee studies rapporteerden de resultaten na één en twee jaar afzonderlijk.[17-20] De meeste studies voerden een kosteneffectiviteits- of kostenutiliteitsanalyse uit, vier studies een kostenbatenanalyse[21-24], en twee studies een kostenminimalisatieanalyse[25,26]. Eén studie gaf geen beschrijving van het type economische evaluatie, maar op basis van de rapportage vermoeden we dat het hier een kosteneffectiviteitsanalyse betrof.[17,18] De meeste studies werden uitgevoerd in Europa, slechts drie in de Verenigde Staten[14,15,25] en twee in Canada[27,28]. De methodologische kwaliteit van de studies was goed (tabel 8.3). Zeven studies gaven niet aan vanuit welk perspectief de studie was opgezet en uitgevoerd, en drie van de negen studies met een follow-up langer dan een jaar hadden de kosten en effecten niet verdisconteerd.

Interventies voor acute lage rugklachten
Internationale richtlijnen raden aan om patiënten evidence-based informatie over de prognose te geven, het advies te geven om actief te blijven (inclusief (terugkeer naar) werk) en informatie te geven over effectieve zelfzorg. Daarnaast bevatten de richtlijnen aanbevelingen voor pijnmedicatie (paracetamol en NSAID's) en manipulatie van de wervelkolom.[10]

Er werden negen studies gevonden naar evidence-based advies. Zes studies vergeleken advies met een andere behandeling [14,15,17,18,22,27,29], drie studies vergeleken advies alleen met advies in combinatie met een andere interventie [19-21,30]. De resultaten lieten geen consistent beeld zien. Vier studies suggereerden dat advies kosteneffectief is ten opzichte van andere interventies in de eerstelijnsgezondheidszorg[17,18,22] of een folder over lage rugklachten[14,15]. Andere studies rapporteerden kosteneffectiviteits- of kostenutiliteitsratio's in het voordeel van naturopathie [27], graded activity[21], fysiotherapie [29], en een combinatie van manipulatie- en stabilisatie-oefeningen[19,20] in vergelijking met advies.

Er werd slechts één studie gevonden naar de kosteneffectiviteit van manipulatie van de wervelkolom bij acute lage rugklachten.[26] De kostenminimalisatieanalyse liet zien dat de kosten van manipulatie 49.076, van huisartsenzorg 50.834 en van oefentherapie 45.423 Zweedse kronen waren. De verschillen waren niet groot, maar zijn niet formeel getoetst in een statistische analyse. Verder werd maar een beperkt aantal kosten meegenomen in deze studie.

Interventies voor subacute en chronische lage rugklachten
De meeste internationale richtlijnen voor patiënten met subacute en chronische lage rugklachten geven aanbevelingen voor interventies waarvan de effectiviteit onderbouwd is door systematisch literatuuronderzoek, zoals multidisciplinaire revalidatie, oefentherapie, manipulatie van de wervelkolom, en cognitief-gedragsmatige therapie.

Vijftien studies werden gevonden waarin interdisciplinaire revalidatie, oefentherapie, manipulatie van de wervelkolom en cognitief-gedragsmatige therapie werden vergeleken met fysiotherapie[24,31-33], huisartsenzorg[23,25,28,34], chirurgie[35] en wandelen[24]. Andere studies evalueerden de kosteneffectiviteit van deze interventies als toevoeging aan advies[19-21], huis-

◘ **Tabel 8.3** Methodologische kwaliteit van de studies gebaseerd op criteria van de Cochrane Back Review Group voor trials[8,9] en de CHEC-lijst voor economische evaluaties[12]

	risk-of-bias-score (/11)	CHEC-lijst (/19)*
Critchley	7	19 (0)
Goossens	2	14 (1)
Herman	6	17 (1)
Hlobil	7	15 (2)
Hollinghurst	7	17 (1)
Jellema	9	18 (1)
Johnson	7	12 (1)
Karjalainen	8	13 (0)
Kominski	5	11 (4)
Kovacs	4	15 (1)
Lamb	7	15 (1)
Loisel	5	14 (0)
Molde Hagen	7	12 (1)
Niemisto	6	16 (0)
Ratcliffe	5	19 (0)
Riveiro Arias	8	18 (1)
Riveiro Arias	5	18 (0)
Seferlis	4	7 (5)
Skouen	5	14 (1)
Smeets	8	18 (1)
Strong	4	13 (1)
Torstensen	6	9 (2)
UK BEAM Trial Team	5	17 (1)
Van der Roer	6	18 (1)
Whitehurst	6	17 (1)
Witt	4	13 (1)

* Het aantal CHEC-lijstitems dat niet van toepassing was, wordt tussen haakjes aangegeven. Bijvoorbeeld is het uitvoeren van een incrementele kosteneffectiviteitsanalyse (item 13) niet van toepassing voor kostenminimalisatie- en kostenbatenanalyses, en *discounting* (item 14) was niet van toepassing voor studies met een follow-up van een jaar of minder.

artsenzorg[30,36,37] of een intramuraal revalidatieprogramma[38]. Op twee studies na[25,33] lieten alle studies zien dat deze interventies die in richtlijnen worden aanbevolen kosteneffectief zijn ten opzichte van de vergelijkende interventie. Schweikert en collega's vonden zelfs dat het toevoegen van een cognitief-gedragsmatige behandeling aan een intramuraal revali-

8.5 · Resultaten

datieprogramma dominant was ten opzichte van het revalidatieprogramma alleen.[38] Dominant wil zeggen dat de kosten lager waren en de effecten groter. Torstensen en collega's vonden dat oefentherapie dominant was ten opzichte van wandelen.[24]

Vier studies vergeleken multidisciplinaire revalidatie, oefentherapie, manipulatie van de wervelkolom en cognitief-gedragsmatige behandeling met elkaar. Critchley en collega's vonden dat een pijnprogramma vanuit cognitief-gedragsmatige principes kosteneffectief was ten opzichte van oefentherapie.[31] Smeets en collega's vonden dat de combinatie van oefentherapie met een graded-activity-benadering en probleemoplossing niet kosteneffectief was in vergelijking met oefentherapie alleen of een graded-activity-benadering en probleemoplossing.[39] De kostenutiliteitsratio voor oefentherapie in vergelijking met de combinatietherapie was 35.060 euro per QALY; graded-activity-benadering en probleemoplossing was dominant in vergelijking met de combinatietherapie. De UK BEAM-studie liet daarentegen zien dat de combinatie van manipulatie van de wervelkolom, oefentherapie en huisartsenzorg volgens de richtlijn kosteneffectief was ten opzichte van manipulatie plus huisartsenzorg (4800 GBP per QALY) en oefentherapie plus huisartsenzorg (8300 GBP per QALY).[37] Goossens en collega's vonden dat een operant-conditioneringsprogramma met groepsdiscussie of een cognitief-gedragsmatige component lagere kosten met zich meebracht dan een wachtlijstcontrole.[40]

Witt en collega's vonden dat acupunctuur als toevoeging bij standaardzorg kosteneffectief was ten opzichte van standaardzorg alleen; de kostenutiliteitsratio was € 10.526 per QALY.[41] Maar deze studie had enkele methodologische tekortkomingen, waardoor de positieve resultaten voorzichtig geïnterpreteerd moeten worden. Ratcliffe en collega's vonden echter ook dat acupunctuur kosteneffectief was ten opzichte van huisartsenzorg vanuit gezondheidszorgperspectief, met een kostenutiliteitsratio van 4241 GBP per QALY. Vanuit maatschappelijk perspectief bleek acupunctuur dominant ten opzichte van huisartsenzorg.[42]

Hollinghurst en collega's vonden dat massage in vergelijking met huisartsenzorg hogere kosten met zich meebracht en minder effectief was (-34.473 GBP per QALY).[36]

Intermezzo

Een goed voorbeeld van een economische evaluatie op het gebied van lage rugklachten is het onderzoek van Van der Roer en collega's.[32]

Het doel van deze studie was het evalueren van de effectiviteit en kosteneffectiviteit van een intensieve groepstraining voor mensen met chronische lage rugklachten in vergelijking met gebruikelijke fysiotherapie conform de KNGF-richtlijn Lage rugklachten. Het intensieve groepsprogramma bestond uit een combinatie van oefentherapie, rugscholing en een gedragsmatige benadering. Dit zijn drie interventies die bewezen effectief zijn bij mensen met chronische lage rugklachten. De verwachting was dat dit een optimale behandeling zou zijn voor mensen met chronische lage rugklachten en zou leiden tot betere klinische effecten en lagere kosten vanwege verminderd werkverzuim.

Een gerandomiseerde therapeutische interventiestudie werd uitgevoerd naar de effectiviteit van de intensieve groepstraining, en er werd een economische evaluatie uitgevoerd vanuit maatschappelijk perspectief naar kosteneffectiviteit en kostenutiliteit.

In totaal 114 patiënten met chronische lage rugklachten werden door de deelnemende fysiotherapeuten gerekruteerd. Deze patiënten werden gerandomiseerd naar het intensieve groepsprogramma of de controlegroep. Patiënten werden 52 weken gevolgd. Uitkomstmaten waren functionele status (Roland Morris Disability Questionnaire), pijnintensiteit (PI-NRS), algehele verbetering (GPE), *fear avoidance*, coping, *self-efficacy* en kwaltiteit van leven (EQ-5D). Alle relevante directe en indirecte kosten werden meegenomen. Directe kosten van gezondheidszorg waren naast de kosten van fysiotherapie bijvoorbeeld ook de kosten van huisartsenzorg, medisch specialistische zorg, operatieve ingrepen, radiodiagnostiek (CT/MRI), ziekenhuisopname en medicatie (op recept en zelfzorg). De indirecte kosten bestonden uit kosten van werkverzuim (zogeheten 'absenteeism') en minder productie tijdens het werk (zogeheten 'presenteeism').

Gegevens werden prospectief verzameld 6, 13, 26 en 52 weken na randomisatie via vragenlijsten en kostendagboekjes. Zowel een intention-to-treat-analyse als een per-protocolanalyse werd uitgevoerd. Multilevel modelling werd gebruikt om te corrigeren voor clusteren van gegevens op vier niveaus: follow-up-moment, patiënt, fysiotherapeut en fysiotherapiepraktijk. De kosteneffectiviteitsanalyse werd gedaan met behulp van bootstrapping-technieken en *cost-effectiveness acceptability curves*.

De resultaten lieten zien dat er geen statistisch significante verschillen waren in effectiviteit tussen de twee groepen, op geen enkele uitkomstmaat op geen enkel meetmoment. De enige uitzondering was dat na 26 weken patiënten die het intensieve groepsprogramma gevolgd hadden, een sterkere afname in pijnintensiteit hadden dan de patiënten in de controlegroep. De directe kosten waren hoger in de groep die het intensieve groepsprogramma volgde dan in de controlegroep. Dit werd voornamelijk veroorzaakt door de hogere kosten van de interventie zelf. Het verschil in totale kosten was niet statistisch significant (€ 233; 95% BI: € -2.185; € 2.764). De kosteneffectiviteitsgrafieken lieten zien dat het intensieve groepsprogramma niet kosteneffectief is ten opzichte van gebruikelijke fysiotherapie conform de KNGF-richtlijn.

Geconcludeerd mag worden dat het intensieve groepsprogramma niet effectiever en niet doelmatiger is dan gebruikelijke fysiotherapie conform de KNGF-richtlijn en dat implementatie van het programma niet opportuun is.

8.5.2 Kosteneffectiviteit van huisartsenzorg

Er zijn elf studies gevonden. De studiepopulatie varieerde van 106[43] tot 1334[37] en betrof voornamelijk patiënten met subacute en chronische lage rugklachten.

De meeste studies voerden een kosteneffectiviteits- of kostenutiliteitsanalyse uit; twee studies betroffen een kostenminimalisatieanalyse[25,26] en twee studies een kostenbatenanalyse [23,28]. Eén studie, waarvan de resultaten na een en twee jaar in twee aparte artikelen werden gepubliceerd [17,18], beschreef niet specifiek het type analyse. De manier waarop de resultaten werden gepresenteerd doet vermoeden dat het om een kosteneffectiviteitsanalyse gaat. Negen van de elf studies werden in Europa uitgevoerd, één in de Verenigde Staten[25] en één in Canada [28].

De studies werden ingedeeld in drie groepen: huisartsenzorg alleen versus andere behandelingen (acht studies), huisartsenzorg alleen versus huisartsenzorg plus aanvullende behandeling (vier studies), en huisartsenzorg plus een andere behandeling versus een andere behandeling (een studie). Twee studies hadden meer dan twee behandelgroepen en komen in meerdere vergelijkingen voor.[25,36]

De meeste studies onderzochten 'gebruikelijke huisartsenzorg'. Dat wil zeggen dat zij niet specificeerden of de behandelingen een bepaald protocol of een bepaalde richtlijn volgden. Gebruikelijke huisartsenzorg bestond meestal uit geruststelling, advies, oefeningen, rust en voorschrijving van pijnmedicatie, soms met een verwijzing.[23,25,26,43] Een aantal studies gaf geen adequate beschrijving van de huisartsenzorg, anders dan dat het gebruikelijke zorg (*usual*

8.5 · Resultaten

care) was. In de UK BEAM-studie werden de huisartsen getraind om zorg te leveren conform de klinische richtlijn.[37]

De methodologische kwaliteit van de studies was adequaat (◘ tabel 8.3), met uitzondering van de studie van Seferlis en collega's.[26] Maar er waren tekortkomingen in alle studies. Slechts vijf studies namen kosten mee die pasten bij het gekozen perspectief.[28,36,37,42,44] Eén studie werd uitgevoerd vanuit maatschappelijk perspectief, maar nam alleen maar de kosten mee van de interventies en het productiviteitsverlies, en niet de kosten van overige zorg.[23] Vijf studies vermeldden niet vanuit welk perspectief de economische evaluatie werd uitgevoerd.[17,18,25,26,34,43] De meeste studies gebruikten kostendagboekjes of vragenlijsten om de kostengegevens te meten en sommige studies medische dossiers of gegevens van zorgverzekeraars. De follow-up was in alle studies ten minste een jaar. Zes studies voerden ook een sensitiviteitsanalyse uit om de mate van onzekerheid in de schattingen van kosten en effecten te evalueren.[28,36,37,42-44]

Huisartsenzorg alleen versus andere behandelingen

De kosten van huisartsenzorg waren significant lager dan de kosten van de andere behandelingen waarmee zij vergeleken werd, indien alleen gekeken werd naar kosten van gezondheidszorg.[25,26,34,36,42] Maar de kosten van huisartsenzorg waren significant hoger indien ook kosten van productieverlies (werkverzuim) werden meegenomen.[26,28,36,44] In de kosteneffectiviteits- en kostenutiliteitsanalyses werd geen statistisch significant verschil gevonden tussen de groepen op klinische uitkomsten. Uitzonderingen waren de Alexander-techniek, die het aantal pijnvrije dagen verhoogde (verschil van 14% ten opzichte van huisartsenzorg)[36], en een revalidatieprogramma en/of interventie in de bedrijfssetting, die het aantal dagen ziekteverzuim aanzienlijk verminderden (verschil van 190 tot 293 dagen ten opzichte van huisartsenzorg)[28]. Deze behandelingen bleken ook kosteneffectief in vergelijking met huisartsenzorg. Eén studie vond dat acupunctuur kosteneffectief was ten opzichte van huisartsenzorg.[42]

Huisartsenzorg alleen versus huisartsenzorg plus aanvullende behandeling

Er werden vier studies gevonden.[17,18,25,36,43] De kosten van huisartsenzorg waren significant lager dan de kosten van huisartsenzorg plus andere behandelingen, indien alleen gekeken werd naar kosten van gezondheidszorg.[25,36] Ook hier waren de kosten van huisartsenzorg hoger indien ook kosten van productieverlies (werkverzuim) werden meegenomen.[17,18,36,43] Drie studies voerden een kosteneffectiviteits- of kostenutiliteitsanalyse uit. Het toevoegen van oefeningen en gedragsmatige behandeling aan huisartsenzorg leidde tot een toename van het aantal pijnvrije dagen (verschil van 11 dagen) en bleek kosteneffectief vanuit gezondheidszorgperspectief.[36] Het toevoegen van advies, educatie en oefeningen (met of zonder werkplekbezoek) gaf ook betere uitkomsten en bleek kosteneffectief ten opzichte van huisartsenzorg alleen.[17,18] Eén studie onderzocht de kosteneffectiviteit van huisartsenzorg conform een klinische richtlijn en vond dat vanuit gezondheidszorgperspectief huisartsenzorg lagere kosten met zich meebracht dan huisartsenzorg plus oefeningen en/of manipulatie van de wervelkolom.[37] Het toevoegen van manipulatie van de wervelkolom aan huisartsenzorg conform de richtlijn leidde tot een klein verschil (0,04) in QALY's en tot een lage kostenutiliteitsratio vanuit gezondheidszorgperspectief (GBP 4800 per QALY). De kostenutiliteitsratio voor huisartsenzorg plus oefeningen en/of manipulatie van de wervelkolom versus huisartsenzorg alleen was GBP 3800 per QALY, hoewel er geen statistisch significant verschil in QALY's was. Dit laat zien dat de effectiefste interventie niet ook de kosteneffectiefste hoeft te zijn.

Huisartsenzorg plus andere behandeling versus andere behandeling

Er werd slechts één studie gevonden en die liet zien dat huisartsenzorg plus oefeningen en gedragsmatige behandeling vanuit het gezondheidszorgperspectief gepaard ging met lagere kosten dan massage of Alexander-techniek plus oefeningen en gedragsmatige behandeling.[36] Er waren geen statistisch significante verschillen tussen de groepen wat betreft pijnvrije dagen, disfunctioneren en QALY's. De kosteneffectiviteitsratio's voor massage (GBP 5304 per QALY) en Alexander-techniek (GBP 5332 per QALY) plus oefeningen en gedragsmatige behandeling waren laag. De conclusie was dat massage en Alexander-techniek kosteneffectief zijn ten opzichte van huisartsenzorg.

8.5.3 Kosteneffectiviteit van gestratificeerde zorg

Zoals in hoofdstuk 9 wordt beschreven, is er een toegenomen aandacht voor het identificeren van subgroepen en het *matchen* van specifieke behandelingen voor verschillende subgroepen. Effectiviteit en kosteneffectiviteit van die gestratificeerde aanpak is in twee recente studies onderzocht.

Eén studie (zie Intermezzo 1 in ▶ par. 9.5 voor een uitgebreide beschrijving van deze studie) vergeleek een gestratificeerde aanpak in de huisartsenpraktijk met standaard huisartsenzorg conform de richtlijnen.[45] Patiënten werden op basis van een eenvoudige vragenlijst ingedeeld in een laag-, medium- en hoog-risicogroep. De laag-risicogroep kreeg een minimale interventie door de huisarts van slechts één behandelsessie. De medium-risicogroep kreeg een verwijzing voor gestandaardiseerde fysiotherapie, de hoog-risicogroep kreeg een verwijzing voor psychologisch (gedragsmatig) georiënteerde fysiotherapie. De belangrijkste bevinding van de RCT was dat de gestratificeerde aanpak effectiever en kosteneffectiever was dan de gangbare zorg in Engeland. De gestratificeerde aanpak was dominant in vergelijking met standaardzorg; het leidde tot meer gezondheidswinst (.039 gewonnen QALY's) en lagere kosten (GBP 34,39).[45]

Een recente Nederlandse studie vergeleek een aangepaste versie van het classificatiesysteem van Delitto met standaard fysiotherapie conform de KNGF-richtlijn.[46] De klinische uitkomsten die werden meegenomen waren pijnintensiteit, globaal herstel, functioneren en kwaliteit van leven. De economische evaluatie werd vanuit maatschappelijk perspectief uitgevoerd en zowel kosten van zorg als van werkverzuim werden gemeten. Er deden 156 patiënten met chronische rugklachten mee aan de studie. Er was geen enkel verschil op enige uitkomst op enig moment. De gemiddelde kosten in de classificatiegroep waren 2287 euro en in de standaardfysiotherapiegroep 2020 euro. Dit verschil was niet statistisch significant. De conclusie was dan ook dat het classificatiesysteem niet kosteneffectief was ten opzichte van standaard fysiotherapie.[46]

8.5.4 Kosteneffectiviteit van behandelingen in de werkomgeving

Een Canadese studie voerde een kosteneffectiviteits- en kostenbatenanalyse uit met betrekking tot werknemers met meer dan vier weken ziekteverzuim vanwege rugklachten.[28] Zij werden gerandomiseerd naar standaard eerstelijnszorg zonder specifieke aandacht voor terugkeer naar het werk, een klinisch revalidatieprogramma (onderzoek door specialist, rugschool, en indien nodig een werkgerelateerde aanpak met psycholoog en arbeidstherapeut), een arbeidsrevalidatieprogramma (werkgerelateerde interventie en een zogeheten participatief ergonomische interventie met de werknemer en zijn/haar leidinggevende, een ergonoom, en vertegenwoordigers van het management en de vakbond) of een combinatie van de klinische en arbeidsrevalidatieprogramma's. De resultaten lieten zien dat het aantal dagen ziekteverzuim aanzienlijk lager was in de drie interventiegroepen ten opzichte van standaard eerstelijnszorg: 11 tot 12 dagen minder in het eerste jaar en 190 tot 293 dagen minder gedurende de 6,5 jaar follow-up. De drie groepen hadden gemiddeld per werknemer CAD 16.000 tot 18.500 lagere kosten.

Een studie uitgevoerd in Zweden betrof een kostenminimalisatieanalyse. Honderdtachtig werknemers met ziekteverzuim vanwege lage rugklachten werden gerandomiseerd naar een intensief trainingsprogramma, manuele therapie of huisartsenzorg. Er was geen verschil in totale kosten tussen de drie groepen. Ongeveer negentig procent van de totale kosten betrof indirecte kosten van ziekteverzuim. In de huisartsenzorggroep waren de gemiddelde directe zorgkosten SEK 2744 lager dan in de andere twee groepen.[26]

Twee economische evaluaties werden uitgevoerd in Noorwegen.[22,23] In de ene studie werden 195 werknemers met ziekteverzuim van drie maanden of langer vanwege lage rugklachten gerandomiseerd naar óf een intensief óf een minder intensief multidisciplinair programma en die werden vergeleken met standaardzorg door de huisarts. Het minder intensieve programma bleek effectiever dan standaardzorg voor mannen, maar het intensieve programma niet. De onderzoekers hadden ook aparte subgroepanalyses gepland voor mannen en vrouwen. Voor vrouwen waren er geen verschillen in effectiviteit. Een kostenbatenanalyse liet zien dat voor mannen het minder intensieve programma in Noorwegen een besparing van 852.000 USD over een periode van twee jaar zou opleveren.[23] Aan de andere studie namen 457 werknemers deel met acht tot twaalf weken ziekteverzuim vanwege lage rugklachten. Zij werden gerandomiseerd naar een rugkliniek, waar zij onderzocht werden en informatie en advies kregen om actief te blijven, of naar standaard eerstelijnszorg. De interventiegroep keerde sneller terug naar het werk; er waren geen verschillen in werkverzuim in het tweede en derde jaar. De interventie resulteerde in gemiddeld 2822 USD lagere kosten per werknemer.[22]

De meeste studies werden uitgevoerd in Nederland.[21,47-50] Een studie naar 134 werknemers van KLM met ten minste vier weken ziekteverzuim vanwege lage rugklachten werden gerandomiseerd naar een zogeheten graded-activity-programma of naar standaardzorg.[21] De kostenbatenanalyse liet zien dat een investering van 475 euro per werknemer voor graded activity tot een besparing leidde van 999 euro in het eerste jaar en 1661 euro gedurende drie jaar, vooral door afname van het werkverzuim.

Een andere studie was een kopie van de Canadese studie van Loisel, waarin de kosteneffectiviteit van een participatief ergonomische interventie vergeleken werd met standaardzorg, een klinisch en een arbeidsrevalidatieprogramma.[49] Deze studie had alleen een follow-up tot een jaar. Het arbeidsrevalidatieprogramma leidde tot gemiddeld dertig dagen eerder terugkeer naar het werk dan standaardzorg, tegen 19 euro hogere kosten. Werknemers die het klinische revalidatieprogramma hadden gevolgd keerden gemiddeld 21 dagen later terug naar het werk; klinisch en arbeidsrevalidatieprogramma samen resulteerde in 51 dagen latere terugkeer naar het werk.

De kosteneffectiviteit van ruggordels werd geëvalueerd in een studie onder 360 medewerkers in de thuiszorg.[48] De ruggordelgroep had statistisch significant minder dagen met rugpijn (54; 95% BI 29 tot 84), maar er was geen verschil in dagen ziekteverzuim (5; 95% BI -7 tot 21). De totale kosten waren gemiddeld per werknemer 540 euro lager in de ruggordelgroep, maar dit verschil was niet statistisch significant (95% BI -1463 tot 2578). De kosteneffectiviteitsratio was 54.000 euro per QALY.

Een studie vergeleek de kosteneffectiviteit van zogeheten geïntegreerde zorg met die van standaardzorg door huisarts en/of bedrijfsarts.[47] De geïntegreerde zorg bestond uit een werkgerelateerde interventie die een participatief ergonomische interventie, betrokkenheid van de leidinggevende, en een graded-activity-programma met gedragsmatige aspecten omvatte. De studiepopulatie bestond uit mensen met langer dan drie maanden rugklachten, betaald werk voor ten minste 8 uur per week, en ziekteverzuim. De resultaten lieten zien dat de totale kosten in de geïntegreerde-zorggroep (GBP 13.165) significant lager waren dan in de standaardzorggroep (GBP 18.475). De directe kosten van gezondheidszorg waren wat hoger in de geïntegreerde-zorggroep (GBP 1479 versus 1262). De geïntegreerde-zorggroep keerde ook statistisch significant eerder terug naar het werk (129 versus 197 dagen). De kostenutiliteitsanalyse liet zien dat geïntegreerde zorg dominant was ten opzichte van standaardzorg. De kostenbatenanalyse liet zien dat iedere in geïntegreerde zorg geïnvesteerde Britse pond ongeveer 26 pond oplevert.[47]

8.6 Discussie

Hoewel er een toename is van uitgevoerde en gepubliceerde economische evaluaties, is het aantal nog altijd laag. Zeker in vergelijking met het aantal gerandomiseerde studies naar effectiviteit van interventies. Er is vaak maar één economische evaluatie beschikbaar van een bepaalde interventie. Net zoals de resultaten van één gerandomiseerde trial doorgaans niet overtuigend genoeg zijn, en een systematische review van meerdere studies gewenst is voor een precieze en betrouwbare schatting van het effect van een interventie, is het twijfelachtig om vergaande beleidsmaatregelen te baseren op een enkele economische evaluatie. Vooral ook omdat die meestal niet is uitgevoerd in Nederland en de studiepopulatie meestal te klein is voor een precieze en betrouwbare schatting van de kosteneffectiviteit. Meerdere economische evaluaties bij relatief grote onderzoekspopulaties zijn dus gewenst om een beleidsmaatregel door te voeren op basis van de kosteneffectiviteit van een interventie.

Indien er meerdere studies beschikbaar zijn, dan verschillen die doorgaans in vergelijkende interventie, uitkomstmaten, en setting of land waarin de studie is uitgevoerd. Vanwege de verschillen in kosten, gezondheidszorgsysteem en sociale zekerheidssysteem zijn de resultaten van economische evaluaties niet zonder meer te vertalen naar een ander land. Dat betekent dat in Nederland aparte economische evaluaties moeten worden uitgevoerd om specifieke beleidsmaatregelen te kunnen nemen. In Nederland heeft ZonMw binnen het programma Doelmatigheidsonderzoek sinds 2000 30,4 miljoen euro beschikbaar voor dit type studies. Inmiddels zijn al 460 economische evaluaties gefinancierd. Desondanks is het uiteraard niet haalbaar om voor alle nieuwe en bestaande interventies een economische evaluatie in Nederland uit te voeren. Op het gebied van lage rugklachten in de eerstelijns- en bedrijfsgezondheidszorg zijn er tot op heden ook maar een paar economische evaluaties uitgevoerd, waarvan vijf in de eerstelijnsgezondheidszorg[32,39,40,46,51] en vijf in de bedrijfsgezondheidszorg [21,47-50].

8.7 Aanbevelingen

De meeste economische evaluaties worden uitgevoerd naast een gerandomiseerd gecontroleerd onderzoek. Wij raden onderzoekers aan om de economische evaluatie volledig te integreren in het effectiviteitsonderzoek en net zo zorgvuldig te ontwerpen. Samenwerking met gezondheidseconomen of onderzoekers met expertise en ervaring in doelmatigheidsonderzoek is essentieel voor een goede opzet, uitvoering, analyse en interpretatie van economische evaluaties.

Tot slot raden wij (toekomstige) onderzoekers aan om bij het opzetten van hun economische evaluatie de richtlijnen van het College voor Zorgverzekeringen op te volgen[52]. Dit zal de methodologische kwaliteit van de economische evaluaties ten goede komen, maar het gebruik van deze richtlijnen maakt de resultaten van economische evaluaties ook beter vergelijkbaar.

Kosteneffectiviteit behandelingen lage rugpijn
- Kosten en kosteneffectiviteit van interventies spelen een steeds belangrijker rol bij beslissingen in de gezondheidszorg.
- Van een volledige economische evaluatie is alleen sprake als zowel de kosten als effecten van twee of meer interventies met elkaar worden vergeleken.
- De twee kosteneffectiefste interventies voor huisartsenzorg waren 1) gebruikelijke huisartsenzorg in combinatie met oefeningen en gedragsmatige behandeling; en 2) richtlijnconforme huisartsenzorg in combinatie met oefeningen en manipulatie van de wervelkolom.
- Een graded-activity-programma, een participatief ergonomische interventie, en geïntegreerde zorg door huisarts en/of bedrijfsarts zijn kosteneffectief voor werknemers die verzuimen vanwege rugklachten.

Literatuurlijst

1. Drummond MF, Sculpher MJ, Torrance GW, O'Brien BJ, Stoddart GL. Methods for the Economic Evaluation of Health Care Programmes. Third Edition ed. New York: Oxford University Press; 2005.
2. Briggs AH, O'Brien BJ. The death of cost-minimization analysis? Health Econ 2001 Mar; 10(2):179–84.
3. Lapre R, Rutten F, Schut E. Algemene economie van de gezondheidszorg. Elsevier Gezondheidszorg, 2001.
4. Van Lienden HW, Boot JMD. Economie van de volksgezondheid. Van Gorcum, Assen, 2011.
5. Korthals – de Bos I, van Tulder M, van Dieten H, Bouter L. Economic evaluations alongside randomised trials in the field of spinal disorders: principles and methods. Spine 2004; 29: 442–8.
6. Van der Roer N, Boos N, van Tulder MW. Economic evaluations: a new avenue of outcome assessment in spinal disorders. Eur Spine J 2006;15 Suppl 1:S109–17.
7. Lin C, Haas M, Maher CG, Machado LAC, Van Tulder M. Cost-effectiveness of guideline-endorsed treatments for low back pain: a systematic review. Eur Spine J 2011; 20(7):1024–38.
8. Lin C, Haas M, Maher CG, Machado LAC, Van Tulder M. Cost-effectiveness of general practice care for low back pain: a systematic review. Eur Spine J 2011; 20(7):1012–23.
9. Uegaki K, de Bruijne MC, van der Beek AJ, van Mechelen W, van Tulder MW. Economic Evaluations of Occupational Health Interventions from a Company's Perspective: A Systematic Review of Methods to Estimate the Cost of Health-Related Productivity Loss. J Occup Rehabil. 2011; 21(1):90–9.
10. Koes BW, van Tulder M, Lin CW, Macedo LG, McAuley J, Maher C. An updated overview of clinical guidelines for the management of non-specific low back pain in primary care. Eur Spine J. 2010; 19: 2075–94.
11. Evers S, Goossens M, de Vet H, van Tulder M, Ament A (2005) Criteria list for assessment of methodological quality of economic evaluations: Consensus on health economic criteria. Int J Technol Assess Health Care 21 (2):240–245
12. Appleby J, Devlin N, Parkin D (2007) Nice's cost effectiveness threshold. BMJ 335(7616):358–359.
13. Towse A (2009) Should nice's threshold range for cost per qaly be raised? Yes. BMJ 338:b181.
14. Moore JE, Von Korff M, Cherkin D, Saunders K, Lorig K (2000) A randomized trial of a cognitive-behavioral program for enhancing back pain self care in a primary care setting. Pain 88 (2):145–153.
15. Von Korff M, Moore JE, Lorig K, Cherkin DC, Saunders K, González VM, Laurent D, Rutter C, Comite F (1998) A randomized trial of a lay person-led self-management group intervention for back pain patients in primary care. Spine 23 (23):2608–2615.
16. Strong LL, Von Korff M, Saunders K, Moore JE (2006) Cost-effectiveness of two self-care interventions to reduce disability associated with back pain. Spine 31 (15):1639–1645.
17. Karjalainen K, Malmivaara A, Pohjolainen T, Hurri H, Mutanen P, Rissanen P, Pahkajarvi H, Levon H, Karpoff H, Roine R (2003) Mini-intervention for subacute low back pain: A randomized controlled trial. Spine 28 (6):533–540.
18. Karjalainen K, Malmivaara A, Mutanen P, Roine R, Hurri H, Pohjolainen T (2004) Mini-intervention for subacute low back pain: Two-year follow-up and modifiers of effectiveness. Spine 29 (10):1069–1076.

19. Niemisto L, Lahtinen-Suopanki T, Rissanen P, Lindgren K-A, Sarna S, Hurri H (2003) A randomized trial of combined manipulation, stabilizing exercises, and physician consultation compared to physician consultation alone for chronic low back pain. Spine 28 (19):2185–2191.
20. Niemisto L, Rissanen P, Sarna S, Lahtinen-Suopanki T, Lindgren K-A, Hurri H (2005) Cost-effectiveness of combined manipulation, stabilizing exercises, and physician consultation compared to physician consultation alone for chronic low back pain: A prospective randomized trial with 2-year follow-up. Spine 30 (10):1109–1115.
21. Hlobil H, Uegaki K, Staal JB, de Bruyne MC, Smid T, van Mechelen W (2007) Substantial sick-leave costs savings due to a graded activity intervention for workers with non-specific sub-acute low back pain. Eur Spine J 16 (7):919–924.
22. Molde Hagen E, Grasdal A, Eriksen HR (2003) Does early intervention with a light mobilization program reduce long-term sick leave for low back pain: A 3-year follow-up study. Spine 28 (20):2309–2315.
23. Skouen JS, Grasdal AL, Haldorsen EMH, Ursin H (2002) Relative cost-effectiveness of extensive and light multidisciplinary treatment programs versus treatment as usual for patients with chronic low back pain on long-term sick leave: Randomized controlled study. Spine 27 (9):901–909.
24. Torstensen TA, Ljunggren AE, Meen HD, Odland E, Mowinckel P, Geijerstam S (1998) Efficiency and costs of medical exercise therapy, conventional physiotherapy, and self-exercise in patients with chronic low back pain. A pragmatic, randomized, single-blinded, controlled trial with 1-year follow-up. Spine 23 (23):2616–2624.
25. Kominski GF, Heslin KC, Morgenstern H, Hurwitz EL, Harber PI (2005) Economic evaluation of four treatments for low-back pain: Results from a randomized controlled trial. Med Care 43 (5):428–435.
26. Seferlis T, Lindholm L, Nemeth G (2000) Cost-minimisation analysis of three conservative treatment programmes in 180 patients sick-listed for acute low-back pain. Scand J Prim Health Care 18 (1):53–57.
27. Herman PM, Szczurko O, Cooley K, Mills EJ (2008) Cost-effectiveness of naturopathic care for chronic low back pain. Altern Ther Health Med 14 (2):32–39.
28. Loisel P, Lemaire J, Poitras S, Durand MJ, Champagne F, Stock S, Diallo B, Tremblay C (2002) Cost-benefit and cost-effectiveness analysis of a disability prevention model for back pain management: A six year follow up study. Occup Environ Med 59 (12):807–815.
29. Rivero-Arias O, Gray A, Frost H, Lamb SE, Stewart-Brown S (2006) Cost-utility analysis of physiotherapy treatment compared with physiotherapy advice in low back pain. Spine 31 (12):1381–1387.
30. Lamb SE, Hansen Z, Lall R, Castelnuovo E, Withers EJ, Nichols V, Potter R, Underwood MR (2010) Group cognitive behavioural treatment for low-back pain in primary care: A randomised controlled trial and cost-effectiveness analysis. The Lancet 375 (9718):916–923.
31. Critchley DJ, Ratcliffe J, Noonan S, Jones RH, Hurley MV (2007) Effectiveness and cost-effectiveness of three types of physiotherapy used to reduce chronic low back pain disability: A pragmatic randomized trial with economic evaluation. Spine 32 (14):1474–1481.
32. Van der Roer N, van Tulder M, van Mechelen W, de Vet H (2008) Economic evaluation of an intensive group training protocol compared with usual care physiotherapy in patients with chronic low back pain. Spine 33 (4):445–451.
33. Whitehurst DGT, Lewis M, Yao GL, Bryan S, Raftery JP, Mullis R, Hay EM (2007) A brief pain management program compared with physical therapy for low back pain: Results from an economic analysis alongside a randomized clinical trial. Arthritis Rheum 57 (3):466–473.
34. Johnson RE, Jones GT, Wiles NJ, Chaddock C, Potter RG, Roberts C, Symmons DPM, Watson PJ, Torgerson DJ, Macfarlane GJ (2007) Active exercise, education, and cognitive behavioral therapy for persistent disabling low back pain: A randomized controlled trial. Spine 32 (15):1578–1585.
35. Rivero-Arias O, Campbell H, Gray A, Fairbank J, Frost H, Wilson-MacDonald J (2005) Surgical stabilisation of the spine compared with a programme of intensive rehabilitation for the management of patients with chronic low back pain: Cost utility analysis based on a randomised controlled trial. BMJ 330 (7502):1239.
36. Hollinghurst S, Sharp D, Ballard K, Barnett J, Beattie A, Evans M, Lewith G, Middleton K, Oxford F, Webley F, Little P (2008) Randomised controlled trial of alexander technique lessons, exercise, and massage (ateam) for chronic and recurrent back pain: Economic evaluation. BMJ 337:a2656.
37. UK BEAM Trial Team (2004). United Kingdom back pain exercise and manipulation (uk beam) randomised trial: Cost effectiveness of physical treatments for back pain in primary care. BMJ 329 (7479):1381–1385.
38. Schweikert B, Jacobi E, Seitz R, Cziske R, Ehlert A, Knab J, Leidl R (2006) Effectiveness and cost-effectiveness of adding a cognitive behavioral treatment to the rehabilitation of chronic low back pain. J Rheumatol 33 (12):2519–2526.

39. Smeets RJ, Severens JL, Beelen S, Vlaeyen JW, Knottnerus J (2009) More is not always better: Cost-effectiveness analysis of combined, single behavioral and single physical rehabilitation programs for chronic low back pain. Eur J Pain 13 (1):71–81.
40. Goossens ME, Rutten-Van Molken MP, Kole-Snijders AM, Vlaeyen JW, Van Breukelen G, Leidl R (1998) Health economic assessment of behavioural rehabilitation in chronic low back pain: A randomised clinical trial. Health Econ 7 (1):39–51.
41. Witt CM, Jena S, Selim D, Brinkhaus B, Reinhold T, Wruck K, Liecker B, Linde K, Wegscheider K, Willich SN (2006) Pragmatic randomized trial evaluating the clinical and economic effectiveness of acupuncture for chronic low back pain. Am J Epidemiol 164 (5):487–496.
42. Ratcliffe J, Thomas KJ, MacPherson H, Brazier J (2006) A randomised controlled trial of acupuncture care for persistent low back pain: Cost effectiveness analysis. BMJ 333 (7569):626.
43. Kovacs FM, Llobera J, Abraira V, Lazaro P, Pozo F, Kleinbaum D, Group KAP (2002) Effectiveness and cost-effectiveness analysis of neuroreflexotherapy for subacute and chronic low back pain in routine general practice: A cluster randomized, controlled trial. Spine 27 (11):1149–1159.
44. Jellema P, van der Roer N, van der Windt DA, van Tulder MW, van der Horst HE, Stalman WA, Bouter LM. Low back pain in general practice: cost-effectiveness of a minimal psychosocial intervention versus usual care. Eur Spine J 2007; 16(11):1812–21.
45. Hill JC, Whitehurst DG, Lewis M, Bryan S, Dunn KM, Foster NE, Konstantinou K, Main CJ, Mason E, Somerville S, Sowden G, Vohora K, Hay EM. Comparison of stratified primary care management for low back pain with current best practice (STarT Back): a randomised controlled trial. Lancet 2011; 378(9802):1560–71.
46. Apeldoorn AT, Bosmans JE, Ostelo RW, de Vet HC, van Tulder MW. Cost-effectiveness of a classification-based system for sub-acute and chronic low back pain. Eur Spine J. 2012; 21(7):1290–300.
47. Lambeek LC, Bosmans JE, Van Royen BJ, Van Tulder MW, Van Mechelen W, Anema JR. Effect of integrated care for sick listed patients with chronic low back pain: economic evaluation alongside a randomised controlled trial. BMJ 2010;341:c6414.
48. Roelofs PD, Bierma-Zeinstra SM, van Poppel MN, van Mechelen W, Koes BW, van Tulder MW. Cost-effectiveness of lumbar supports for home care workers with recurrent low back pain: an economic evaluation alongside a randomized-controlled trial. Spine 2010; 35(26):E1619–26.
49. Steenstra IA, Anema JR, van Tulder MW, Bongers PM, de Vet HC, van Mechelen W. Economic evaluation of a multi-stage return to work program for workers on sick-leave due to low back pain. J Occup Rehabil 2006; 16(4):557–78.
50. van Duijn M, Eijkemans MJ, Koes BW, Koopmanschap MA, Burton KA, Burdorf A. The effects of timing on the cost-effectiveness of interventions for workers on sick leave due to low back pain. Occup Environ Med. 2010 Nov; 67(11):744–50.
51. Hoeijenbos M, Bekkering T, Lamers L, Hendriks E, van Tulder M, Koopmanschap M. Cost-effectiveness of an active implementation strategy for the Dutch physiotherapy guideline for low back pain. Health Policy 2005; 75:85–98.
52. Hakkaart-van Roijen L, Tan SS, Bouwmans CAM. Handleiding voor kostenonderzoek: Methoden en standaard kostprijzen voor economische evaluaties in de gezondheidszorg. Geactualiseerde versie 2010. [Dutch manual for costing in economic evaluations]. Diemen: College voor zorgverzekeringen (CVZ); 2011.

Is het mogelijk om subgroepen van patiënten met lage rugpijn te onderscheiden?

9.1 Inleiding

Er zijn zeer veel verschillende behandelingen beschikbaar voor patiënten met lage rugpijn. Zoals bleek in hoofdstuk 4 en 5 van dit boek zijn sommige behandelingen effectief gebleken in effectstudies, andere behandelingen niet. In het algemeen zijn de effecten van de beschikbare behandelingen niet erg groot en houden ze vaak slechts op de korte termijn stand. Indien patiënten langere tijd gevolgd worden, bijvoorbeeld tot twaalf maanden, zijn effecten meestal niet meer aantoonbaar. Er is geen enkele behandeling met grote, significante en consistente effecten voor patiënten met aspecifieke lage rugpijn.[1]

Behandelaars en onderzoekers zijn van mening dat de matige effecten die tot op heden gevonden worden in de grote groep met aspecifieke lage rugpijn verbeterd kunnen worden. Een mogelijkheid hiertoe is het onderscheiden van subgroepen van patiënten met lage rugpijn die meer baat hebben bij een bepaalde behandeling. Al geruime tijd staat wetenschappelijk onderzoek naar identificatie van relevante subgroepen hoog op de agenda van rugpijnonderzoekers.[2,3]

Het onderliggende idee is dat de huidige groep patiënten met aspecifieke lage rugpijn een heterogene groep is ten aanzien van het beloop van hun klachten, en wellicht belangrijker: ook ten aanzien van geschiktheid voor verschillende behandelingen. De matige effecten in de huidige gerandomiseerde effectonderzoeken zouden dan deels verklaard kunnen worden doordat een mogelijk effect van een behandeling voor een specifieke subgroep niet zichtbaar is in het gemiddelde effect in de totale groep patiënten met lage rugpijn. Het effect van de behandeling in de subgroep wordt als het ware verdund in de totale groep.

Het onderscheiden van relevante subgroepen van patiënten met lage rugpijn kan dus een grote verbetering van de kwaliteit van zorg betekenen. Dit laatste uiteraard alleen als de subgroepen op betrouwbare (reproduceerbare) wijze te onderscheiden zijn en als er aantoonbaar extra baat is bij de specifiek op de subgroep gerichte behandelingen. De uitdaging is nu om uit te vinden welke patiëntkarakteristieken onderscheidend zijn en, indien effectief aangepakt, de prognose van patiënten met deze kenmerken verbeteren. Met andere woorden: het gaat hier om betere matching van een bepaalde behandeling met het profiel van de patiënt.

9.2 Hoe en welke subgroepen te onderscheiden?

Zoals in hoofdstuk 1 is aangegeven, is een veelgebruikte onderverdeling die naar tijdsduur van de klacht (acuut, subacuut en chronisch). Deze indeling biedt een handvat voor een inschatting van het beloop van de klachten, maar geeft weinig richting aan een preferentie voor behandelingsopties. Het onderscheid in relevante subgroepen kan in principe gemaakt worden op basis van verschillen in prognose of op basis van respons op behandeling. Het is belangrijk om dit onderscheid te maken om dat deze ook in de literatuur ten onrechte vaak door elkaar worden gebruikt.

9.2.1 Indeling op basis van prognose

Het gebruikelijke onderzoeksdesign om prognostische factoren te onderzoeken is het cohortonderzoek. Hierbij worden de veronderstelde prognostische factoren bij aanvang van het onderzoek gemeten bij de deelnemende patiënten. Vervolgens wordt bij de follow-upmeting de uitkomst vastgesteld (bijv. hersteld versus niet-hersteld) en kan het verband worden berekend tussen de prognostische factoren en de uitkomst. Op basis van een veelheid aan longitudinale studies hebben we inmiddels een goed inzicht gekregen in het beloop van klachten bij patiënten met lage rugpijn en daarnaast inzicht in welke factoren geassocieerd zijn met een gunstig dan wel ongunstig beloop. In hoofdstuk 1 presenteren we bijvoorbeeld enkele psychosociale factoren (*distress*, depressiviteit en somatisatie) die verband bleken te houden met een verhoogd risico op chronische klachten bij patiënten met acute lage rugpijn. Ook in de klinische richtlijnen voor behandeling van lage rugpijn worden diverse psychosociale factoren, de zogenaamde 'gele vlaggen', genoemd die samenhangen met een verhoogd risico op chroniciteit. Op basis van deze psychosociale factoren kunnen patiënten dus worden in gedeeld in subgroepen met verhoogd of normaal risico op chroniciteit. Deze indeling zegt echter nog niets over welke specifieke behandeling deze patiënten moeten krijgen en of deze specifieke behandeling beter werkt dan bijvoorbeeld de standaardzorg.

9.2.2 Indeling op basis van respons op behandeling

Het centrale idee achter een indeling op basis van respons op behandeling is dat patiënten uit een bepaalde subgroep extra baat hebben bij een toegespitste behandeling in vergelijking met andere behandelingen. Wereldwijd zijn er vele initiatieven om subgroepen te identificeren op basis van respons op behandeling. Deze subgroepen kunnen bijvoorbeeld gebaseerd zijn op kenmerken gerelateerd aan het fysiek functioneren van de patiënten, de mobiliteit van de romp als geheel, de segmentale mobiliteit van de wervelkolom, de bekkeninstabiliteit, maar ook aan de klinische kenmerken (bijvoorbeeld wel of geen uitstralende klachten), de respons op provocatietests of andere kenmerken. Bekende classificatiesystemen met bijbehorende specifieke behandelingen zijn bijvoorbeeld de McKenzie-behandeling, en Delitto's behandelingsclassificatiesysteem.

9.3 Hoe testen we het effect van classificatiesystemen?

Het onderzoeksdesign dat na ontwikkeling van het classificatiesysteem en eerste validering hiervan uiteindelijk de validiteit van subgroepindeling op basis van respons op behandeling test, is het gerandomiseerd effectonderzoek (RCT). Deze onderzoeken moeten van voldoende omvang zijn, dus extra veel patiënten betrekken, om het interactie-effect tussen de subgroep en specifieke behandeling te kunnen testen. Voor de meeste indelingen geldt dat er nog weinig onderzoek is uitgevoerd naar de reproduceerbaarheid en validiteit van de classificatie. Sommige indelingen zijn met hoge betrouwbaarheid vast te stellen, maar de consequenties daarvan voor een specifieke therapie zijn (nog) onvoldoende onderbouwd. Dit betekent uiteraard niet dat deze onderverdelingen niet zinvol zouden zijn. Pas na gedegen effectonderzoek kan uiteindelijk worden bepaald of een voorgesteld classificatiesysteem wel of niet zinvol is.

9.4 Ontwikkeling en validering van subgroepen voor specifieke behandelingen

Het ontwikkelen en valideren van klinisch relevante subgroepen om het therapieresultaat te verhogen kent idealiter een drietal stappen[4]:

- het genereren van hypothesen (▶ par. 9.4.1);
- het toetsen van hypothesen (▶ par. 9.4.2);
- replicatie (▶ par. 9.4.3).

9.4.1 Genereren van hypothesen

Het doel van deze stap is om plausibele patiëntkenmerken te identificeren (effectmodificatoren) die kunnen samenhangen met het effect van een specifieke behandeling. Deze kenmerken kunnen worden geïdentificeerd op basis van generalisatie (▶ par. 9.4.1.1), theoretische/biologische rationale (▶ par. 9.4.1.2) of door observaties in de dagelijkse klinische praktijk (▶ par. 9.4.1.3):

Generalisatie

Het is mogelijk dat factoren die geassocieerd zijn met de prognose tevens kunnen optreden als effectmodificatoren. Ook is het mogelijk dat effectmodificatoren van een bepaalde behandeling generaliseerbaar zijn naar een vergelijkbare behandeling. Dus potentiële effectmodificatoren kunnen geïdentificeerd worden aan de hand van eerdere, vergelijkbare studies.

Theoretische/biologische rationale

Er kunnen sterke fysiologische, anatomische of psychologische theorieën zijn waarom sommige patiënten op een specifieke therapie reageren. Bijvoorbeeld de hypothese dat NSAID's effectiever zijn bij patiënten met inflammatoire pijn.

Observaties in de dagelijkse klinische praktijk

Door al dan niet systematische observaties in de dagelijkse praktijk kunnen opvallende verbanden tussen patiëntkenmerken en therapie-effecten worden opgemerkt en kenbaar gemaakt. Zo vertelt Robin McKenzie het verhaal dat hij per ongeluk een rugpijnpatiënt in hyperextensie in buikligging op zijn behandeltafel aantrof. Tot zijn verbazing rapporteerde de patiënt dat zijn klachten in deze nieuwe houding vrijwel verdwenen waren. Deze observatie gaf de aanleiding tot het verder uitwerken en onderzoeken van de McKenzie-therapie.

9.4.2 Hypothese toetsen: het toetsen van de potentiële effectmodificatoren

In deze stap gaat het om het uitvoeren van een RCT van voldoende omvang om een interactie-effect tussen de potentiële effectmodificatoren en de onderzochte behandelingen te kunnen detecteren. Het optimale design is een RCT van hoge kwaliteit waarin de patiënten door toeval (*at random*) worden toegewezen aan de indexbehandeling of een controlebehandeling. De bijbehorende statistische toets betreft de interactieterm tussen de potentiële effectmodificator en de behandeling (in een enkele RCT dan wel in een meta-analyse van RCT's).

9.4.3 Replicatie: beoordeling van de generaliseerbaarheid

Herhaling van de initiële bevindingen betreft het opnieuw toetsen van de effectmodificator(en) en de behandeling in een nieuwe RCT. Replicatie is noodzakelijk om na te gaan of de initiële resultaten geen toevalsbevindingen waren en in hoeverre de eerdere resultaten generaliseerbaar zijn.[4]

9.5 Huidige indelingen in subgroepen

Er zijn in de loop der jaren vele onderzoeksinitiatieven geweest om homogene subgroepen van patiënten met lage rugpijn te identificeren. In 2007 werden reeds 39 diagnostische en op behandeling gebaseerde classificatiesystemen geïdentificeerd.[5] De meeste classificatiesystemen waren gebaseerd op biomedische patiëntkenmerken en nauwelijks op psychosociale factoren. Het merendeel van de subgroepindelingen is gebaseerd op een klinisch oordeel van de behandelaar en sterk gebaseerd op klinische ervaring en intuïtie. Een minderheid blijkt tot stand gekomen te zijn op basis van statistische analyses en prospectieve onderzoekdesigns.[5,6] Hoewel er veel aandacht is geweest voor het ontwikkelen van subgroepen van patiënten met lage rugpijn valt het meeste onderzoek nog in de categorie 'genereren van hypothesen'.[4] Het toetsen van hypothesen met RCT's, en zeker replicatie van resultaten in nieuwe RCT's, vindt maar mondjesmaat plaats.

Intermezzo 1

In de zoektocht naar betrouwbare en valide classificatiesystemen om patiënten met rugpijn beter te matchen met individueel toegespitste behandelingen valt een veelbelovende Engelse studie op. Hill en collega's publiceerden in 2011 in *The Lancet* een studie naar zogenaamde gestratificeerde behandeling versus gangbare (optimale) zorg bij patiënten met lage rugpijn in de eerstelijnsgezondheidszorg in Engeland.[7] Zij onderzochten het effect van een tweestappenmodel: in stap 1 werden 851 patiënten met lage rugpijn ingedeeld (gestratificeerd) op basis van hun risico op chroniciteit (persisterend disfunctioneren). Patiënten werden op basis van een eenvoudige vragenlijst, de zogenaamde STarT Back-vragenlijst, ingedeeld in een laag-, medium- of hoog-risicogroep. In stap 2 werden toegespitste behandelingen gekoppeld aan elk van de drie risicogroepen. De laag-risicogroep kreeg een minimale interventie van slechts één behandelsessie. De medium-risicogroep kreeg een verwijzing voor gestandaardiseerde fysiotherapie, en de hoog-risicogroep kreeg een verwijzing voor psychologisch (gedragsmatig) georiënteerde fysiotherapie. Vervolgens werd dit tweestappenmodel in een RCT vergeleken met de huidige (niet-gestratificeerde) optimale fysiotherapiebehandeling naar het oordeel van de behandelend fysiotherapeut. De RCT was goed van opzet en uitvoering.[8] Het aantal betrokken patiënten was groot genoeg om de effecten in de drie afzonderlijk groepen te evalueren. Het doel voor de laag-risicogroep was om *non-inferiority* (niet-inferioriteit) ten opzichte van gangbare zorg te onderzoeken. Voor de medium- en hoog-risicogroep ging het om het aantonen van superioriteit (meerwaarde) ten opzichte van gangbare zorg.

De belangrijkste bevinding van de RCT was dat de gestratificeerde aanpak effectiever en kosteneffectiever was dan de gangbare zorg in Engeland. Ten aanzien van de primaire uitkomstmaat voor functioneren, de Roland Morris Disability Questionnaire, was het verschil tussen de groepen 1,81 (95% BI 1,06–2,57) na vier maanden. Vergelijkbare resultaten werden gevonden voor secundaire uitkomstmaten, inclusief pijnintensiteit, globaal oordeel over verbetering en psychologische uitkomsten. De uitkomsten voor de laag-risicogroep toonden aan dat de gestratificeerde groep geen slechtere uitkomsten had vergeleken met de groep die gangbare zorg kreeg. In de medium- en hoog-risicogroepen waren de verschillen ten aanzien van functioneren het grootst na vier maanden follow-up in het voordeel van de gestratificeerde behandeling. Na twaalf maanden follow-up waren er ook nog verschillen, maar die werden kleiner.

Deze studie toont aan dat het mogelijk is om patiënten in te delen in subgroepen op basis van hun risico op chroniciteit en om daar toegespitste behandelingen voor te geven. Deze nieuwe aanpak bleek (kosten)effectief. De vraag is uiteraard of zo'n nieuwe aanpak ook effectief en kosteneffectief is in vergelijking met gangbare zorg in Nederland. Tevens moet bedacht worden dat de verschillen in effectiviteit in Engeland weliswaar statistisch significant waren, maar de klinische verschillen waren niet heel groot. Het maximale verschil in effect tussen de twee interventie-groepen was 2,53 (95% BI 0,90-4,16) punten op de Roland Morris Disability Questionnaire in de hoog-risicogroep na vier maanden. Dit is een klein effect (de schaal gaat van 0–24 punten) en de effecten op andere meetmomenten en ook in de medium-risicogroep waren zelfs kleiner. Ten slotte gaf 38% in de gestratificeerde behandelgroep en 43% in de gangbare-zorggroep na twaalf maanden aan dat zij niet hersteld waren. De nieuwe gestratificeerde behandelstrategie is derhalve zeer veelbelovend, maar er lijkt nog ruimte voor optimalisatie.

9.6 Enkele classificatiesystemen van patiënten met lage rugpijn

Hieronder presenteren we enkele classificatiesystemen van patiënten met lage rugpijn die in de literatuur zijn beschreven.

9.6.1 Delitto's behandelingsclassificatiesysteem

Een van de meest onderzochte behandelingsclassificatiesystemen werd ontwikkeld door Delitto en collega's en werd in 1995 gepubliceerd (het zogeheten Treatment-Based Classification System; zie ◘ figuur 9.1). Binnen dit systeem worden patiënten op basis van anamnese, klinische presentatie en lichamelijk onderzoek gekoppeld aan specifieke fysiotherapeutische behandelingen. Er worden vier subgroepen onderscheiden, namelijk 1) richtingspecifieke oefeningen; 2) manipulatie van de wervelkolom; 3) stabiliserende oefeningen; en 4) tractie.

De oorspronkelijke beschrijving van patiëntkenmerken die bepalend zijn voor de indeling in de vier subgroepen was gebaseerd op het klinisch oordeel van een groep klinische experts.[9,10] Vervolgstudies hebben gebruikgemaakt van klinische predictieregels om de patiëntkenmerken die die subgroepen bepalen, aan te scherpen.

Er zijn verschillende reproduceerbaarheids- en valideringsstudies verricht naar deze vier afzonderlijke interventies alsmede naar het volledige classificatiesysteem. De studies naar betrouwbaarheid laten grofweg zien dat het classificatiesysteem minder reproduceerbaar is wanneer het wordt toegepast door fysiotherapeuten met weinig kennis en ervaring met het systeem (relatief lage kappa's 0,15), maar de reproduceerbaarheid wordt beter met fysiotherapeuten die bekend zijn met het classificatiesysteem (kappa's tot 0,65).[6]

Sinds de jaren negentig zijn er verschillende ontwikkelings- en valideringsstudies uitgevoerd naar elk van de vier subgroepen en corresponderende behandelingen en naar het systeem als geheel.[11-23]

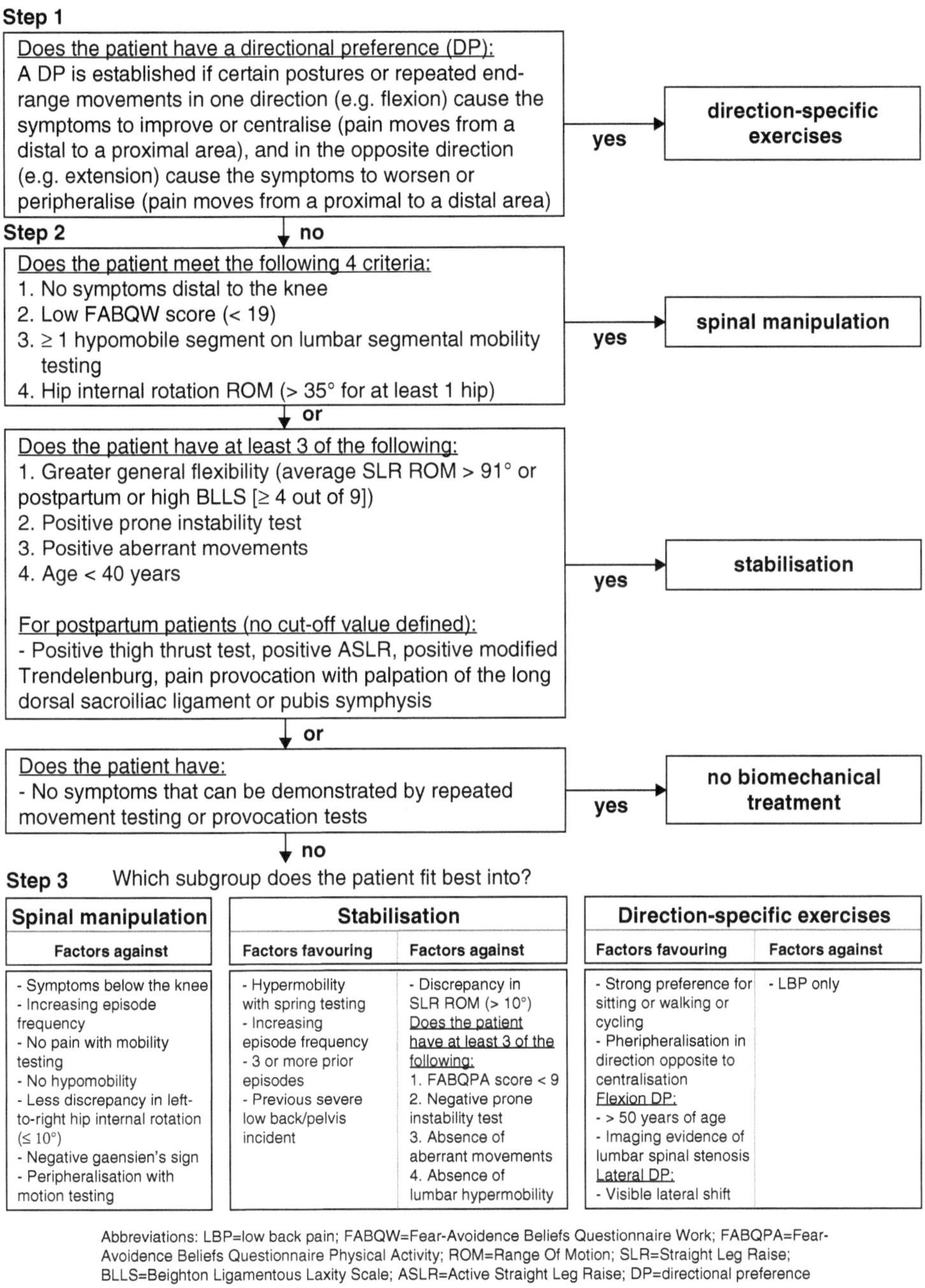

9.6 · Enkele classificatiesystemen van patiënten met lage rugpijn

Step 1

Does the patient have a directional preference (DP):
A DP is established if certain postures or repeated end-range movements in one direction (e.g. flexion) cause the symptoms to improve or centralise (pain moves from a distal to a proximal area), and in the opposite direction (e.g. extension) cause the symptoms to worsen or peripheralise (pain moves from a proximal to a distal area)

→ yes → **direction-specific exercises**

↓ no

Step 2

Does the patient meet the following 4 criteria:
1. No symptoms distal to the knee
2. Low FABQW score (< 19)
3. ≥ 1 hypomobile segment on lumbar segmental mobility testing
4. Hip internal rotation ROM (> 35° for at least 1 hip)

→ yes → **spinal manipulation**

↓ or

Does the patient have at least 3 of the following:
1. Greater general flexibility (average SLR ROM > 91° or postpartum or high BLLS [≥ 4 out of 9])
2. Positive prone instability test
3. Positive aberrant movements
4. Age < 40 years

For postpartum patients (no cut-off value defined):
- Positive thigh thrust test, positive ASLR, positive modified Trendelenburg, pain provocation with palpation of the long dorsal sacroiliac ligament or pubis symphysis

→ yes → **stabilisation**

↓ or

Does the patient have:
- No symptoms that can be demonstrated by repeated movement testing or provocation tests

→ yes → **no biomechanical treatment**

↓ no

Step 3 Which subgroup does the patient fit best into?

Spinal manipulation	Stabilisation		Direction-specific exercises	
Factors against	Factors favouring	Factors against	Factors favouring	Factors against
- Symptoms below the knee - Increasing episode frequency - No pain with mobility testing - No hypomobility - Less discrepancy in left-to-right hip internal rotation (≤ 10°) - Negative gaensien's sign - Peripheralisation with motion testing	- Hypermobility with spring testing - Increasing episode frequency - 3 or more prior episodes - Previous severe low back/pelvis incident	- Discrepancy in SLR ROM (> 10°) Does the patient have at least 3 of the following: 1. FABQPA score < 9 2. Negative prone instability test 3. Absence of aberrant movements 4. Absence of lumbar hypermobility	- Strong preference for sitting or walking or cycling - Pheripheralisation in direction opposite to centralisation Flexion DP: - > 50 years of age - Imaging evidence of lumbar spinal stenosis Lateral DP: - Visible lateral shift	- LBP only

Abbreviations: LBP=low back pain; FABQW=Fear-Avoidance Beliefs Questionnaire Work; FABQPA=Fear-Avoidance Beliefs Questionnaire Physical Activity; ROM=Range Of Motion; SLR=Straight Leg Raise; BLLS=Beighton Ligamentous Laxity Scale; ASLR=Active Straight Leg Raise; DP=directional preference

Figuur 9.1 Schema van Delitto's behandelclassificatiesysteem[6]

Er zijn twee RCT's die het volledige systeem evalueerden.[14,21] Fritz en collega's[14] vergeleken het effect van behandeling volgens het classificatiesysteem met een behandeling volgens klinische richtlijnen (aerobe oefeningen van lage intensiteit en het advies om actief te blijven) bij 78 patiënten met acute, werkgerelateerde lage rugpijn. Ze vonden statistisch significant betere

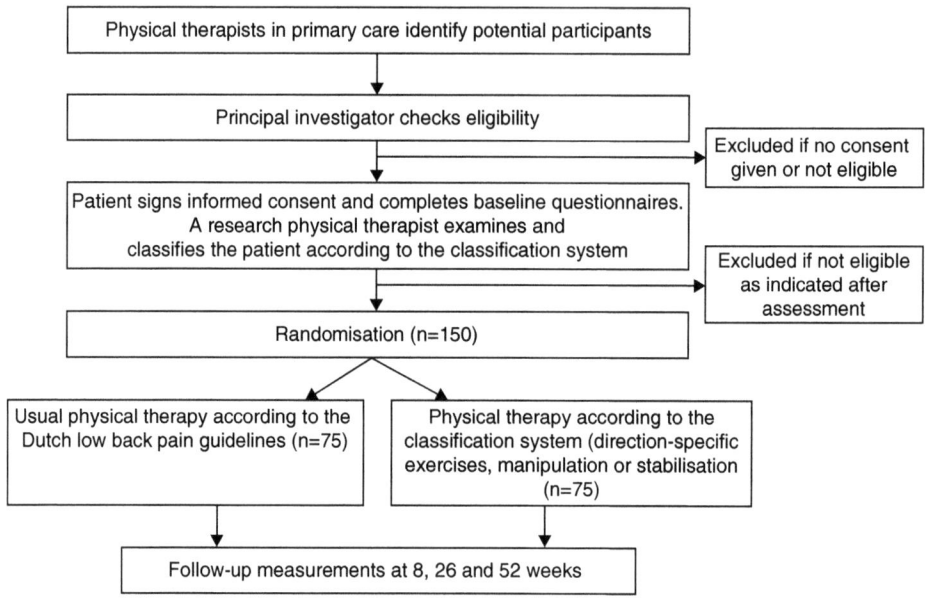

◘ **Figuur 9.2** Studieopzet Apeldoorn en collega's[6,24]

resultaten voor beperkingen en werkverzuim na vier weken follow-up. Na één jaar follow-up waren er geen verschillen meer. De resultaten geven enig support voor de effectiviteit van het classificatiebehandelsysteem. Maar de positieve resultaten kunnen mogelijk verklaard worden door het verschil in behandeling tussen de twee groepen en niet zozeer door het classificatiesysteem zelf.[14]

Brennan en collega's[21] classificeerden 123 patiënten met (sub)acute lage rugpijn met behulp van het classificatiesysteem. Alle patiënten werden vervolgens gerandomiseerd naar drie groepen en kregen specifieke oefeningen, manipulatie (van de wervelkolom) of stabilisatieoefeningen, ongeacht hun subgroepclassificatie. De uitkomsten van de patiënten die een gematchte behandeling kregen (volgens het classificatiesysteem), werden vergeleken met die van patiënten die een niet-gematchte behandeling kregen. De auteurs vonden een statistisch significante reductie van beperkingen ten gunste van de gematchte groep patiënten na 4 en 52 weken.[21]

Vanwege de positieve resultaten evalueerden Apeldoorn en collega's de effectiviteit en kosteneffectiviteit van een aangepaste versie van Delitto's classificatiesysteem in Nederland.[24] De studie van Apeldoorn was opgezet als een RCT (zie ◘ figuur 9.2).

Patiënten uit de fysiotherapiepraktijk met lage rugpijn langer dan zes weken werden meegenomen. Patiënten werden bij baseline uitgebreid onderzocht door een fysiotherapeut-onderzoeker en vervolgens geclassificeerd in een van drie subgroepen. Door middel van randomisatie werden de patiënten vervolgens toegewezen aan de groep (n=74) die behandeling kreeg volgens het classificatiesysteem (richtingspecifieke oefeningen, manipulatie of stabiliserende oefeningen) of aan de groep (n=82) die gangbare fysiotherapie kreeg volgens de huidige richtlijnen. De uitkomst van deze studie was dat de patiënten in beide groepen verbeterden, maar over één jaar gemeten waren er geen verschillen tussen de groepen op alle uitkomstmaten (inclusief ervaren herstel, functionele status en pijnintensiteit) en voor alle meetmomenten (8, 26 en 52 weken follow-up). Uit de kosteneffectiviteitsanalyse bleek dat het classificatiebehandelsysteem in vergelijking met reguliere fysiotherapiebehandeling bij deze patiëntengroep niet kosteneffectief was. De eindconclusie van het onderzoek van Apeldoorn en collega's was om het classificatiebehandelsysteem niet landelijk in te voeren.

9.6.2 McKenzie-classificatie

Binnen de fysiotherapie is het McKenzie-classificatiesysteem bekend. Het McKenzie-systeem is voor het eerst beschreven in 1981 door Robin McKenzie en daarna geactualiseerd in 2003.[11,25] De belangrijkste drie subgroepen die binnen het systeem onderscheiden worden, zijn: *postural*, *dysfunction* en *derangement*. Daarnaast is er nog een subgroep 'overig' voor die patiënten die niet aan de criteria voor de classificatie voldoen.

De derangement-subgroep is verder onderverdeeld in vier groepen gebaseerd op de lokalisatie van de klachten (centraal symmetrisch zonder distale klachten; centraal symmetrisch met distale klachten; unilaterale asymmetrische klachten tot aan de knie; unilaterale asymmetrische klachten voorbij de knie). De subgroepen zouden op specifieke wijze reageren op verschillende mechanische belastingen. De mechanische behandelingen worden aldus gericht op de respons van de patiënt op mechanische belasting. De behandeling bestaat vervolgens uit repeterende bewegingen, statische houdingen en voorlichting aan de patiënt betreffende patiëntspecifieke lichaamshoudingen bij functionele activiteiten. Het classificatiesysteem van McKenzie maakt gebruik van bevindingen bij anamnese en lichamelijk onderzoek. De bevindingen die elke subgroep karakteriseren, worden beoordeeld door een klinisch expert in mechanische (McKenzie-)therapie. De belangrijkste bevindingen zijn de symptomatische reacties op gestandaardiseerde houdings- en beweeglijkheidstests. De tests omvatten onder andere mono- en repeterende bewegingen van de romp, maar ook statische houdingen.

In enkele studies is de reproduceerbaarheid van het McKenzie-classificatiesysteem onderzocht wanneer dit wordt toegepast door verschillende beoordelaars. De reproduceerbaarheid varieerde van laag tot matig[26-28] tot excellent[29,30]. Hierbij bleek dat er alleen wanneer de beoordelaars goed getraind waren in de toepassing van het McKenzie-classificatiesysteem een goede reproduceerbaarheid werd gevonden. Fysiotherapeuten met geen of weinig training in McKenzie-classificatie tonen weinig overeenstemming in hun beoordelingen.

Een klein aantal RCT's heeft het effect van de McKenzie-classificatie en -behandeling onderzocht in vergelijking met andere behandelingen. Stankovic en Johnell[31] vergeleken het effect van op grond van McKenzie gematchte behandeling met *Mini-Back School* bij 100 patiënten met acute lage rugpijn met en zonder uitstaling in het been. Na drie weken vertoonden patiënten in de McKenzie-groep meer verbetering dan patiënten in de controlegroep ten aanzien van vijf van de zeven effectmaten voor beperkingen en werkgerelateerd functioneren. Na 52 weken was de McKenzie-groep meer verbeterd ten aanzien van pijn en beweeglijkheid, aantal recidieven, medische consumptie en werkverzuim.[31] In een grote RCT werd het effect vergeleken tussen McKenzie-gematchte behandeling, chiropractie (manipulatie van de wervelkolom) en een voorlichtingsboekje bij patiënten met aspecifieke lage rugpijn.[32] De kortetermijnresultaten toonden geen verschil tussen de groepen ten aanzien van pijnklachten, functioneren en beperkingen. Langetermijnuitkomsten toonden hogere kosten voor mckenzietherapie en chiropractie in vergelijking met het voorlichtingsboekje. Petersen en collega's[33], vergeleken McKenzie-gematchte behandeling met een programma met spierversterkende oefeningen bij 260 patiënten met chronische lage rugpijn zonder uitstralende klachten. Ten aanzien van pijn en disfunctioneren bleek er op geen enkel meetmoment (2, 4, 12 maanden) een verschil tussen de groepen.[33] Schenk en collega's[15] randomiseerden 25 patiënten met subacute lumbale radiculopathie naar een McKenzie-gematchte behandeling of naar mobilisatie van de wervelkolom. De

McKenzie-gematchte groep toonde meer verbetering wat betreft pijn en functioneren dan de mobilisatiegroep.[15] Long en collega's vergeleken het effect van McKenzie-gematchte behandeling met een niet-gematchte behandeling en een *non-directional* behandeling bij 230 patiënten met lage rugpijn.[17] Twee weken na de behandeling was er meer verbetering in de McKenzie-groep ten aanzien van pijn, functioneren, medische consumptie en depressie in vergelijking met de twee andere behandelingen. Ten slotte vergeleken Machado en collega's het effect van McKenzie-behandeling plus eerstelijnsbehandeling (advies, geruststelling en tijdcontingente paracetamol) versus alleen eerstelijnsbehandeling bij patiënten met acute lage rugpijn gedurende drie weken.[34] De McKenzie-groep bleek statistisch significant meer verbetering te vertonen ten aanzien van pijn, maar de verschillen waren klein en niet klinisch relevant. Er waren geen verschillen ten aanzien van functioneren en globaal herstel.

Macado en collega's namen elf studies naar het effect van mckenzietherapie op in hun meta-analyse uit 2006. McKenzie-behandeling verminderde de pijn (WMD op een schaal van 0-100 met -4,16 punten; 95% BI -7,12 tot -1,20) en beperkingen (WMD op een schaal van 0–100 met -5,22 punten; 95% BI -8,28 tot -2,16) na één week follow-up in vergelijking met passieve behandelingen bij acute lage rugpijn. Wanneer McKenzie werd vergeleken met het advies om actief te blijven, bleek advies een beter resultaat op te leveren ten aanzien van beperkingen (WMD op een schaal van 0–100 punten, 3,85 punten 95% BI 0,30 tot 7,39) na twaalf weken follow-up. De studies naar chronische lage rugpijn konden niet statistisch gepoold worden.[35]

Samenvattend lijkt de McKenzie-behandeling niet duidelijk betere resultaten te boeken in vergelijking met andere behandelingen. Maar er zijn nog wel vragen over welke patiënten het best reageren op McKenzie-behandeling en verder onderzoek hiernaar is wenselijk.

9.6.3 Andere classificatiesystemen

Naar het McKenzie-classificatiesysteem en Delitto's behandelclassificatiesysteem is het meeste onderzoek verricht. Het onderzoek naar de precieze meerwaarde van deze classificatiesystemen en bijbehorende behandelingen zal zich ongetwijfeld voortzetten. Het vervolgonderzoek zal zich ook voortzetten naar de meerwaarde van andere voorgestelde classificatiesystemen. Zo is in Nederland recentelijk de Richtlijn Wervelkolomgerelateerde pijnklachten van de lage rug verschenen op initiatief van de Nederlandse Vereniging voor Anesthesiologie.[36] In deze richtlijn wordt een onderverdeling van patiënten met lage rugpijn voorgesteld in degeneratieve en niet-degeneratieve afwijkingen. De subgroep met degeneratieve afwijking wordt verder onderscheiden in een ongecompliceerde groep (waaronder facetartrose, discopathie, SI-artrose, *failed back surgery syndrome* en coccygodynie) en gecompliceerde afwijkingen (degeneratieve lumbale scoliose, degeneratieve olisthesis en verworden stenose). De subgroep met niet-degeneratieve afwijkingen omvat onder meer scoliose, tumoren, fracturen en reumatoïde artritis. Deze subgroepindeling is tot stand gekomen op basis van een mix van evidence en consensus. Zowel naar de reproduceerbaarheid en validiteit van dit classificatiesysteem, alsook naar de effectiviteit van de gerelateerde specifieke behandelingen is nader onderzoek gewenst en ook daadwerkelijk gaande.[37]

9.7 Samenvattend

Het idee dat patiënten met aspecifieke lage rugpijn in feite zijn onder te verdelen in een aantal subgroepen met elk een ander beloop van de klachten en/of een betere (dan wel slechtere) respons op een specifieke behandeling, is aantrekkelijk en lijkt breed gedragen te worden door behandelaars en onderzoekers. Er is inmiddels een groot aantal classificaties voorgesteld. Dit betreft deels classificatiesystemen gericht op het voorspellen van de uitkomsten bij follow-up en deels classificatiesystemen gericht op het beter matchen van een specifieke behandeling. Voor de meeste classificatiesystemen geldt dat ze nog in de ontwikkelfase zitten. Validering heeft slechts in beperkte mate plaatsgevonden. Van de meest onderzochte classificatiesystemen, zoals Delitto's behandel-classificatiesysteem en de McKenzie-classificatie, is aangetoond dat deze in redelijke mate reproduceerbaar zijn indien toegepast door ervaren en getrainde therapeuten, maar niet als dat gebeurt door minder goed getrainde therapeuten. Onderzoek naar behandelresultaten van beide classificatiebehandelsystemen tonen nog niet duidelijke de meerwaarde ten opzichte van andere, conservatieve behandelingen voor patiënten met lage rugpijn. Veelbelovend is de gestratificeerde aanpak die in Engeland is onderzocht, waarbij patiënten in de eerstelijnszorg met behulp van een simpele vragenlijst gescreend worden op het risico op chroniciteit (laag, medium en hoog). Op basis van de screeningsuitkomst wordt de behandeling aangepast, variërend van slechts één fysiotherapeutische behandelsessie tot intensievere gedragsmatig georiënteerde fysiotherapie. In Engeland bleek deze aanpak effectiever en kosteneffectiever dan de gangbare zorg. Toekomstig onderzoek zal uitmaken in hoeverre de gunstige resultaten ook in andere landen, inclusief Nederland, behaald kunnen worden.

Literatuur

1. Foster NE Barriers and progress in the treatment of low back pain. BMC Med. 2011 Sep 27;9:108. doi: 10.1186/1741-7015-9-108.
2. Borkan JM, Koes B, Reis S, Cherkin DC. A report from the Second International Forum for Primary Care Research on Low Back Pain. Reexamining priorities. Spine (Phila Pa 1976). 1998 Sep 15; 23(18):1992–6.
3. Cunha Menezes Costa L da, Koes BW, Pransky G, Borkan J, Maher CG, Smeets RJ. Primary Care Research Priorities in Low Back Pain: an update. Spine (Phila Pa 1976). 2012 Jul 7. [Epub ahead of print]
4. Kamper SJ, Maher CG, Hancock MJ, Koes BW, Croft PR, Hay E. Treatment-based subgroups of low back pain: a guide to appraisal of research studies and a summary of current evidence. Best Pract Res Clin Rheumatol 2010 Apr;24(2):181–91. doi: 10.1016/j.berh.2009.11.003.
5. Billis EV, McCarthy CJ, Oldham JA: Subclassification of low back pain: a cross-country comparison. Eur Spine J 2007, 16: 865–879.
6. Apeldoorn AT, Ostelo RW, van Helvoirt H, Fritz JM, de Vet HC, van Tulder MW. The cost-effectiveness of a treatment-based classification system for low back pain: design of a randomised controlled trial and economic evaluation. BMC Musculoskelet Disord. 2010 Mar 26;11:58. doi: 10.1186/1471-2474-11-58.
7. Hill JC, Whitehurst DG, Lewis M, Bryan S, Dunn KM, Foster NE, Konstantinou K, Main CJ, Mason E, Somerville S, Sowden G, Vohora K, Hay EM. Comparison of stratified primary care management for low back pain with current best practice (STarT Back): a randomised controlled trial. Lancet. 2011 Oct 29;378(9802):1560-71. doi: 10.1016/S0140-6736(11)60937–9.
8. Koes B. Management of low back pain in primary care: a new approach Lancet. 2011 Oct 29;378(9802):1530-2. doi: 10.1016/S0140-6736(11)61033–7.
9. Delitto A, Erhard RE, Bowling RW: A treatment-based classification approach to low back syndrome: identifying and staging patients for conservative treatment. Phys Ther 1995, 75: 470–485.
10. Delitto A, Shulman AD, Rose SJ: On developing expert-based decision-support systems in physical therapy: the NIOSH low back atlas. Phys Ther 1989, 69: 554–558.
11. McKenzie R, May S: The lumbar spine. Mechanical diagnosis & therapy, 2nd edition. Waikanae: Spinal Publications New Zealand Ltd; 2003.
12. Delitto A, Cibulka MT, Erhard RE, Bowling RW, Tenhula JA: Evidence for use of an extension-mobilization category in acute low back syndrome: a prescriptive validation pilot study. Phys Ther 1993, 73: 216–222.

13. Flynn T, Fritz J, Whitman J, Wainner R, Magel J, Rendeiro D et al.: A clinical prediction rule for classifying patients with low back pain who demonstrate short-term improvement with spinal manipulation. Spine (Phila Pa 1976) 2002, 27: 2835–2843.
14. Fritz JM, Delitto A, Erhard RE: Comparison of classification-based physical therapy with therapy based on clinical practice guidelines for patients with acute low back pain: a randomized clinical trial. Spine (Phila Pa 1976) 2003, 28: 1363–1371.
15. Schenk R, Jozefczyk C, Kopf A: A randomized trial comparing interventions in patients with lumbar posterior derangement. J Man Manip Ther 2003, 11: 95–102.
16. Childs JD, Fritz JM, Flynn TW, Irrgang JJ, Johnson KK, Majkowski GR et al.: A clinical prediction rule to identify patients with low back pain most likely to benefit from spinal manipulation: a validation study. Ann Intern Med 2004, 141: 920–928.
17. Long A, Donelson R, Fung T: Does it matter which exercise? A randomized control trial of exercise for low back pain. Spine (Phila Pa 1976) 2004, 29: 2593–2602.
18. Hicks GE, Fritz JM, Delitto A, McGill SM: Preliminary development of a clinical prediction rule for determining which patients with low back pain will respond to a stabilization exercise program. Arch Phys Med Rehabil 2005, 86: 1753–1762.
19. Fritz JM, Childs JD, Flynn TW: Pragmatic application of a clinical prediction rule in primary care to identify patients with low back pain with a good prognosis following a brief spinal manipulation intervention. BMC Fam Pract 2005, 6: 29.
20. Fritz JM, Whitman JM, Childs JD: Lumbar spine segmental mobility assessment: an examination of validity for determining intervention strategies in patients with low back pain. Arch Phys Med Rehabil 2005, 89:1745–1752.
21. Brennan GP, Fritz JM, Hunter SJ, Thackeray A, Delitto A, Erhard RE: Identifying subgroups of patients with acute/subacute „nonspecific" low back pain: results of a randomized clinical trial. Spine (Phila Pa 1976) 2006, 31: 623–631.
22. Fritz JM, Lindsay W, Matheson JW, Brennan GP, Hunter SJ, Moffit SD et al.: Is there a subgroup of patients with low back pain likely to benefit from mechanical traction? Results of a randomized clinical trial and subgrouping analysis. Spine (Phila Pa 1976) 2007a, 32: E793–E800.
23. Browder DA, Childs JD, Cleland JA, Fritz JM: Effectiveness of an extension-oriented treatment approach in a subgroup of subjects with low back pain: a randomized clinical trial. Phys Ther 2007, 87: 1608–1618.
24. Apeldoorn AT, Ostelo RW, van Helvoirt H, Fritz JM, Knol DL, van Tulder MW, de Vet HC. A randomized controlled trial on the effectiveness of a classification-based system for subacute and chronic low back pain. Spine (Phila Pa 1976). 2012 Jul 15;37(16):1347–56. doi: 10.1097/BRS.0b013e31824d9f2b.
25. McKenzie RA: The lumbar spine: mechanical diagnosis and therapy. Waikanae, New Zealand: Spinal Publications; 1981.
26. Kilby J, Stigant M, Roberts A: The reliability of back pain assessment by physiotherapists, using a „McKenzie algorithm". Physiother 1990, 76: 579–583.
27. Riddle DL, Rothstein JM: Intertester reliability of McKenzie's classifications of the syndrome types present in patients with low back pain. Spine 1993, 18: 133–1344.
28. Clare HA, Adams R, Maher CG: A systematic review of efficacy of McKenzie therapy for spinal pain. Aust J Physiother 2004, 50: 209–216.
29. Razmjou H, Kramer JF, Yamada R: Intertester reliability of the McKenzie evaluation in assessing patients with mechanical low-back pain. J Orthop Sports Phys Ther 2000, 30: 368–383.
30. Clare HA, Adams R, Maher CG: Reliability of McKenzie classification of patients with cervical or lumbar pain. J Manipulative Physiol Ther 2005, 28: 122–127.
31. Stankovic R, Johnell O: Conservative treatment of acute low-back pain. A prospective randomized trial: McKenzie method of treatment versus patient education in „mini back school". Spine 1990, 15: 120–123.
32. Cherkin DC, Deyo RA, Battie M, Street J, Barlow W: A comparison of physical therapy, chiropractic manipulation, and provision of an educational booklet for the treatment of patients with low-back pain. N Eng J Med 1998, 339: 1021–29.
33. Petersen T, Kryger P, Ekdahl C, Olsen S, Jacobsen S: The effect of McKenzie therapy as compared with that of intensive strengthening training for the treatment of patients with subacute or chronic low back pain: A randomized controlled trial. Spine 2002, 27: 1702–1709.
34. Machado LA, Maher CG, Herbert RD, Clare H, McAuley JH. The effectiveness of the McKenzie method in addition to first-line care for acute low back pain: a randomized controlled trial. BMC Med. 2010 Jan 26;8:10. doi: 10.1186/1741-7015-8-10.

35. Machado LA, de Souza Mv, Ferreira PH, Ferreira ML. The McKenzie method for low back pain: a systematic review of the literature with a meta-analysis approach. Spine (Phila Pa 1976). 2006 Apr 20; 31(9):E254–62.
36. Nederlandse Vereniging voor Anesthesiologie (NVA). Richtlijn Wervelkolomgerelateerde pijnklachten van de lage rug. ► www.anesthesiologie.nl
37. Maas ET, Juch JN, Groeneweg JG, Ostelo RW, Koes BW, Verhagen AP, Raamt M, Wille F, Huygen FJ, Tulder MW. Cost-effectiveness of minimal interventional procedures for chronic mechanical low back pain: design of four randomised controlled trials with an economic evaluation. BMC Musculoskelet Disord. 2012 Dec 28;13(1):260. [Epub ahead of print].

Dankwoord

Evidence-based handelen bij lage rugpijn is het resultaat van een jarenlange samenwerking van de auteurs, niet alleen met elkaar maar ook met vele collega's in binnen- en buitenland. De verschillende hoofdstukken in dit boek zijn dan ook mede gebaseerd op wetenschappelijke publicaties die in samenwerking met deze collega's tot stand zijn gekomen. We hebben het voorrecht gehad met veel enthousiaste en deskundige collega's samen te werken bij onderzoeksprojecten op het gebied van lage rugpijn. De discussies met deze collega's over een evidence-based benadering van lage rugpijn zijn altijd zeer constructief en verhelderend geweest.

In de eerste druk van dit boek hebben wij veel collega's bedankt met wie wij een langdurige, prettige en succesvolle samenwerking hebben. De volgende personen willen wij zeer hartelijk danken voor de plezierige en inspirerende samenwerking in de projecten die ten grondslag liggen aan deze herziene druk: Ton Kuijpers, Marienke Middelkoop, Raymond Ostelo, Sidney Rubinstein, Rogier van Rijn, Arianne Verhagen en Merel Wassenaar.

Maurits van Tulder en Bart Koes

Over de auteurs

Maurits van Tulder is bewegingswetenschapper en epidemioloog. Hij is sinds 2004 hoogleraar Doelmatigheidsonderzoek bij de afdeling Gezondheidswetenschappen van de Vrije Universiteit in Amsterdam en bij de afdeling Epidemiologie en Biostatistiek van VU Medisch Centrum in Amsterdam.

Maurits van Tulder is auteur van verschillende wetenschappelijke publicaties in nationale en internationale tijdschriften en boeken over gerandomiseerde trials, systematisch literatuuronderzoek en richtlijnen op het gebied van rugklachten. Hij is co-editor van de Cochrane Back Review Group, deputy editor van *The European Spine Journal*, en lid van de international advisory board van het International Forum for Primary Care Research on Low Back Pain en de World Congress on Low Back and Pelvic Pain. Hij is tevens lid van verscheidene richtlijncommissies op het gebied van lage rugpijn, waaronder voorzitter van het COST B13-project van de Europese Commissie 'European Guidelines for the Management of Low Back Pain'.

Bart Koes is gezondheidswetenschapper en epidemioloog. Hij is sinds 1999 hoogleraar Huisartsgeneeskunde aan de Faculteit der Geneeskunde en Gezondheidswetenschappen van het Erasmus Medisch Centrum in Rotterdam.

Bart Koes is auteur van vele wetenschappelijke publicaties in nationale en internationale tijdschriften en boeken over gerandomiseerde trials, systematisch literatuuronderzoek en richtlijnen op het gebied van rugklachten. Qua aantal publicaties over rugpijn staat hij wereldwijd op de tweede plaats. Hij is tevens lid van de editorial advisory boards van *Spine*, *European Spine Journal*, *Manual Therapy* en *Physiotherapy Research International* en van de international advisory board van het International Forum for Primary Care Research on Low Back Pain. Hij is lid van verscheidene richtlijncommissies op het gebied van lage rugpijn en sciatica.

Register

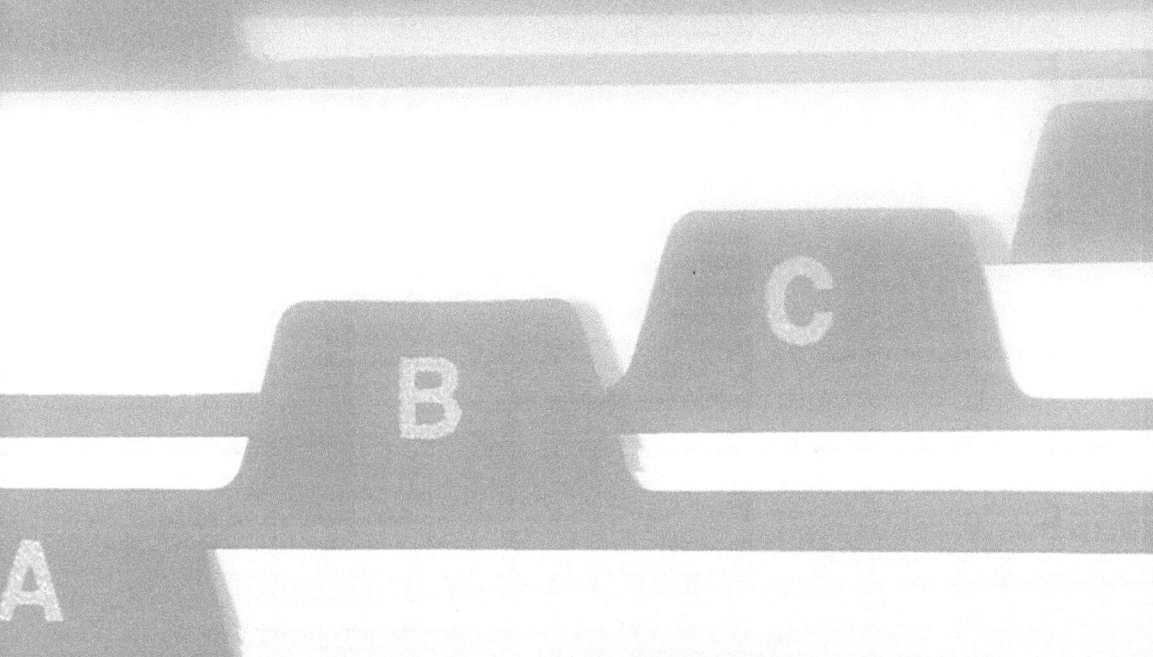

A

actief blijven 143
acupunctuur 78, 109
acute lage rugpijn 141
Acute low back pain screening questionnaire 64
acute pijn 3
advies om actief te blijven 79
AGREE-instrument 181
analgetica 71, 77, 104
analyse 71
anamnese 51
antidepressiva 105
antispasmodica 75, 76, 108
antispastische medicijnen 75, 108
aspecifieke lage rugpijn 4
attitudes 62

B

barrières voor implementatie 183
Beck-depressievragenlijst (BDI) 6
bedrust 79, 143
beeldvormende diagnostiek 52
beenheftest 53
benzodiazepinen 75, 76, 108
bewegingsangst 6
bias 90, 102, 125
biopsychosociaal model 85, 115
bloedbezinkingssnelheid (BSE) 52
BSE *Zie* bloedbezinkingssnelheid 52

C

CBO-richtlijn Aspecifieke lage rugklachten 51
CBO-richtlijn Lage rugklachten 144
cesaroefeningen 117
chronische lage rugpijn 141
chronische pijn 3
classificatiesysteem 210
Cochrane Back Review Group 70, 102, 140
cognitieve gedragsmatige behandeling 111
cohortonderzoek 206
communicatie 182
compensatie 63

computertomografie (CT) 58
Consensus on Health Economic Criteria (CHEC-lijst) 191
COX-2-ontstekingsremmers 74
CT *Zie* computertomografie 58

D

Dartmouth COOP Functional Health Assessment Charts (COOP-charts) 5
data-extractie 70, 102
depressie 6
diagnose 48, 63
diagnostiek 142
directe kosten 14
discushernia 58, 60
disfunctioneren 3
disseminatie 168, 169, 171

E

economische evaluatie 190, 200, 201
effectmodificator 208
elektrotherapie 81
emoties 63
ergonomie 30
ergonomische interventie 30
EuroQol (EQ-5D) 6
evidence based medicine 140

F

familie 64
Fear Avoidance Beliefs Questionnaire (FABQ) 6
fysiotherapie 120
fysische modaliteiten 81

G

gedrag 63
gedragsmatige behandeling 111
gedragsverandering 183
gele vlaggen 62, 141, 207
generalisatie 208
generieke functionele status 5

gerandomiseerd effectonderzoek 207
geruststellen 143
graded activity 86
graded-activity-benadering 117

H

hernia nuclei pulposi 3
huisartsenzorg 196

I

implementatie 146, 168
implementatieplan 169
implementatiestrategie 146, 170
incidentie 2
incrementele kosten 192
indirecte kosten 14
infectie 60
inlegzooltjes 30
interne validiteit 102

K

Ketenzorgrichtlijn Aspecifieke Lage Rugpijn 145
kinesiofobie 6
KNGF-richtlijn Lage rugpijn 145, 177
KNGF-richtlijn Manuele therapie bij lage rugpijn 145
kostenbatenanalyse 190
kosteneffectiviteit 179, 190, 192, 201
kosteneffectiviteitsanalyse 190
kostenminimalisatieanalyse 190
kostenutiliteitsanalyse 190
kwaliteit van het wetenschappelijk bewijs 103
kwaliteit van leven 5

L

laboratoriumonderzoek 52
Lasèque 53
lasertherapie 81
lichamelijk onderzoek 51, 142
lifetime-prevalentie 2

Register

lumbosacraal radiculair syndroom 4, 52
lumbosacraal radiculair syndroom (LRS) 48

M

magnetic resonance imaging (MRI) 60
maligniteiten 49, 55
manipulatie 143
manipulatietechnieken 83, 114
manuele therapie 83, 114
massage 82, 113
McGill-pijnschaal 5
McKenzie-classificatie 213
mckenzietherapie 117, 214
McKenzie-therapie 208
mediacampagne 23
medicamenteuze behandeling 71
medicatie 143
medische oefentherapie 120
mensendieckoefeningen 117
metastase 49, 57, 60
methodologische kwaliteit 91, 140, 191
mobilisatietechnieken 83, 114
modificatie van risicofactoren 31
monodisciplinaire richlijn 180
monodisciplinaire richtlijn 145
MRI *Zie* magnetic resonance imaging 60
multidisciplinaire behandeling 85, 115
multidisciplinaire richtlijn 145, 180
multimediacampagne 24

N

NHG-Standaard Lage rugpijn 144, 176
NHG-standaard Lumbosacraal radiculair syndroom (LRS) 54
niet-benzodiazepinen 75, 76, 108
non-steroidal anti-inflammatory drugs (NSAID's) 71, 73, 77, 107
Nottingham Health Profile (NHP) 5
NSAID's 143
NSAID's *Zie* non-steroidal anti-inflammatory drugs 73
Numerieke beoordelingsschaal (NRS) 4

O

oefeningen 29, 80, 81
oefentherapie 86, 117, 143
ontstekingsremmers 73
operante gedragsmatige behandeling 111
Orebro Screening Questionnaire 64
osteoporotische wervelfractuur 3, 49, 56, 57
Oswestry Low Back Pain Disability Questionnaire 5

P

pain-disability-paradox 16
paracetamol 143
patiënteducatie 27
periodeprevalentie 2
pijn 3, 4
pijnintensiteit 10
pijnstillers 71, 104
pilates 117
preventie 22
preventieonderzoek 22
primaire preventie 22
primaire tumor 49
psychosociale diagnostiek 61
puntprevalentie 2

Q

Quebec Back Pain Disability Scale (QBPDS) 5
Québec Task Force 2

R

replicatie 208
respondente gedragsmatige behandeling 111
respons op behandeling 207
return on investment 190
richtlijn Lage rugklachten van de NVAB 144
Richtlijn Wervelkolomgerelateerde pijnklachten van de lage rug 214
richtlijnen 140, 168
rode vlaggen 50, 51, 141, 142
Roland Morris Disability Questionnaire (RDQ) 5
röntgenfoto 142
röntgenonderzoek 52, 57
ruggordel 25, 87, 121
rugpijn 2
rugschool 26, 27, 88, 121
rugspecifieke functionele status 5

S

sciatica 143
screening 64
secundaire preventie 22
Short form 36 (SF-36) 5
Sickness Impact Profile (SIP) 5
specifieke lage rugpijn 3
spierverslappers 75, 76, 108, 143
spinale stenose 58
spondylitis ankylopoetica 50
spondylolisthesis 50
stenose 59, 61
sterkte van wetenschappelijk bewijs 71
subacute pijn 3
subgroepen 205

T

tai chi 117
Tampa-schaal voor kinesiofobie 6
TENS *Zie* transcutane elektrische zenuwstimulatie 89
theoretische/biologische rationale 208
therapietrouw 33
tilcursus 25
tractie 90, 123
transcutane elektrische zenuwstimulatie (TENS) 89, 123
triage 48

U

ultrageluid 81

V

vertebrale infectie 57
vertekening 70

Visueel-analoge schaal (VAS) 4
Vragenlijst over Ziekte en Werk 6

W
werk 64
werkverzuim 6
WHO Health and Work Performance Questionnaire (HPQ) 6
work hardening 86

Y
yoga 117

Z
zelfoefeningen 119, 120
zelfzorgmedicijn 72
zenuwwortelcompressie 58, 60, 61
ziekte van Bechterew 55, 57, 60
ziekteverzuim 8

If you have any concerns about our products,
you can contact us on
ProductSafety@springernature.com

In case Publisher is established outside the EU,
the EU authorized representative is:
**Springer Nature Customer Service Center GmbH
Europaplatz 3, 69115 Heidelberg, Germany**

Printed by Libri Plureos GmbH
in Hamburg, Germany